Carl-Auer

Sich erinnern bedeutet nicht, die Zeit
wie eine verstaubte Kiste vom Dachboden zu holen
und nachzusehen, was sich darin angesammelt hat.
Vielmehr erschaffen wir unsere Liebesgeschichte neu,
wenn wir uns aneinander erinnern.
Die Zeit kann uns nichts anhaben, wir bleiben in Liebe
verbunden – magische Bilder, fest verwachsen
mit den Herzwänden.

Für meinen Mann

Die Neugier beflügelt das Tempo.
Wahrscheinlich werden wir wieder falsch abbiegen
und uns verirren.
Doch wir werden uns die ganze Zeit beherzt
bei den Händen halten.

Carmen Kindl-Beilfuß

Einladung ins Wunderland

Systemische Feedback- und Interventionstechniken

Mit Illustrationen von
Elena Egli und Louise Beilfuß

2012

Umschlaggestaltung: Uwe Göbel
Umschlagbilder: Elena Egli
Satz: Drißner-Design u. DTP, Meßstetten

Printed in Germany
Druck und Bindung: Freiburger Graphische Betriebe, www.fgb.de

Erste Auflage, 2012
ISBN 978-3-89670-856-4

Bibliografische Information der Deutschen Nationalbibliothek:
Die Deutsche Nationalbibliothek verzeichnet diese Publikation
in der Deutschen Nationalbibliografie; detaillierte bibliografische
Daten sind im Internet über http://dnb.d-nb.de abrufbar.

Carl-Auer Verlag GmbH
Vangerowstraße 14
69115 Heidelberg
Tel. 0 62 21-64 38 0
Fax 0 62 21-64 38 22
info@carl-auer.de

Inhalt

Prolog

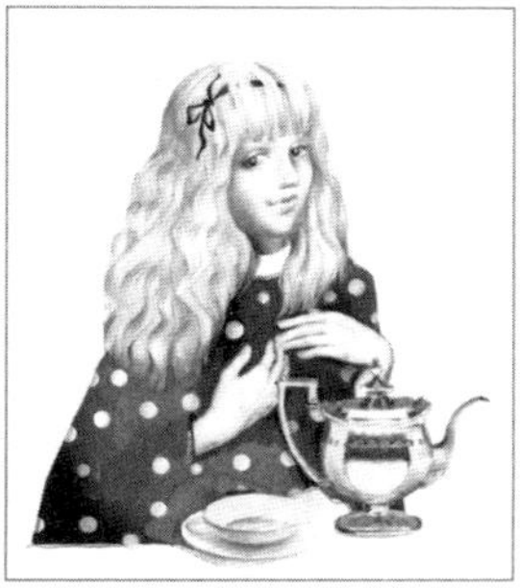

ALICE: »Verzeihen Sie, Sie haben doch ein Problem?

Missverstehen Sie mich nicht, ich hoffe inständig, dass Sie ein Problem haben.

Oder rechnen Sie wenigstens damit, eins zu bekommen?

Wenn nicht, so wäre das als seeeehhhhr ungünstig anzusehen, denn sehen Sie, nur wenn Sie ein Problem haben, dürfen Sie mit einer Veränderung Ihres Lebens rechnen, Ihre Kraft spüren, Ihren eigenen Ideen folgen, Mitstreiter finden, sich ins Zeug legen – nur dann können Sie wirklich herausfinden, was Sie drauf haben, was Sie selbst bewegen können.

Leider ist es so, dass wir uns einrichten, wenn die Dinge nicht allzu schlecht sind. Wenn es schlimmer wird, versuchen wir wegzusehen, manche haben sogar die Gabe, darüber hinwegzulächeln. Aber manche werden leider auch krank. Man sagt, sie leiden an unerfülltem Leben.

Wissen Sie, ich hatte auch zu wenige Probleme, an manchen Tagen zeigte sich kein einziges! Ich sehnte mich nach dem *Mehr-Sein*. Vorgestellt habe ich mir erst einmal nur ein einziges, ein richtig schönes Problem, sozusagen zum Üben. Dass daraus dann ein richtiger Schlamassel wurde, gehörte nicht zu meinen Plänen.

Aber wäre es nicht so gekommen, wie es gekommen ist, würden Sie mich dann kennen?

Nein!

Das Hineinstolpern in ein einziges Problem hat dafür gesorgt, dass ich berühmt geworden bin, zahlreiche Illustratoren mir eine hübsche Gestalt gegeben haben, Millionen von Menschen meine Geschichte kennen und diese kürzlich erst in 3-D verfilmt wurde!

Im Grunde habe ich nichts anderes gemacht, als Rotkäppchen es vor mir tat, ich bin vom Weg abgekommen.

Es war recht einfach: Immer wenn Sie wissen, wie es weitergeht, und es gefällt Ihnen nicht, nehmen Sie einen anderen Weg.

Ich kenne einige, die Abkürzungen nehmen wollten und sich damit richtig schnell ein gewaltig schönes Problem geschaffen haben. Aber Umwege erfüllen denselben Zweck, ebenso wie scharfe Rechts- oder Linkskurven.

Auf eines allerdings bin ich sehr stolz – auf meine *Neugier*!

Wäre ich nicht so verdammt neugierig, dann wäre ich nicht dem weißen Kaninchen gefolgt, dann hätte ich nicht wissen wollen, wo es seinen Bau hat, und dann wäre ich nicht in dieser abenteuerlichen *Unterwelt* gelandet, die mich zu dem gemacht hat, was ich bin: Alice.«

Vorwort

»Es kann passieren, dass eine Seelenlandschaft verdörrt … Man kann dagegen halten, wenn man über innere Paläste, Salons und Bibliotheken verfügt.«
Neo Rauch

Liebe Leser,
ich gebe es zu, ich bin Alice gefolgt, ihre kreative Welt hat mich magisch angezogen und mich die meine neu entdecken lassen. In meinem 18. Lebensjahr war ich beseelt von dem Gedanken, Kunst zu studieren. Ich malte schon sehr lange, jedes Bild war eine Entdeckung der Welt. Ich habe mich – wie Hunderte anderer auch – an der berühmten Hochschule für Grafik und Buchkunst in Leipzig beworben und wurde – wie viele Hunderte auch – abgewiesen. Es freut mich zutiefst, dass ein Schüler dieser Schule, die das Handwerkliche der Kunst nie der reinen Inszenierung geopfert hat, es heute zu Weltruhm gebracht hat: Neo Rauch. Wäre mein Wunsch damals in Erfüllung gegangen, hätte ich mit Neo (wir sind ein Jahrgang) in einem Malsaal gesessen und gezeichnet – ein Gedanke, der mir ein Lächeln aufs Gesicht zaubert. Meine Güte, wie viele Wege gibt es, sein Leben zu leben!

Wahrscheinlich ist Neo Rauch ebenfalls Besucher im *Unterland*, denn seine Gemälde sind voller kraftvoller Figuren, die um etwas ringen, was auf den ersten Blick verloren scheint. Wie Alice liefert er einen Beitrag, die Aufmerksamkeit zu fesseln und auf *das Mögliche* zu lenken. Im Grunde sind seine Bilder die pure Psychologie, eine Spur geheimnisvoller, als wir Psychologen uns heute im Zeitalter der Wissenschaft präsentieren. Dadurch aber magischer, anziehender. Wenn ich solche wunderbaren Bilder betrachte, dann kann ich beides sein: Psychologin und Künstlerin. Und sicher war es die Künstlerin, die mich in den letzten Jahren zunehmend gedrängt hat, meiner Art, mit Menschen zu arbeiten, *Farbe* zu geben.

Mich bewegte zutiefst die Frage: Wie kann ich die Ergebnisse guter Therapiegespräche haltbarer machen?

Wie kann ich dafür sorgen, dass Menschen von ihren eigenen Ideen beflügelt den Raum verlassen? Wie kann ich garantieren, dass sie sich auch Jahre später noch daran erinnern, was da geholfen hat?

Ich wollte andererseits dafür weder Mal- noch Tanztherapeutin werden, dafür liebe ich gute Gespräche viel zu sehr. Ich mag es einfach, anderen einen Platz anzubieten, der sie einlädt, sich gute Gedanken zu gönnen über sich, die anderen und die Welt. In dieses Bemühen reiht sich mein Engagement ein, die richtigen Worte zu finden, eine Sprache, die verzaubert und die so viele Bilder produziert, dass sie sich in der Nacht wie eine weiche Decke um die Seele hüllen und am Tage die Landschaften hinter den Türen zeigen, die geöffnet werden wollen.

Nein, das ist ganz und gar nicht schwierig, denn all diese Bilder gibt es schon. Ihre Aufgabe besteht nur darin, sich seelisch eine Zeit lang barfuß zu bewegen und sich von den gefühlten Anregungen ein wenig kitzeln zu lassen. Ich möchte Sie gern einladen, es Alice unter dem Motto »Believe the impossible« gleichzutun und schon vor dem Frühstück sechs unmögliche Gedanken zu denken. Ja, bringen Sie Ihre kleinen grauen Zellen auf Trab, lassen Sie die Synapsen glühen, holen Sie etwas raus aus der alten Denk-Mühle! Nehmen Sie dem Alltag Zentimeter für Zentimeter ab, werden Sie, was Sie sind: *ein kreativer Mensch!*

Entdecken Sie Ihr eigenes *Unterland* – Unterland gleich Wunderland? Das Untergründige, Verborgene, Gefährliche oder das Wunderbare, das Fantastische, das Gerade-noch-Denkbare? Im Unterland sind die physikalischen Regeln außer Kraft gesetzt – und der staunende Besucher ist eingeladen, zwischen Absurditäten und entzückenden Fantasiewesen die eigene Rebellion des Geistes zu zelebrieren.

Wenn Sie mit mir und mit Alice reisen, reisen Sie »systemisch« (genau genommen »systemisch konstruktivistisch«), denn Alice erlebt die Rückkehr in die Kindheit *gleichzeitig* als schicksalsbestimmende Reise in die Zukunft, sie reist in die Traumbilder ihrer Kindertage und findet dort die Türen zum Erwachsensein, sie ist *groß und klein.*

Was, wenn Sie ab heute Dinge zu tun beginnen, die Sie noch nie getan haben?

Was, wenn der grünäugige, durchgeknallte Hutmacher Ihr Coach für komplizierte Lebenslagen wird?

Was, wenn Sie wie Alice einzig mit rebellischem Herzen dem drachenähnlichen »Jabberwocky« in Ihrem Leben eine Kampfansage machen? Was, wenn die elegant schwebende Grinsekatze mit unwiderstehlich sanfter Stimme ab heute in Ihrem Leben ungefragt Kommentare gibt und mit jedem Verschwinden die Imagination zweier gigantischer Zahnreihen hinterlässt?

Wozu diese Verrücktheiten? Weil die Normalität verrückter ist: Probleme löst man nicht mit »Kopf ab!«, große Köpfe sind kein Synonym für großen Verstand, und vermeintliche »Ritter« sind oft nicht mehr als Handlanger wahnwitziger Machtgelüste ... und die Farbe Weiß allein macht die Welt nicht friedlich.

Wie Sie ins Unterland gelangen? Folgen Sie einfach dem Kaninchen!

Natürlich habe ich Verständnis, wenn Sie den Start verschieben, weil Sie

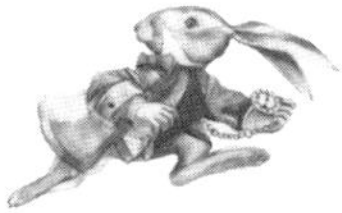

- auf besseres Wetter warten,
- auf weniger turbulente Zeiten hoffen,
- auf eine günstigere Konstellation in Ihrem Horoskop setzen,
- mehr Unterstützung von Ihrem Partner oder Ihren Kollegen erwarten,
- hoffen, dass Ihre Katze aufhört, das Sofa zu zerkratzen,
- sich um Ihre Kindern kümmern müssen, bis diese finanziell unabhängig sind,
- den nächsten Gesundheitscheck bei Ihrem Arzt berücksichtigen möchten,
- unbedingt die Genehmigung für Nebentätigkeiten von Ihrem Chef einholen wollen,
- fest davon ausgehen, dass Ihr Kontostand Ihnen irgendwann mehr Gelassenheit vermitteln wird,
- ahnen, dass Sie mit zunehmendem Alter exzentrischer und damit sicher auch kreativer werden,
- am besten arbeiten können, wenn Neumond ist oder der Wind auffrischt,
- und weil jetzt einfach nicht der richtige Zeitpunkt ist, um entdeckt zu werden.

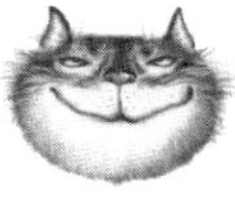

Aber dann seien Sie konsequent und lesen Sie dieses Buch *jetzt nicht!*

Erster Teil: Am Anfang steht die Neugier …

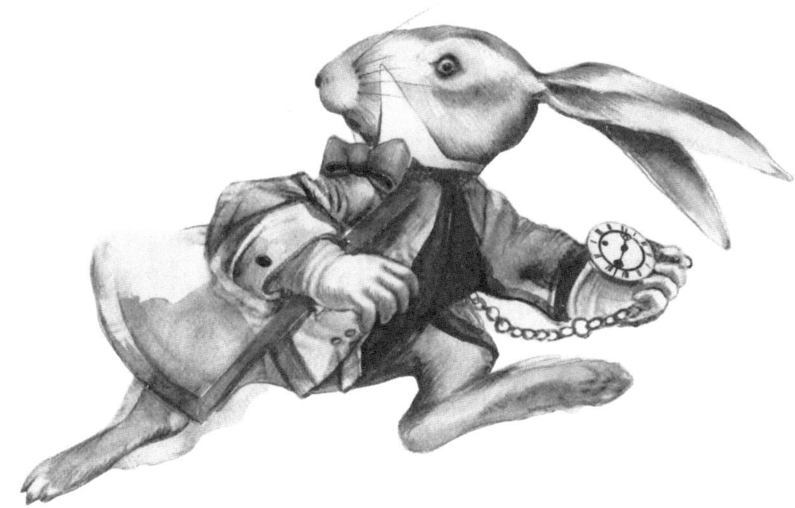

1 Kreativität, Respekt und Neugier

»Das Leben ist eine einzige Folge von Gelegenheiten, bei denen man etwas lernen kann.«
Marc Jacobs, Designer

»Wir haben also ein angeborenes Erkundungsbedürfnis ... und dazu gibt es im Gehirn ein Neugiersystem, das uns vorwärts treibt ...«
Gerald Hüther (2011, S. 52)

Die gute Nachricht: Kreativität und Neugier sind uns in die Wiege gelegt. Ebenso ein existenzielles Interesse an Austausch und Kooperation.

Die schlechte Nachricht: Von allein entfalten sich diese Gaben nicht. Es gilt das Motto: Use it or lose it!

Viele Beratungsansätze haben das Zuhören in den Mittelpunkt ihrer Betrachtungen gestellt und übersehen dabei, dass Menschen gern Kontakt zu einem sympathischen (das sei hier unterstellt) Gegenüber haben. Im Lichte liebenswürdiger Neugier öffnet sich so manche neue Seelentür, und es finden sowohl quantitativ als auch qualitativ andere Erzählstoffe den Weg in das kommunikative Miteinander. Zurückhaltung ist keinesfalls nötig, bestenfalls als gutes Timing, das dem Gesprächspartner genug Raum schenkt, eigenes Ideenwerk zu entdecken und mitzuteilen.

Viel schwieriger ist es, den Fluss der Erzählung immer wieder neu zu stimulieren – ohne Stocken, Kunstpausen oder redundante Inhalte. Oft werde ich um Anregungen gebeten, die erlebte Tendenz zu Passivität und Einfallslosigkeit mit frischen Ideen und eigener Kreativität zu ersetzen. Dies erfordert das Aufräumen in der Abteilung Glaubenssätze und einen zumindest leicht radikalen Umschwung zu einer offensiven Haltung mit Neugier im XXL-Format.

Wenig hilfreiche Glaubenssätze:

1. Je mehr Empathie ich zeige, desto hilfreicher das Gespräch.
2. Neugier wirkt distanzlos – und sie ist anstrengend.
3. Kreativität ist im Alltag einfach nicht möglich und nimmt ohnehin im Laufe des Lebens ab.

Neugier ist aus meiner Sicht eine tiefe Bezeugung von Respekt, denn ich zeige dem anderen, wie sehr er mich interessiert, wie gern ich die Welt seiner Gedanken und Gefühle kennenlernen möchte, wie sehr mich sein Leben bewegt.

Neugier führt nicht nur zu interessanten Spekulationen (systemisch: Hypothesen) und spannenden Fragen, sondern ist auch der Motor für gute Empfehlungen. Denn: Als Berater bin ich genau wie mein Klient neugierig darauf, wie er mit den neuen Impulsen Anlauf nimmt, sein Leben zu verändern. Ich verbünde mich mit seiner Neugier, um dem Neuen eine richtig gute Chance zu verschaffen.

Bin ich im Gegenteil nicht neugierig, was passiert, dann bewege ich mich in einem Raum von Unterschätzung oder gar Zweifel in Bezug auf das Potenzial oder auch in Routine und Gleichförmigkeit.

Kreativität bringt etwas Spielerisches in verfahrene Situationen. Kreativ sein heißt, sich mit der Gestaltungskraft zu verbinden, die uns Menschen über all die Jahrtausende nicht nur zu schöpferischen Wesen hat werden lassen, sondern die uns auch das Überleben in zuweilen aussichtslos scheinenden Situationen ermöglicht hat. So kann Kreativität je nach Situation manchmal große Leichtigkeit bedeuten und manchmal Überlebenskampf.

Ich möchte Sie eher anregen als belehren, wie Sie mit diesen großen Kräften umgehen, und einladen, diese an sich selbst neu zu entdecken und fest in Ihrer Aufmerksamkeit zu verankern.

Neugier ist
... der Schlüssel zur Welt.
... die beste Antwort auf Stress und Eintönigkeit.
... das Bewusstsein für die Vielfalt von Gedanken und Gefühlen.
... eine Verbeugung vor dem Anderssein.
... ein Gefühl für Wandel und Verwandlung.
... reine Freude am Entdecken.
... Lust auf Kontakt und Austausch.
... die Vorahnung einer berührenden Begegnung.

Kreativität ist
... ein anderes Wort für Schaffenskraft.
... ein bewusstes Loslösen von Bekanntem.
... ein lautes Ja zum Risiko.
... der sicherste Weg für Intelligenzzuwachs.

... ein Schaffensprozess, der Geduld braucht.
... eine Kombination von Dingen, die (noch) nicht zusammenpassen.
... ein wilder Flirt zwischen Herz und Hirn.
... eine fantastische Form von Selbstbewusstsein.

Respekt ist
... die Grundlage menschlichen Seins.
... Gemeinsamkeit in den Mittelpunkt des Interesses zu stellen.
... zusammen weniger allein zu sein.
... eine angenehme Pause vom Ich.
... ein wirkungsvolles Beruhigungsmittel in hitzigen Situationen.
... das Offensein für neue Sichtweisen.
... die potenzielle Chance, große Gefühle zu erleben.
... die verlässliche Arbeit der Spiegelneuronen.

Noch ein Wort zum *Charme*.

Das Thema Charme hat in die einschlägige therapeutische Literatur bisher wenig Einzug gehalten. Ich nehme an, es suggeriert innerhalb der seriösen Fachkunde einen Hang zu einer (nennen wir es) »zweckmäßigen Oberflächlichkeit«. Ich bedaure das zutiefst, denn die Entwicklung charmanter Verhaltensweisen scheint mir nicht nur im Umgang mit dem anderen Geschlecht vonnöten, sondern auch im Bereich Kindererziehung, Mitarbeiterführung und menschlicher Kommunikation angesichts der Einnahme von Sitzplätzen in Bahn, Bus und Flugzeug. Gerade weil der Beruf eines Therapeuten, Beraters und Coachs Vertrauen auf beiden Seiten verlangt, scheinen mir nicht nur herkömmliche Umgangsformen angebracht, sondern ein Charme, der im besten Sinne von Herzensbildung zeugt, als wichtiges Attribut persönlicher Begegnung. Daher an dieser Stelle meine kleine Charmeoffensive:

Charme
... ist das französische Wort für Zauber.
... ist leider nicht angeboren.
... ist eine legale Form geheimnisvoller Magie.
... öffnet Türen, die sonst verschlossen wären.
... verhilft zu altersloser Schönheit.

... lässt schlechte Laune einfach verschwinden.
... ist eine Form von Großzügigkeit gegenüber menschlichen Fehlern und Schwächen.
... lenkt die Aufmerksamkeit auf die Chancen und Möglichkeiten.
... ersetzt Champagner genauso wie Antidepressiva.

Alices Tipps zur Steigerung Ihrer Kreativität

1. Schenken Sie Ihren eigenen Gedanken *mehr Aufmerksamkeit* – vor allem den verwegenen und verrückten!
2. Tauschen Sie sich *regelmäßig* mit Leuten aus, die *anders* sind! Tauchen Sie ein in fremde Denk-Landschaften! Werden Sie ein kreatives Dream-Team!
3. Wechseln Sie öfter mal *die Kulissen* Ihres Lebens aus (pulsierende Stadt, schöne Spaziergänge, Lieblingsorte, Markttreiben, ruhige Naturschauplätze, ungezwungene Partys, große Buchhandlungen, Kunstateliers usw.) – genießen Sie die Anregungen!
4. Vergrößern Sie Ihr Büro, denn Kreativität braucht einen Radius (gern um die 30 Meter)!
5. Gönnen sie sich größere Denkpausen, tun Sie einfach *nichts*! (Das schenkt neuen Gedanken die nötige Inkubationszeit, sie reifen ohne jegliches Zutun heran!)

2 Der Zusammenhang zwischen Hypothesen, Fragen und Interventionen

Systemisches Arbeiten ist ein Prozess, in dem gesteuert von der Neugier die Wahrnehmung der Klienten im professionellen Kontext beim Therapeuten fortwährend zu neuen Eindrücken, damit einhergehenden Fragen und anregenden Ideen bezüglich ihres Anliegens führen. Wie in allen therapeutischen Prozessen ist die Frage entscheidend: Worauf richtet sich primär die Aufmerksamkeit des Therapeuten?

Die Aufmerksamkeit richtet sich vor allem auf folgende Sachverhalte:

1. den Kontext von Beratung und Therapie
2. die Entwicklung eines stimmigen Ziels des Klienten
3. Zeichen von Offenheit und Kooperationsbereitschaft.

Die Kompetenzen des Klienten

Hier geht es weniger um Eigenschaften des Klienten als um seine Fähigkeiten, sein Leben selbstständig zu gestalten, ständig dazuzulernen, Hindernisse zu überwinden, Probleme zu lösen und Beziehungen befriedigend zu führen, d. h., sich auf seine individuell einzigartige Weise durch seine Lebenszeit zu bewegen und immer wieder Phasen von Zufriedenheit und Glück zu erleben. Der Therapeut richtet seine Wahrnehmung auf

- die Lebenserfahrung,
- die Bereitschaft zum Lernen,
- Entwicklungsschritte und Bereitschaft zur Veränderung,
- die Vielfalt der Beziehungslandschaften,
- Resilienzfaktoren, insbesondere Umgang mit Verlusten und Scheitern,
- gelebte Kreativität,
- den Anteil und die Qualitäten des gelingenden Lebens innerhalb der gegenwärtigen Situation,
- Ideen und Bemühungen zur Veränderung der aktuellen Situation,

- die Beschreibung der Situation aus dem Blickwinkel anderer wichtiger Beziehungspartner, deren Bemühungen, gewährte Unterstützung und Ideen zur Veränderung,
- weiterführende Fragen und Lebenszusammenhänge, die den Klienten beschäftigen,
- Visionen von einem gelingenden Leben,
- Bindungsmuster, Gestaltungskraft und Freude am Geben in Beziehungen.

Ein Gespräch ist daher immer eine Reise durch das Leben des Klienten:

- Die Reise beginnt in der Gegenwart,
- lädt ein, die Chancen für die unmittelbare Verbesserung des Lebens zu prüfen,
- bedient sich der umfangreichen Lebenserfahrung des Klienten und
- setzt diese immer in Relation zu einer weitreichenden Entwicklungsperspektive – einer Art Panoramablick auf das Leben.

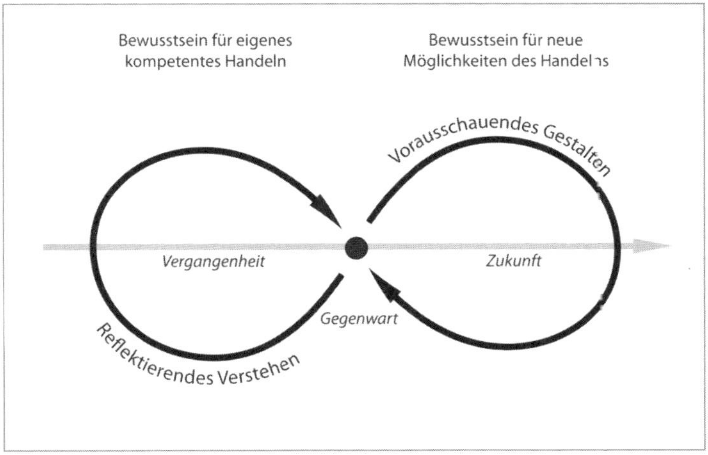

Abb. 1: Verknüpfungen zwischen Vergangenheit, Gegenwart und Zukunft als Entwicklungsweg

Wahrnehmen – Überlegen – Fragen formulieren und bereits Hinweise planen sind Markierungen eines sehr komplexen Denkens und Handelns aufseiten des Therapeuten.

Der Therapeut stellt einen Rahmen zur Verfügung, in dem er dem Klienten vor allem zwei wesentliche Dinge anbietet:

1. Vertrauen und Sicherheit
2. Impulse zur Veränderung und Entwicklung

In diesem Zusammenhang wird immer wieder die Prozesssteuerung seitens des Therapeuten betont, ein Begriff, den Schweitzer und von Schlippe (2010) relativieren und als »Mit-Steuerung« oder »Bei-Steuern« sehen. Diese Akzentuierung wird uns allen in der Praxis vor allem durch die Tatsache bewusst, dass egal wie gut die Rahmenbedingungen gestaltet sind, egal wie gut Vorbereitung, Aufmerksamkeit und Zugewandtheit seitens des Therapeuten sind, das Ergebnis zu großen Teilen der Klient bestimmt. Die »Selbstorganisation« unserer Klienten kann bei gleichbleibendem Engagement auf unserer Seite ebenso zu wünschenswerten wie zu enttäuschenden Ausgängen führen. Eine Fifty-fifty-Chance ist es jedoch nicht, sondern sehr viel mehr. Ebenso wie wir an unsere Klienten »ankoppeln« (»joining«), koppeln diese auch an uns an. Sie beschäftigen sich mit uns, testen unsere Art, Kontakt aufzunehmen, unsere Stimmungs- und Energielage und unser professionelles Standing. Es könnte also gut sein, dass Sie »einfach so« überzeugen und damit Ihre Chancen zur »Mit-Steuerung« drastisch erhöhen. Eine gute Vorbereitung lohnt sich aus meiner Erfahrung heraus in jedem einzelnen Fall.

Wer ein sicherer, kompetenter Begleiter sein möchte, sollte sich einiger Hilfsmittel bedienen, um die Aufnahme und die Abgabe von Informationen sowie sein eigenes Verhalten einigermaßen ideengeleitet, bewusst und zielführend steuern zu können. Es bedarf einer Grundstruktur, die dem Therapeuten erlaubt, die extreme Komplexität der Situation angemessen zu reduzieren und sein eigenes Verhalten daran auszurichten.

Während also der Therapeut anhand seiner Wahrnehmungen und Hypothesen ständig neue Fragen kreiert und damit verschiedenste Erfahrungsfelder des Einzelnen oder des Systems (Paar, Familie, Arbeitskollegen etc.) bereist, schreibt er sorgfältig auf, was er gehört und gesehen hat, und entwirft bereits während des Gesprächs eigene Ideen zur Veränderung der Situation. Diese Ideen sind erste gedankliche Pfade zur Planung der Intervention im Anschluss an das Gespräch.

Die Struktur des idealtypischen Interviews[1]

1. **Problem – Frage – Auftrag (Gegenwart)**
   - Angenommen, die Dinge entwickeln sich gut, was wäre für Sie ein guter Schritt nach vorn?
2. **Visionen – Ziele (Zukunft)**
   - Wenn ich Sie in einem halben Jahr wiedersehe und ich erlebe Sie äußerst zufrieden in Ihrer Familie, was berichten Sie mir, was Sie geschafft haben?
3. **Familiäre Erfolgsszenarien als Vorlagen für neue Ideen (Vergangenheit)**
   - In welcher Situation haben Sie als Familie bereits gezeigt, dass Sie gemeinsam stark sind?
4. **Wo passiert Lösung bereits jetzt? (Vergangenheit/Gegenwart)**
   - Welche engagierten Schritte haben Sie bereits gemacht, die in diese Richtung führen?
   - Welche Bemühungen haben Sie schon gestartet? Was war erfolgreich, was weniger?
5. **Wozu ist das gegenwärtige Problem, der Zustand nützlich oder sinnvoll (wichtig oder gar produktiv)? (Gegenwart)**
   - Welche wichtigen Erfahrungen sammeln Sie gerade jetzt in dieser schwierigen Situation?
6. **Möglichkeiten der Verschlimmerung der Situation (Zukunft)**
   - Angenommen, wir kommen trotz aller Bemühungen nicht voran und die Situation bleibt unverändert, wie werden wir Sie in drei Monaten erleben?
   - Falls wir – trotz der bereits spürbaren Belastungen – den Tiefpunkt noch nicht erreicht haben, was wäre Ihre Vorstellung, wie sich die Lage weiter verschlimmern könnte?
   - Wenn XY es darauf anlegen würde, die Situation weiter zu verschärfen, wie könnte er das hinkriegen?
7. **Was soll unbedingt so bleiben/weitergehen? (Gegenwart/Zukunft)**
   - Was möchten Sie sich unbedingt erhalten?
   - Was in der Familie schenkt Ihnen das Gefühl von bleibender Gemeinsamkeit?

1 vgl. auch Kindl-Beilfuß (2008, S. 132 ff.)

- Woran merken Außenstehende, dass Sie als Familie trotz Schwierigkeiten und Herausforderungen ein gutes Team sind?

8. **Was soll wie anders werden? (Zukunft)**
   - Wie sieht es genau aus, wenn Sie Ihr Ziel erreicht haben?
   - Was gibt es besonders zu feiern, wenn Sie besser als erwartet vorankommen?
   - Woran merken Sie, dass Ihr Ziel zum Greifen nah ist?
9. **Was wäre ein nächster Schritt? (Gegenwart)**
   - Welches ist Ihre Startidee?
   - Wann genau soll es losgehen?
   - Was wollen Sie umsetzen/ausprobieren?
   - Was wäre zusätzlich einen Versuch wert?
   - Woran merken wir, dass Sie gut zusammenarbeiten?
   - Wer wird Sie (wie?) unterstützen?
   - Welches ist die Variante B?
   - Was ist die beste Unterstützung, die wir geben können?

Die Verknüpfung von Vergangenheit, Gegenwart und Zukunft

Wenn Sie sich ein gelungenes Interview wie eine Zeitreise vorstellen, so

- starten wir in der Gegenwart,
- werfen einen Blick in die gelungene, aussichtsreiche Zukunft,
- holen uns wertvolle Erfahrungen sowie Talente, Mut und Kraft aus der Vergangenheit,
- nutzen diese für eine konkretere, handlungsbetonte Zukunftsbeschreibung,
- schauen, welche Aktivitäten und Bemühungen in diese Richtung bereits gestartet wurden und Erfolg haben,
- würdigen den Status quo (Modus der Nichtveränderung) in seinen wertvollen, gelingenden und in seinen anstrengenden Seiten,
- kümmern uns um Ambivalenzen und
- entwerfen den Start nach der erfolgreichen Beratung.

Zusätzlich können Hindernisse, besondere Wege, ein bestimmtes Tempo der Veränderung und das Ausprobieren mehrerer Möglichkeiten vorweggenommen werden.

Der Beginn der Arbeit mit so viel Komplexität ähnelt dem Erlernen einer Sportart.

Nehmen wir z. B. das Skifahren. Am Anfang ist man froh, auf den zwei verlängerten Füßen überhaupt stehen und ein paar Meter rutschen zu können. Die volle Konzentration wird benötigt, wenn die erste Kurve mit Belastung des einen Beins und Entlastung des anderen gefahren werden soll. Die Verknüpfung der Recht- und Linkskurve ist die nächste Herausforderung. Bis zum lockeren Hinabwedeln eines Skihangs benötigen die meisten Menschen ein bis zwei Skikurse und viele Übungstage ... und selbst wenn das Gelernte immer abgerufen werden kann, braucht es eine ständige Abstimmung mit den aktuellen Bedingungen wie Wetter, Hanglage, Schneesituation und mitlaufende Skifahrer.

Es gehört ins Reich der Illusionen, dass Sie nach Lektüre des Buches »locker und flockig Interventionen zaubern« (um eine häufige Zielstellung von Seminarteilnehmern zu zitieren).

Eine gute Aussicht

... dagegen ist, dass Sie sich mit zunehmender Erfahrung und Trainingsprozessen in verschiedenen Situationen (empfehlenswert sind verschiedene Settings mit Einzelnen, Paaren, Familien und Gruppen) immer mehr auf Ihre Intuition verlassen können. Sie werden nicht nur bestimmte Abläufe verinnerlichen, sondern grundsätzlich aus einer prozessorientierten Haltung heraus handeln. Es wird Ihnen immer leichter fallen, nächste Entwicklungsschritte intuitiv zu erahnen und entsprechend abgestimmte Interventionen zu skizzieren. Glauben Sie mir, es ist möglich, die Schwere einer Situation zu erfassen und gleichzeitig darüber hinaus zu denken, wie es weitergehen kann.

Es ist der Blick über die Situation hinaus hin auf ein ganzes Lebenspanorama. Die Überzeugung, dass es jederzeit Veränderungen geben kann und dass Therapie- und Beratungsgespräche in ihren Auswirkungen Gestaltungskraft für zukünftige Entwicklungen haben, stärkt den Optimismus und das eigene Handeln – auf beiden Seiten, beim Klienten und beim Therapeuten.

Fragen sind Interventionen

Jede Frage ist eine Einladung zum Kennenlernen, sich aufeinander einzustimmen, zu vertrauen und miteinander zu reden. Wenn es also gelingt, mit Fragen dem Klienten sowohl das Gefühl von Vertrautheit und Stimmigkeit zu vermitteln (Rosmarie Welter-Enderlin nannte das »affektive Rahmung« und engagierte sich lebenslang für »Therapie als Begegnung«) als auch ihn im besten Sinne anzuregen, sich mit sich selbst und seinen Lebensfragen so zu beschäftigen, dass er neue Einsichten und Handlungsimpulse gewinnt, dann ist das Fragen selbst Instrument des Neuen. Im systemischen Interview mit einem Paar, einer Familie oder Menschen, die zusammen arbeiten, gelingt sogar noch mehr. Durch die zirkuläre Fragetechnik werden die Beteiligten eingeladen, ihre Wahrnehmungen über andere Systemmitglieder preiszugeben und die Beziehung damit zu stimulieren. Im Sinne von Joachim Bauer (2006) ist es wie ein Tanzreigen der Spiegelneuronen. Wenn einer gut startet, entwickelt sich ein inspirierender Austausch über das gemeinsam Erlebte – Geschichten lebendigen Miteinanders. Das stärkt die Bindung zwischen Menschen und führt nicht selten zu einem tiefen Blick in die Augen des anderen, dessen heilsame Wirkung schon Virginia Satir in spektakulärer Weise nutzte.

- Lieber Herr X, was vermuten Sie, was sich Ihre Frau für ihr eigenes Leben sehr inniglich wünscht?
- Liebe Frau X, welchen Wunsch hat sich Ihre Tochter schon seit Ihren Kinderjahren aufbewahrt?
- Was glauben Sie als weitsichtiger Vater, welches Talent Ihres Sohnes in den nächsten Jahren gute Chancen auf Erfolg hat?
- Was haben Sie mit liebevollem Blick beobachten können, welche kleinen Zeichen des Gesundwerdens zeigen sich bei Ihrer Tochter nach der schwierigen Operation?
- Wie konntest du in den zurückliegenden Wochen von der Unterstützung deiner Eltern profitieren?
- Wann haben Sie Ihre Kollegen zuletzt beim Erfolg erwischt?

Diese und andere Fragen öffnen den eigenen Blick hin zur Verbundenheit mit anderen und treffen damit einen Kernbereich des Menschseins. Gleichzeitig erfährt man fortwährend etwas über das Denken und Fühlen der anderen Mitspieler im Leben. Das hilft, den eigenen Platz zu bestimmen, zu wissen, wer fest zu einem steht, auf wen man sich verlassen kann, und zu erkennen, was man selbst zu tun hat mit Blick auf die Erwartungen der anderen und die ganz und gar eigenen Vorstellungen. Gerade die Balance zwischen der Berücksichtigung der Wünsche anderer und den persönlichen Vorstellungen erlebt in einem systemischen Interview eine sehr freie, dialogische Bühne.

Fragen selbst sind es, die Stimmungen herstellen – oder auch zerstören können, Fragen selbst knüpfen enge (neuronale) Verbindungen zum Du, Fragen (er)finden die Geschichten der Vergangenheit und lassen Zukunftsideen ganz ohne Hellseherei aus der Kristallkugel treten.

Durch Fragen entsteht ein neu erzähltes Leben vorm Betrachter, aber ebenso vorm inneren Auge des Erzählers. Dies ist der erste wichtige Schritt zur Veränderung.

Es bleibt zu prüfen, ob Fragen nicht sogar wirksamere Interventionen sind als alle Versuche, die Welt mit eigenen Interpretationen zu beschreiben, denn Fragen hinterlassen Anregungen ... und wenn man den Hirnforschern glauben darf, dann liegt genau im Fluss von frischen, neuen Gedanken (Hirnströmen) der Schlüssel zur eigenen Entwicklung.

Fragen, um dem Leben wieder ein Ziel zu geben

»Wenn das Leben keine Vision hat,
nach der man strebt,
nach der man sich sehnt,
gibt es auch keinen Grund,
sich anzustrengen.«
Erich Fromm

Der erste Schritt im systemischen Interview besteht darin, aus der aktuellen Problemsicht heraus ganz behutsam die Tür zu öffnen, um einen Blick auf zukünftige Möglichkeiten zu werfen. Dadurch kommt das Denken und Fühlen in Bewegung – ein sehr entscheidender Schritt angesichts mancher Trampelpfad-Erzählungen. Man gewöhnt sich daran, Dinge so zu beschreiben, wie man sie beschreibt – und beachtet dabei wenig die Wirkung, die manche Erzählungen auf einen selbst haben. Zuweilen kann man zusehen, wie sich im Klagen die Stimmung weiter verdunkelt und im Anklagen Enttäuschung und Wut große Anläufe nehmen. Das ist in Ordnung so, denn nur wo Emotionen das Heft in die Hand nehmen, spüren wir auch, dass das Leben für uns so nicht in Ordnung ist. Jedoch im weiteren Reflektieren braucht es Auswege – d. h. *Bewegung im Denken.* Wo diese Bewegung ausbleibt, entwickelt sich die erzählte Geschichte wie ein Sprung auf der Schallplatte, es hakt immer an derselben Stelle. Man kann sich die Dinge gut erklären, warum etwas wie gekommen ist (Watzlawick sagte früh »Erklärungen dienen oft genug als Schnuller«), aber die

Bewegung hin zur Frage, was kann ich tun, um den Zustand zu verändern, wird nicht vollzogen. Zuweilen gibt es recht unlustige Beiträge diagnostischer Bemühungen anderer Kollegen, die dieses Phänomen begünstigen. Im Ergebnis lutschen Klienten dann an einem Schnuller namens »Ich bin halt so.«

»Testosteron macht Männer aggressiv und Oxytocin macht Frauen kuschelig. Wir lieben einfache Erklärungen, vor allem solche, die uns suggerieren, etwas anderes als wir selbst sei dafür verantwortlich, dass wir so sind, wie wir sind« (Hüther 2011, S. 64).

»Ich hatte eine schlechte Kindheit, deshalb bin ich so.« – »Ah, Sie hatten eine schlechte Kindheit und erwarten deshalb auch eine schlechte Zukunft.«

»Meine Frau ist eine ›Borderlinerin‹, jetzt weiß ich, warum unsere Ehe nie funktioniert hat.« –»Interessant, es ist mir neu, dass Menschen 100 Prozent Einfluss auf den anderen nehmen können.«

So sehr ich verstehe, dass solcherlei Interpretationsangebote als Entlastung angenommen werden, so wenig stimulieren sie die Gestaltungskraft für das eigene Leben. »Von da ab gibt es dann freilich auch nichts mehr an sich selbst zu entdecken … davonfliegen kann so jemand nicht mehr, noch nicht einmal mehr in der eigenen Vorstellung« (Hüther 2011, S. 64 ff.).

Umgekehrt – und dies ist ein wertvoller Hinweis – gibt es eine Menge Klienten, die von ganz allein in die Richtung von Veränderung denken. Sie beschreiben die beschwerliche Situation (»das Problem«) und kommen dann auf ihre Versuche zu sprechen, etwas zu verändern, oder auf ihre Wünsche und Erwartungen. Es ist nicht nur eine wichtige Beobachtung, zu merken, dass sich das Denken ihres Hilfe suchenden Klienten von allein »nach vorn« orientiert, es ist ein erstes Kompliment wert: »Mich beeindruckt sofort an Ihnen, mit welcher Energie Sie verschiedene Dinge angestoßen haben, um in dieser Angelegenheit weiterzukommen.« Oder »Ich freue mich ganz ehrlich mit Ihnen, dass es Ihnen gelingt, trotz der großen Belastungen in Ihrer derzeitigen Lebenssituation Erwartungen und Wünsche an die Zukunft zu haben.«

Die vorsichtige Variante der Zielfindung

- Die schwierige Lebenssituation (»das Problem«) wird vom Klienten beschrieben und mit Nachfragen konkretisiert.
- Die Bewegung nach vorn wird angeregt. Mithilfe der hypothetischen Fragetechnik werden in der Vorstellung des Klienten

kleine Schritte zur Veränderung angeregt und anschließend mit der Beschreibung von »Erfolgsqualitäten« versehen.

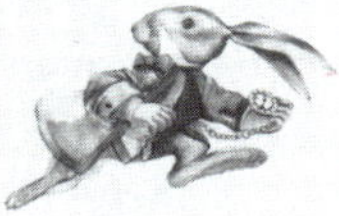

Mögliche Fragen:

- Angenommen, Sie kommen demnächst ein paar gute Schritte vorwärts in dieser Angelegenheit ...
- Angenommen, Ihre Bemühungen zeigen Erfolg ...
- Angenommen, unser Gespräch schenkt ihnen neuen Mut, etwas auszuprobieren ...
- ... einfach am Ball zu bleiben, wie wird sich das auswirken?

Oder

- Stellen Sie sich vor, Ihre Ausdauer reicht noch einige Zeit, was wäre ein wichtiger Schritt?
- Stellen Sie sich vor, diese Gespräche geben Ihnen von nun an eine wertvolle Unterstützung, was wäre ein erster, kleiner, aber wichtiger Schritt zur Verbesserung der Situation?

Qualitäten der gewünschten Veränderung finden:

- Woran werden Sie als Erstes merken, dass es, wenn auch sehr vorsichtig, vorwärtsgeht?
- Wie wird sich solch ein guter Fortschritt anfühlen?
- Welche innere Stimmung wird sich dann ausbreiten?
- Wie könnte so ein Tag aussehen, wenn x, y geschafft ist?
- Welche neuen Ideen finden Platz, wenn die Situation sich sichtbar entspannt?
- Was werden Sie sich gönnen nach so viel Anstrengung?
- Wer wird Sie begleiten auf Ihrem Weg dorthin?
- Worauf können Sie sich verlassen in der Abstimmung mit Ihren Wegbegleitern?
- Was sind für Ihre Begleiter wichtige Anzeichen für eine gute Entwicklung?
- Wer wird sich mit Ihnen freuen, wenn es die ersten Fortschritte gibt?

Die beherzte Variante der Zielfindung

Beherzter, als kleine Schritte zu gehen, ist es, einen Sprung in die Zukunft zu wagen. Es gibt aus meiner Beobachtung heraus keine detaillierte Erkenntnis, wann kleinere Schritte und wann große Sprünge angebrachter sind. Es gibt sehr belastete Klienten, die mit Begeisterung der Einladung vom »Wunsch-Ich« in die Zukunft folgen und sich eine ganze Palette von neuem Leben eröffnen, während es sich bei anderen durchaus zäh gestalten kann, überhaupt Antworten auf lösungsorientierte Fragen zu bekommen. Auch hier gilt: Nur wer Dinge versucht, gewinnt Orientierung.

Wenn man sich gemeinsam mit Klienten in die Zukunft bewegen möchte, gilt es zunächst, den Zeitraum zu wählen. Ich empfehle gern Zeiträume, die sich am Lauf der Jahreszeiten orientieren. Die Metaphorik ist deutlich einladender, als wenn man Zeit in Wochen, Monaten oder Jahren misst. Vergleichen Sie selbst:

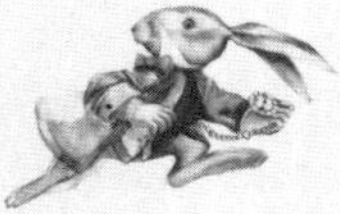

»Ich möchte Sie einladen zu einer Begegnung in der Zukunft. Wir beide treffen uns genau in drei Monaten wieder. Was werden Sie mir erzählen, was sich in der Zwischenzeit gut entwickelt hat?«

oder

»Ich möchte Sie gern wiedertreffen, an einem ruhigen Septembertag. Der Sommer geht langsam vorbei, und Sie haben die Freiräume der Sommermonate gut für sich nutzen können. Was werden Sie mir erzählen, was Ihnen zunehmend gut gelungen ist?«

oder

»Wenn ich mir vorstelle, Sie am Jahresende wiederzutreffen, wenn Sie in den zurückliegenden Monaten immer wieder mit Ausdauer ihre Ziele verfolgt haben, dann freue ich mich schon auf die Bilanz, mit der Sie das Jahr beenden werden. Was vermuten Sie, werden Sie mir bei einer schönen Tasse Tee zum Jahresausklang berichten?«

Wenn Sie den Zeitraum erweitern möchten über Ziele hinaus hin zu tiefer liegenden Wünschen und Lebensträumen, empfehle ich Ihnen einen Zeitpunkt natürlicher Rückschau aufs Leben z. B. ein runder Geburtstag, das Ende der Schulzeit der Kinder, der erfolgreiche Studienabschluss, das Berufsjubiläum, die Silberne Hochzeit usw. Das erleichtert es Klienten, dieser größeren Zeitreise zu folgen, weil es interessant für sie ist, das Leben aus diesem Blickwinkel zu betrachten.

»Sie stehen am Anfang Ihres neuen Lebensjahrzehnts, und man spürt, dass Sie Wünsche und Vorstellungen vom Leben haben, die genau in diese Zeit passen. Welchen Ihrer Wünsche haben Sie sich auf jeden Fall bis zur Feier Ihres 40. erfüllt?«

»Ich erlebe immer wieder Menschen, die sehr unruhige Gefühle haben, wenn sich große Geburtstage ankündigen. Vielleicht steckt die Frage dahinter, ob es zu viel Unerledigtes und Unerfülltes gibt, und man möchte so gern zufrieden auf das Leben blicken. Was vermuten Sie, worauf Sie mit anderen anstoßen, weil Sie es aus eigener Kraft erreicht haben und sich darüber freuen?«

»Wenn Sie sich den Augenblick vorstellen, an dem Ihre Tochter das Abiturzeugnis in der Hand hält und Sie sich in der ganzen Familie über diesen Abschluss freuen, was hat Ihnen ermöglicht, den Glauben an diesen Moment und das Engagement dafür über die Jahre aufrechtzuerhalten?«

»Stellen Sie sich vor, das Leben bietet Ihnen einen Joker an, eine besondere Chance, etwas Neues zu beginnen, mit einem tiefen Wunsch oder einer Idee zu starten oder sich einen lang gehegten Lebenstraum zu erfüllen. Was möchten Sie mit diesem Joker in der Hand gern in Angriff nehmen?«

Hilfsmittel bei der Zielfindung

Zuweilen zeigt sich ein solcher Prozess der Zielfindung beschwerlich, die gefundenen Ziele wirken trocken, anstrengend, wenig bezaubernd und einladend, sie wirklich zu verfolgen. Klienten benötigen daher öfter einen liebevollen Schubs in ihre möglichen Ziel- und Zukunftswelten.

Wie Sie aus »trockenen« Zielen »sexy« Ziele machen

Schwingen Sie im Dreivierteltakt ... eins, zwei, drei ... ein, zwei, drei

Schritt 1: Vom Problem zum Ziel

Schritt 2: Vom Minus-Ziel zum Plus-Ziel: Was will ich nicht mehr / weniger haben hin zu was will ich (mehr) haben.

Schritt 3: Welche Situationen beschreiben mein gutes Gefühl am Zielbereich? Momente einfangen – die Sprache erlebnisreicher Bilder.

Beispiel:

KLIENT: Ich fühle mich total müde und ausgebrannt. (*Problembeschreibung)*

THERAPEUT: Was möchten Sie gern erreichen? Was würde Ihnen gut tun?

KLIENT: Ich möchte gern diese Müdigkeit loswerden und wieder richtig schlafen können. (*Minus-Ziel*)

THERAPEUT: Das ist verständlich. Wie werde ich Sie erleben, wenn es gesundheitlich wieder deutlich aufwärtsgeht? Was ist ein sicheres Zeichen für einen Aufwärtstrend?

KLIENT: Ich habe gut geschlafen, fühle mich fit und habe wieder Lust auf viele Sachen. (*Plus-Ziel*)

THERAPEUT: Was werden Sie tun, was genießen, wenn Sie wieder richtig fit sind? Was sind Momente, die Sie unbedingt wieder erleben möchten?

KLIENT: Ich sitze an meinem Schreibtisch und erledige alles zügig und gut sortiert, ich treffe mich mit Freunden zum Federball und habe richtig Lust auf Familienausflüge am Wochenende. (*Lebensqualität in Zusammenhang mit dem Ziel*)

Zielbeschreibungen im Dreivierteltakt:

Eins, zwei, drei … eins, zwei, drei …

Ich bin nicht mehr so traurig … Ich bin ausgeglichener … Ich spiele oft mit meinen Kindern und habe Lust auf meinen Garten.

Ich will nicht mehr so viel essen … Ich will mich wohler fühlen, mehr genießen und mich mehr bewegen … Ich mache mit der Familie schöne Fahrradausflüge, ich sitze bei meiner Freundin, und wir essen etwas richtig schön Leichtes, und ich freu mich auf mein Sommerkleid.

Wie Sie gute Angebote machen

Neues Denken ist zuweilen nicht ganz leicht. Helfen Sie Ihren Klienten, machen Sie gute Angebote.

Schreiben Sie eine Auswahl guter Zielformulierungen auf große Zettel mit verschiedensten Farben. Verteilen Sie diese Angebote ähnlich wie eine große Zettelbox im Raum, sodass der Klient rundherum laufen und die einzelnen Zettel leicht lesen kann.

Sagen Sie ihm:

»Ich freue mich, dass es uns bereits im ersten Anlauf gelungen ist, einen guten Ausblick zu finden, wie sich Ihre gegenwärtige Situation verbessern lässt. Durch die große Anspannung und die allgegenwärtigen Belastungsmomente vergisst man manchmal Dinge, die einem genauso wichtig sind. Daher habe ich im Laufe der Zeit Wünsche meiner Klienten gesammelt und notiert. Bitte schauen Sie sich um, ob das eine oder andere auch für Sie ein wichtiges Ziel ist. Mir liegt viel daran, dass wir nichts übersehen oder vergessen, was Sie sich mit Blick auf mehr Zufriedenheit im Leben wünschen.«

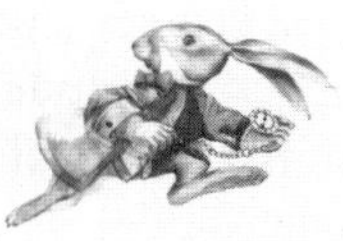

Mögliche Zielbeschreibungen:

- gefühlvoll bleiben – Gefühle genießen
- sinnlich die Welt erkunden
- gut gelaunt den Alltag meistern
- mich nach Lust und Laune bewegen
- Ideen umsetzen – aktiv sein
- neugierig bleiben und dazulernen
- mehr Gelassenheit spüren
- Entspannungsinseln finden
- entscheidungsfreudiger sein
- den Humor wieder entdecken
- engagiert sein für wichtige Sachen
- kleine Momente mehr genießen
- mehr auf andere zugehen
- sich liebevoll um sich selbst kümmern
- sich nachdenkliche Stunden gönnen
- Zeit für gute Gedanken schaffen
- sich selbst versorgen und verwöhnen
- sich aufmachen, etwas Neues zu lernen
- wieder ganz Frau sein ... das Männerleben öfter genießen
- die Abenteuerlust wieder entdecken

Selbstverständlich können Sie eigene Zielbeschreibungen finden – das Prüfkriterium ist einfach: Klingt das beschriebene Ziel in Ihren Ohren »sexy«, macht es Ihnen Lust, dafür etwas zu tun? Wenn ja, dann liegen Sie »grünen Bereich«!

Fragen, um das Leben zu spüren

»Gib mir Sonne
Gib mir Wärme
Gib mir Licht
All die Farben wieder zurück ...«
Rosenstolz

Das Leben spüren heißt also, einen Teppich aus Emotionen zu weben. Es ist nicht ganz so einfach, wie es klingt.

Zuweilen werde ich so verstanden, dass es mit sogenannten »guten Fragen« gelingen könnte, Menschen besser zu erreichen und Ihnen wertvolle, tiefe und anregende Gefühle zu ermöglichen. Die Fragen allein können dies leider nicht bewirken, egal wie gut sie gestellt sind. Unsere Klienten reflektieren immer die ganze Person des Fragenden und die Umgebung, in der sie gestellt werden. So kann haargenau die gleiche Frage in verschieden Umgebungen sehr passend oder sehr unpassend erlebt werden – wie ein beflügelnder Kuss wirken – oder wie eine Ohrfeige.

Stellen Sie sich ein mit Akten zugestelltes Arztzimmer im Krankenhaus vor, einen diensthabenden Psychologen, der Sie über die größere Distanz der Akten und einen Schreibtisch hinweg fragt, welche Unterstützung Sie sich von der Klinik erhoffen ... und den gleichen Psychologen in seinem Zimmer mit Blick in einen kleinen Park, der Sie bei einer Tasse Tee fragt, welche Unterstützung Sie sich von der Klinik und speziell von ihm in weiteren Gesprächen erhoffen.

Ich erinnere mich an ein sehr lukratives Angebot einer großen Bank, mehrere Workshops zu kreativen Arbeitstechniken für die Coaching- und die Personalabteilung zu gestalten. Warum ich absagte? In dem zwölfgeschossigen Bürohaus, das auch genügend Seminarräume bereithielt, konnte ich weder eine Pflanze noch ein anderes Utensil von Natürlichkeit und Lebensfreude entdecken – nicht einmal in der lichtdurchfluteten Kantine. Wie soll da nur eine meiner Ideen und Vorschläge einen geeigneten Resonanzraum finden?

Ich möchte Sie daher einladen, Ihre Umgebung wie ein Gastgeber zu gestalten. Nur wo Sie auch selbst »wohnen«, fühlen Sie sich leicht genug für »gute Fragen« und erzeugen eine Einheit zwischen Atmosphäre, Ihrer Person und Ihren Fragen.

Ich bin überzeugt davon, dass man in einer guten Atmosphäre – ruhig, einladend, vertrauensvoll, zugewandt alle Fragen stellen kann, die interessiert und respektvoll vorgetragen, neu, spannend und anregend sind ... und Raum für stabilisierende Gefühle schaffen.

Es geht darum – ohne Musik, Bewegung, Stifte und andere Hilfsmittel – auf den Flügeln der eigenen Fantasie, der eigenen Empfindungen zu reisen, dem Leben Farben, Bilder und Musik zu geben.

In Resonanz auf mein Buch »Fragen können wie Küsse schmecken« habe ich viele Bemühungen erlebt, Fragen daraus zu sammeln und zu stellen. Glauben Sie mir, wenn Sie ihr eigenes Gehirn nicht auf den Farb-, Empfindungs- und Genussmodus umschalten, fällt Ihnen keine einzige Frage dazu ein ... selbst die vorher aufgeschriebenen nicht. Wenn Sie es allerdings schaffen, sich – wie es mein guter Freund und Kollege Gunthard Weber auszudrücken pflegte – das Leben immer wieder »saftig« zu machen, werden Sie keine Stunde ohne die eigene Kreativität erleben.

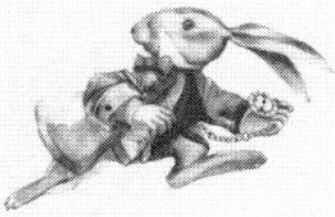

Denken Sie an essen ... trinken ... hören ... sehen ... berühren ... bewegen ... :

- Welchen Geschmack hat Ihr Sommer?
- Welcher Duft gehört zu Ihrer Kindheit?
- Welcher Soundtrack illustriert Ihre wilden Jahre?
- Wann gönnen Sie sich Barfuß-Momente?
- Wie muss ein Schaumbad riechen, dass Sie sich schon mit der ersten Fußspitze in der Badewanne entspannen?
- Welches Essen ist für Sie purer Genuss?
- Ihr Lieblingskuschelplatz zu Hause?
- Welches Foto begleitet Sie, wenn Sie auf eine lange Reise gehen?
- Welches Erinnerungsstück halten Sie oft und gern in der Hand? ... und welche Erinnerung durchflutet Sie wie ein warmer Schauer?

... und auch schmerzliche Erfahrungen gehören dazu. Sie machen das Leben tief.

- Welche wichtigen Erfahrungen machen Sie mit sich selbst an dunklen Lebenstagen?
- Welche traurigen Gedanken braucht der Mensch, um sich auszuruhen von der Glückssuche?

- Welches Lied streichelt Ihre Seele, wenn sie wund ist?
- Welcher Seelentröster ist besser als jedes Beruhigungsmittel?

Fragen, um sich mit anderen verbunden zu fühlen

»Wer sich weiterentwickeln will,
müsste in Beziehungen denken
und in Beziehungsfähigkeit investieren.
Das ist das Geheimnis der Kunst des miteinander
und aneinander Wachsens.«
Gerald Hüther (2011, S. 127)

»Ein Freund von Ihnen?«
»Ich habe keine Freunde.«
James Bond, 007, in »Ein Quantum Trost«

Im französischen Film »Mein bester Freund« (2008) kommt der Hauptdarsteller, ein Kunsthändler mit dem schönen Namen François, von einer Trauerfeier, der nicht mehr als sieben Personen beiwohnen und zu der er – neben der engeren Beziehung, die er zum Verstorbenen hatte – auch wegen der verbliebenen Kunstgegenstände gegangen ist. Ein paar Tage später ersteigert er – wahrscheinlich zu seiner eigenen Überraschung – für die viel zu hohe Summe von 200.000 Euro auf einer Auktion eine griechische Vase, die neben ihrer Schönheit die Geschichte hat, dass ein Mann, der um seinen toten Freund trauerte, sie einst mit seinen Tränen gefüllt hatte. François beschäftigt im Innern eine einzige Frage: »Wenn ich irgendwann sterbe, wer wird auf meiner Beerdigung erscheinen?«

Wer sich wie ich früh der Aufgabe verschrieben hat, anderen Menschen behilflich zu sein, sich in ihren Beziehungen wohlzufühlen und sich miteinander zu entwickeln, der findet heute zahlreiche Beweise in der modernen Hirnforschung. Was wir früher intuitiv annahmen, ist heute durch zahlreiche Untersuchungen wissenschaftlich belegt. Ohne den Austausch mit anderen kann sich ein Mensch nicht entwickeln, denn unser Gehirn ist ein »Sozialorgan«, das »ausschließlich in einem Netzwerk von anderen Gehirnen überlebens- und entwicklungsfähig« ist (Hüther, 2011, S. 44). So steht die Frage nach der Vielfalt unseres Beziehungslebens ganz vorn auf der Lebensagenda. Führen Sie Ihre Klienten über den Dialog mit sich selbst hinaus in die Welt ihrer Beziehungen, und machen Sie es zu einer zentralen

Aufgabe Ihres Wirkens (Ihrer Interventionen), diese Beziehungswelt lebendig zu halten, weiterzuentwickeln und wenn es notwendig ist (nach Abbrüchen oder langen Zeiten des Rückzugs), neu zu erschaffen. Wenn sich Menschen erinnern, dass sie immer in Beziehungswelten gelebt haben, den eigenen Beitrag sehen, um eine Beziehung zu finden und zu gestalten, wachsen die Chancen, dass sie sich auf den Weg machen, anderen Menschen neu zu begegnen.

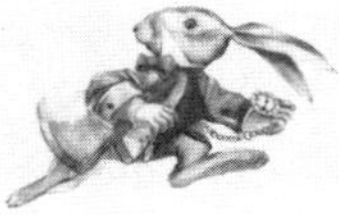

Im Übrigen ist eine gelingende therapeutische Beziehung ein guter Anfang.

- Wie haben Sie das Herz Ihres ersten Freundes erobert?
- Was ist der längste Weg, den Sie mit einem Freund je gegangen sind? ... und was der schwerste?
- Welche Menschen sind zu wichtigen Begleitern Ihres Lebens geworden?
- Wer besitzt ein Dauerabonnement in Ihrem Herzen?
- Wer akzeptiert Sie am meisten so wie Sie sind?
- Mit wem erzählen Sie am liebsten über die Kleinigkeiten des Lebens?
- Wer schenkt Ihnen ein Pfund Zuversicht, wenn es mal »ganz dicke kommt«?
- Wer inspiriert Sie immer wieder mit seinen Gedanken, seiner Kultur oder seiner Lebensart?
- Wer bringt Sie immer wieder zum Lachen?
- Welche Gedanken, Eindrücke und Ideen aus unseren Beratungsgesprächen beflügeln Sie, etwas mehr zu riskieren?

Fragen, um sich als Liebender zu erleben

»Wenn du keine Liebe im Herzen hast,
hast du gar nichts.«
aus dem Film »Australia«

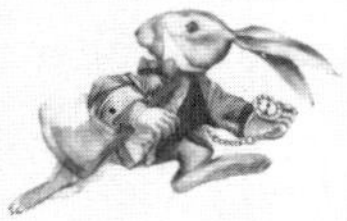

- Neben der Liebe zu den Eltern entwickelt man schon als Baby eine innige Beziehung zu bestimmten Sachen. Das tut gut, macht ein wenig unabhängiger. Welches Spielzeug haben Sie innig geliebt?

- Was macht für Sie eine Freundschaft wertvoll? ... und was unterscheidet für Sie die Liebe von einer guten Freundschaft?
- Was antworten Sie einem Skeptiker, warum ein Leben ohne Liebe unvorstellbar ist?
- Wann haben Sie ihr Herz das erste Mal verschenkt?
- Wann haben Sie die Liebe entdeckt?
- Woran können Sie selbst erkennen, dass Sie wirklich lieben?
- Wann hat Ihnen die Liebe große Ausdauer abverlangt?
- Welche Worte finden Sie heute für »die große Liebe Ihres Lebens«?
- Sicherlich wurden Sie in Liebesdramen verwickelt. Welches war das traurigste und welches das amüsanteste Drama Ihres Lebens?
- In welchen Situationen bringen Sie sich selbst Liebe entgegen?
- Welche Gefühle verschenken Sie am liebsten?
- Welche Gefühle und Ausdrucksformen der Liebe möchten sie sich unbedingt bis ins hohe Alter erhalten?

Fragen, um sich die Veränderung zuzutrauen

»Der Trick im Leben ist es, Veränderungen lieben zu lernen.«
Cameron Diaz

Eine unbequeme Wahrheit: Am meisten entwickeln wir uns durch Dinge, auf die wir nicht vorbereitet waren.

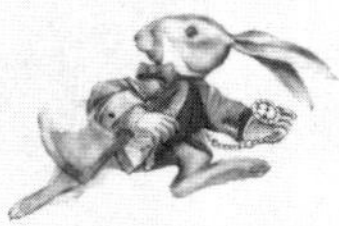

- Im Auf und Ab des Lebens, wann haben Sie richtig Schwung genommen und einen Neuanfang geschafft?
- Wenn es ein Unglück gab in Ihrem Leben, wie haben Sie es beendet?
- Was war eine der mutigsten Entscheidungen in Ihrem Leben?
- Was wurde durch diese Entscheidung möglich?
- Wenn Dinge Ihrer Meinung nach dringend geändert werden müssen, wie kommen Sie zu einer Entscheidung, dafür vollen Einsatz zu bringen?
- Wann sind Sie ein großes Risiko eingegangen und haben es nie bereut?

- Woran merken Sie, dass Sie sich nach einer Veränderung sehnen?
- Wann haben Sie gelernt, dass manche Dinge nicht wiederkommen, und haben trotzdem Ihre Zuversicht behalten?
- Auf welche interessanten Veränderungen beim Älterwerden freuen Sie sich?
- Was halten Sie für »ein bisschen verrückt«, möchten es aber unbedingt noch erleben?
- Welcher Kindheitstraum wartet noch auf seine Vollendung?
- Welche Zukunftsideen, Lebensziele oder Lebensträume tragen Sie bereits jetzt in Ihrer Jackentasche mit sich herum? Wann ist der richtige Zeitpunkt, sie hervorzuzaubern?

Fragen, um das Leben lang (und aussichtsreich) werden zu lassen

»Milton Ericksons Lieblingsrezept für die Verlängerung des Lebens: Habe immer ein wirkliches Ziel vor den Augen in der nahen Zukunft.«
Sidney Rosen (1990, S. 55)

Die erfreulich anwachsende Lebensspanne schenkt uns neue Aufgaben. In dem historisch sehr kurzen Zeitraum von 100 Jahren ist die durchschnittliche Lebenserwartung von circa 49 Jahren auf 79 Jahre gestiegen. Das ist ein enormer Sprung, der uns auffordert, eine Vorstellung zu entwickeln, wie die zweite Lebenshälfte seelisch und körperlich vital gestaltet werden kann. Jenseits der damit verbundenen gesellschaftlichen Herausforderungen bedeutet das für jeden Einzelnen, sich mit dem Älterwerden zu beschäftigen. Diese Überlegungen bieten viele Chancen, nicht nur die, den Einfluss auf das eigene Leben zu erhalten, sondern in den mit Lebenserfahrung angefüllten späten Lebensjahren den Dingen Raum zu geben, die im bisherigen Lebensverlauf zu kurz gekommen sind. Wenn man den Älterwerdenden lauscht, sind viele entspannter, weil sie aufgehört haben, sich von jeder Neuigkeit irritieren zu lassen, dem Leben mit mehr Gelassenheit gegenüberstehen und sich mehr Raum für das eigene Lebenstempo und die eigene Lebensart geben. Die allzu mächtigen Erwartungen anderer an uns werden abgelöst durch die Orientierung an sich selbst. Die Sängerin Marianne Rosenberg beschrieb es in einem Interview so: *»Mit 50 erfindet man sich nicht neu, man definiert sich neu. Was ich meine, ist die Hinwendung zu dem Menschen, der man ist.«* Gelingt dies, so darf man sich auf erfüllte Jahre freuen, gelingt es nicht, drohen durch innere Konflikte seelische Unruhe, psychosomatische Beschwerden und Bitterkeit. In der Praxis sehen wir Menschen, die schmerzlich Empfindungen wiederholen, die wie ein innerer Katalog bebildern, was sie verloren haben. Die Verluste bekommen die Premiumplätze im Ballsaal des Lebens. Wir treffen Menschen, die in ihren Rollen erstarrt sind und den Kontakt zu ihren Lebenszielen eingeschränkt oder gar verloren haben. Ich erinnere mich an einen Mann, der anfing zu weinen, als ich ihn nach seinen Lebensträumen fragte. Ich schöpfte Hoffnung, das Weinen könne ein leises Anklopfen an genau diese Tür sein. Ich irrte mich. Im nächsten Moment sagte er, dass er sich davon verabschiedet habe und nicht mehr – auch nicht von mir – darauf angesprochen werden möchte. »Schade!«, dachte ich.

Altern ist eine lebenslange Verpflichtung gegenüber sich selbst. Dinge sollten zur rechten Zeit getan werden. Dieses Gefühl für »die rechte Zeit« zu entwickeln fällt Menschen heute schwer, denn wir leben in einer Zeit, die uns Endlosigkeit signalisiert und uns den Umgang mit Einschränkungen und Entbehrungen bewusst vorenthält. Auch Ratgeberbücher, die manche Bestsellerliste anführen, bieten bestenfalls Anregungen zum Nachdenken. Antworten finden wir nur im Austausch mit anderen, im ehrlichen Dialog über Gewinnen und Verlieren im Leben, über Ängste und Zuversicht, über Liebe und Leid und über die Kunst, dem Leben das Beste abzugewinnen. Therapie, Beratung und Coaching können hier einen wertvollen Beitrag leisten.

Eine methodische Anmerkung sei noch erlaubt: Schon im therapeutischen Vorgehen von Milton Erickson finden sich zahlreiche Hinweise, dass es Entlastung in schwierigen Lebenssituationen schafft, sich aus der bedrückenden Gegenwart zu lösen und sich einen weiten Blick auf das eigene Leben zu gönnen, um damit zu spüren, dass jede Situation ihr Ende findet und sich Lebensphasen wie Episoden aneinanderreihen. Dadurch weiß man nicht nur, dass es nach jeder dunklen Nacht einen Morgen gibt, sondern man *spürt* die Morgendämmerung.

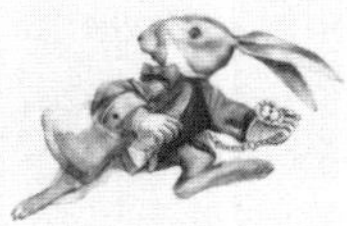

- Es gibt Untersuchungen, die sagen, dass viele Menschen mit 60 Jahren zu Ausgeglichenheit und Zufriedenheit finden. Was erwarten Sie auf lange Sicht vom Leben?
- Worauf möchten Sie zu Ihrem 65. Geburtstag besonders gern anstoßen?

- Welche Menschen kennen und bewundern Sie für ihre Lebenskunst, alt zu werden?
- Was ist Ihr persönliches Rezept für ein langes, gutes Leben?
- Wenn Ihre Schaffenskraft sich gerade jenseits ihres 50. (60. oder 70.) Lebensjahres besonders lernwillig und experimentierfreudig zeigt, was werden Sie – vielleicht sogar ganz gegen die Erwartung anderer – einfach mal tun?
- ... und was werden Sie ganz bewusst nicht mehr tun, weil sie es sich leisten können?
- Wie möchten Sie als 80-Jähriger von Ihren Kindern gesehen werden?
- Welchen Traditionen folgen Sie schon lange Zeit, was wird auch die nächsten Jahre überdauern?
- Was sind aus Ihrer Erfahrung heraus kleine, aber lohnende Investitionen, Körper und Geist fit zu halten?

3 Die begleitende Planung der Intervention

Die Planung des gesamten Gesprächsprozesses beginnt bereits vor dem Gespräch. Falls Sie bestimmte Dinge nutzen möchten – Bilder, Kärtchen, eine bestimmte Größe von Papier u. Ä. –, muss das bereitgelegt sein. Sie wissen selbst, wie viele Ihrer guten Ideen in Ermangelung einer guten Vorbereitung baden gehen.

Als systemisch arbeitender Therapeut, Berater und Coach gehen Sie sicher – genau wie ich – von der Grundüberlegung aus:

- Wie kann ich meinem Klienten schon im ersten Gespräch *sichtbar machen*, welche Stärken er hat und welche seiner Bemühungen in der gegenwärtigen Situation Anerkennung verdienen und sinnvoll sind?

Und

- Wie kann ich ihn anregen, neugierig eigene Überlegungen anzustellen?

Zu einer systemischen Grundausstattung gehören:

- bunte Kärtchen zum Mitschreiben von Ressourcen, Zielen und Ideen
- Klammern, Umschläge und Schnüre, um diese für Klienten mitnahmebereit zu verpacken

Weitere hübsche Ideen sind:

- die Kärtchen an Ständer knipsen
- eine Kette fädeln
- oder mit einer Schleife versehen wie ein Geschenk

Die Phasen des systemischen Interviews

Über die einzelnen Phasen des systemischen Interviews gibt Abbildung 2 einen Überblick. Abbildung 3 zeigt die einzelnen Schritte im Interventionsprozess.

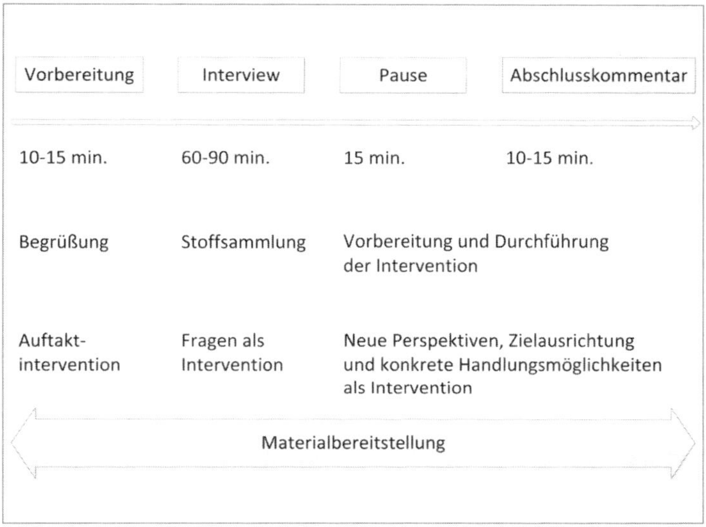

Abb. 2: Die Phasen des systemischen Interviews

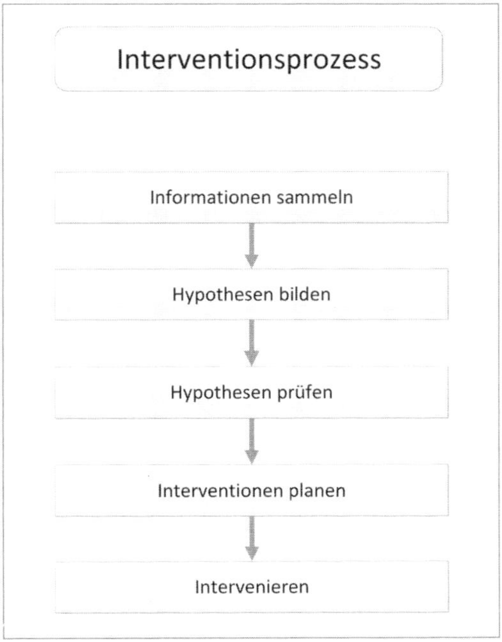

Abb. 3: Der Interventionsprozess

Vorbereitung

Neben Hypothesen zum konkreten Überweisungskontext und zu vorliegenden Informationen bezüglich der Lebensgeschichte und des gegenwärtigen Kontextes des Klientensystems steht die Überlegung:

- Wie kann ich die Selbstwahrnehmung der Klienten fördern?
  - Was ist uns trotz der bestehenden Schwierigkeiten bereits gelungen?
  - Wo erleben wir Kontinuität und Verlässlichkeit, das Gefühl, gemeinsam unseren Weg zu gehen?
  - Wo erleben wir Gemeinsamkeit, Zusammenhalt und den Einsatz der einzelnen Mitglieder zur Lösung des Problems?
- Wie können Menschen spüren, dass Sie etwas Wichtiges und Richtiges tun, nämlich sich auf die Suche nach einer Lösung machen?

Beispiel:
Eine Familie betritt den Gesprächsraum, und auf jedem Stuhl liegt ein Fußabdruck aus Papier. Auf der einen Seite steht »Herzlich willkommen!«, auf der anderen Seite ist Platz für Antworten auf Fragen wie:

»Wie ist es Ihnen gelungen, die ganze Familie für eine solch wertvolle Gesprächsmöglichkeit zu gewinnen?«

»Jeder hat seinen eigenen, ganz persönlichen Schritt hierher gemacht – dafür verdient jeder von Ihnen einen Willkommensgruß. Neugierig sind wir, welcher Wunsch hinter diesem Schritt steckt. Bitte verraten Sie uns, Herr X, welcher Wunsch begleitet Sie heute hierher?«

Einer der wichtigsten Interventionspunkte des ersten Drittels eines Gesprächs ist das Finden und Notieren von »sexy« Zielen. Dies ist ein ganz zentraler Prozess von Umfokussierung aus einer Problemwahrnehmung heraus hin zu einladenden Lebensperspektiven. Wenn es gelingt, gemeinsam mit dem Klienten Formulierungen zu finden, die auf ihn einladend wirken, werden durch diese Worte (siehe Kapitel »Wie Sie gute Angebote machen«, S. 32) angenehme Bilder und Gefühle erzeugt. Das »Hochladen« solch angenehmer Bilder – eine Art Zukunftsfoto vom eigenen Leben – bringt Lust und Motivation ins Spiel, genau das erleben zu wollen.

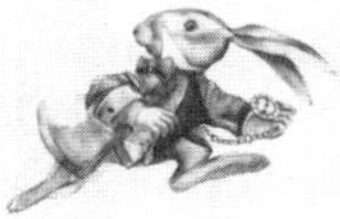

Schenken Sie Ihren Klienten einen Willkommensgruß – ein Auftakt zum Gespräch.

Notieren Sie auf jeden Fall alle guten Aussichten und »sexy« Ziele

- mit gut lesbarer Handschrift
- auf großformatige Zettel –

und geben Sie diese ihrem Klienten mit.

Die Stoffsammlung während des Interviews

Der Berater zeigt sein ganzes Talent in der Führung eines anspruchsvollen Interviewprozesses:

- führen durch Fragen
- intensives Zuhören und notieren von Informationen
- Steuerung der Abfolge von Fragen
- einbinden aller Mitglieder des Systems in den Gesprächsprozess
- beobachten des interaktiven Geschehens im Klientensystem und zwischen Klienten- und Beratersystem

Aufgrund der Vielfalt der Aufgabenstellung für den Berater ist es empfehlenswert, ebenso nützliche wie effektive Formen für das eigene Handeln zu entwickeln.

Hier einige Empfehlungen.

Das Gehörte sinnvoll notieren

Die meisten guten Interviewer verlassen sich auf ihre gut trainierte Wahrnehmung und ihre Fähigkeit, Gehörtes reproduzieren zu können. Jedoch sei auch Kollegen, die diesbezüglich über bewunderungswürdige Kapazitäten verfügen, zu Mitschriften geraten, denn diese haben naheliegende Vorteile:

- klare Orientierung an Formulierungen des Klienten selbst
- Erinnerbarkeit über diesen Kontakt hinaus
- stetige Erweiterung der Stoffsammlung

Gönnen Sie sich ein Experiment: Wenn Sie einen Kollegen oder auch Praktikanten am Gespräch teilhaben lassen, bitten Sie ihn um eine »Ressourcenliste«, um das Notieren aller von den anwesenden Gesprächsteilnehmern genannten Ressourcen – und schreiben Sie selbst im Gespräch mit. Die Zuhörer werden Sie allein in der Menge der Ressourcen um bis zu 60 Prozent übertreffen – so der Ausgang des Experiments in zahlreichen Familiengesprächen mit Beobachterteam in meiner eigenen Praxis.

Das ist nicht verwunderlich, weil die Zuhörer ihre Aufmerksamkeit allein auf diese Aufgabe richten können, Sie aber Ihre Aufmerksamkeit zwischen verschiedensten Aufgaben pendeln lassen. Es mag Ihnen allerdings bestätigen, wie sinnvoll solche »Listen« sein können.

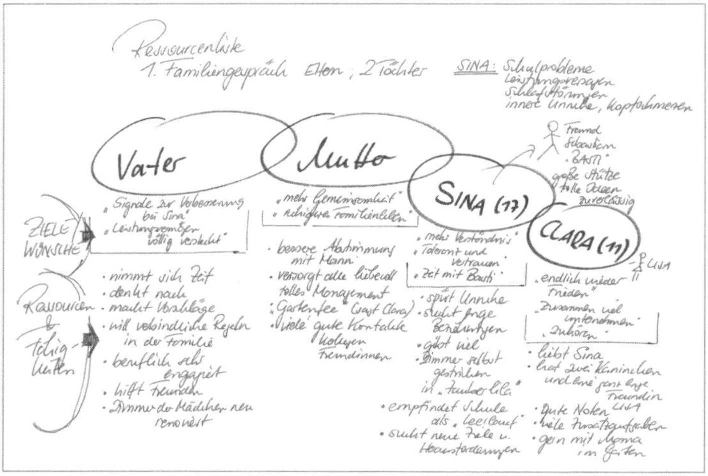

Abb. 4: Beispiel einer »Ressourcenliste«

Wenn Sie pro Gespräch unter zehn liegen, haben Sie selbst noch gewaltige Ressourcen!

Wer im Team arbeitet, tut gut daran, eine grundlegende gemeinsame Vorgehensweise zu pflegen, denn schließlich verlangt die Praxis selbst nach Strukturen, die sich bewähren. Unser Praxisteam hat eine Maske entwickelt, in die wir verschiedenste Wahrnehmungen teils während des Gesprächs, teils im Anschluss daran eintragen. Diese Übersicht erinnert uns immer wieder an die wichtigen Strukturen lösungsorientierter Gesprächsführung und ermöglicht notwendige Ergänzungen im Laufe mehrerer Kontakte.

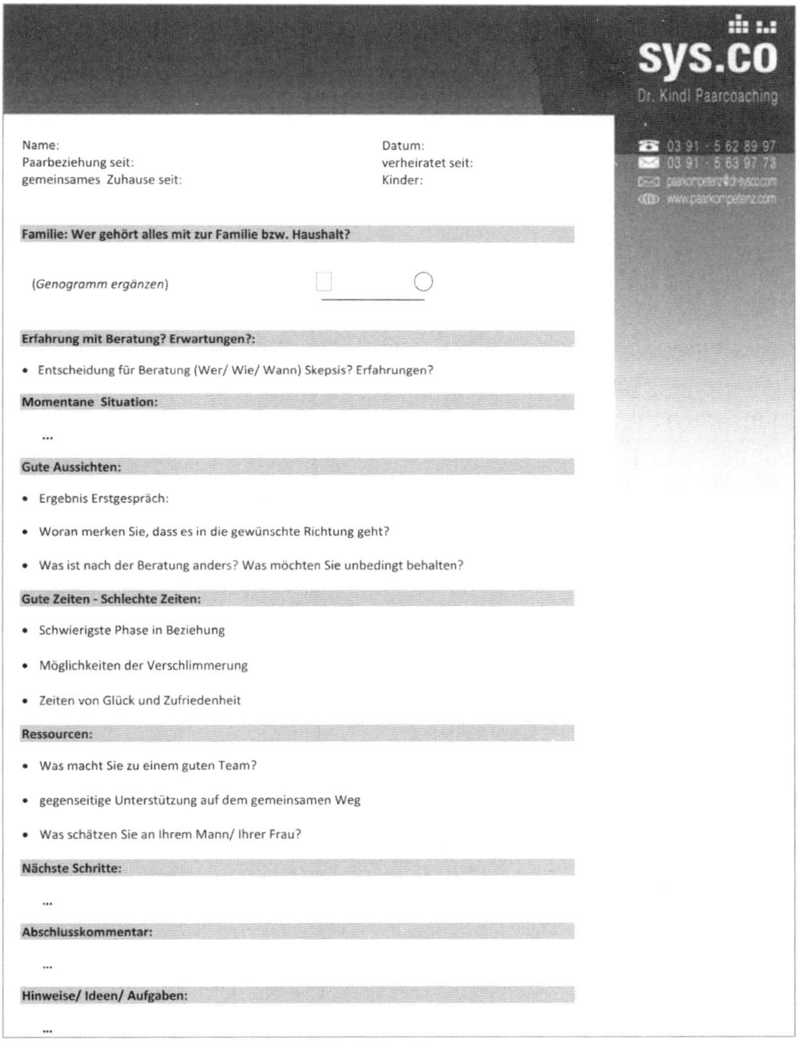

sys.co
Dr. Kindl Paarcoaching
03 91 - 5 62 89 97
03 91 - 5 63 97 73
www.paarkompetenz.com

Name:
Paarbeziehung seit:
gemeinsames Zuhause seit:

Datum:
verheiratet seit:
Kinder:

Familie: Wer gehört alles mit zur Familie bzw. Haushalt?

(*Genogramm ergänzen*)

Erfahrung mit Beratung? Erwartungen?:

- Entscheidung für Beratung (Wer/ Wie/ Wann) Skepsis? Erfahrungen?

Momentane Situation:

...

Gute Aussichten:

- Ergebnis Erstgespräch:
- Woran merken Sie, dass es in die gewünschte Richtung geht?
- Was ist nach der Beratung anders? Was möchten Sie unbedingt behalten?

Gute Zeiten - Schlechte Zeiten:

- Schwierigste Phase in Beziehung
- Möglichkeiten der Verschlimmerung
- Zeiten von Glück und Zufriedenheit

Ressourcen:

- Was macht Sie zu einem guten Team?
- gegenseitige Unterstützung auf dem gemeinsamen Weg
- Was schätzen Sie an Ihrem Mann/ Ihrer Frau?

Nächste Schritte:

...

Abschlusskommentar:

...

Hinweise/ Ideen/ Aufgaben:

...

Abb. 5: Maske für das Gesprächsprotokoll

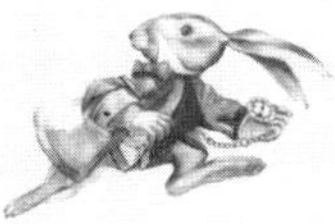

Was muss unbedingt notiert werden?

- »Sexy« Ziele und einladende Entwicklungsperspektiven
- bisherige Aktivitäten, das Problem zu lösen (unabhängig ob erfolgreich oder nicht)

- besondere Qualitäten des gesamten Systems und der einzelnen Mitglieder
- wertvolle Lebenserfahrungen in Zusammenhang mit bestimmten Ereignissen
- Geschichten, die den Zusammenhalt im System illustrieren
- alle verfügbaren Ideen zur Veränderung der gegenwärtigen Situation.

Schreiben Sie so viel wie möglich »O-Töne« (der Begriff wird im Radio für Originalmitschnitte verwendet) Ihrer Gesprächspartner mit, denn »gesagt ist gesagt« (und sicher haben Sie oft genug zu hören bekommen: »So habe ich das gar nicht gesagt.«). Später kommen Sie im Abschlusskommentar darauf zurück: »Lieber Herr Schmidt, im Grunde kann man es gar nicht besser (knapper, passender etc.) formulieren, als Sie es vor einer Stunde gesagt haben: ›Mehr Miteinander muss her, statt Gegeneinander!‹ Ihr Sohn hat ergänzt, ich zitiere dich, Martin: ›Es müssen aber auch alle, wirklich alle mitmachen!‹ Ich habe mich gefreut, dass Sie es nicht nur klar sagen, sondern auch erste Schritte dahin gehend unternommen haben. Glückwunsch! ...«

Ergänzungen zum Genogramm

Das Genogramm ist in der praktischen Arbeit wie ein Fließtext, ständig gibt es Erweiterungen und neue Blickpunkte innerhalb der Gespräche. Für uns ist das Genogramm – oder im Coaching das Organigramm – ein zentrales Mittel zur Führung des Beratungsprozesses, denn es bebildert für unsere eigene Wahrnehmung die Komplexität des Systems. Mit anderen Worten: Wer aufs Genogramm (mit all den möglichen Erweiterungen) schaut, dem gelingt es besser, einzelne Menschen in Beziehungslandschaften zu sehen.

Denn auch ein »isolierter« Mensch unterhält Beziehungen und interagiert mit ganzen Kontexten, vielleicht sind diese Kontexte Ärzte oder Behörden, vielleicht wird die gefühlte Isolation durch Klagen über andere und Konflikte weicher gemacht (wer sich in Konflikten und Schuldzuweisungen aufhält, bleibt denjenigen innig verbunden). Wir empfehlen daher in jedem Fall eine Darstellung von Beziehungslandschaften, in die Sie als Berater nun geradewegs hineintreten.

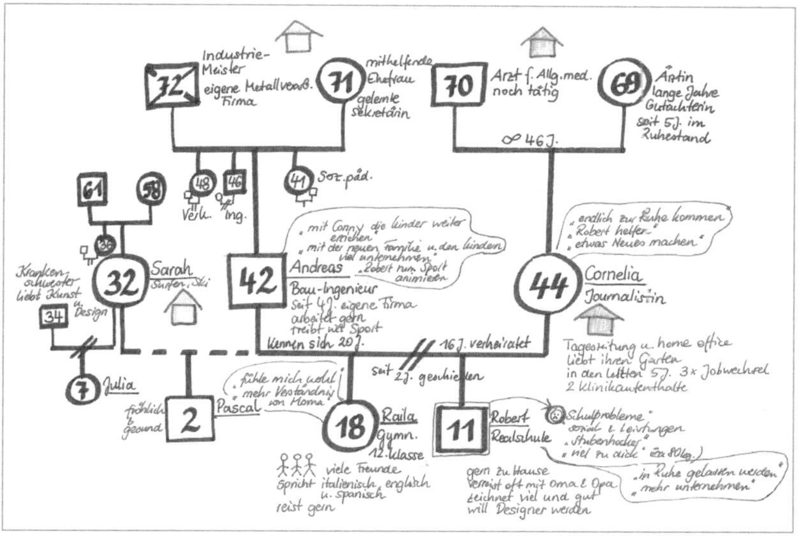

Abb. 6: Genogramm mit Ergänzungen von Beschreibungen wichtiger Lebensbereiche der Personen und der Originalaussagen (»Sprechblasen«) zu wichtigen Zielstellungen der Familiengespräche

Beobachtungen

Menschen können nicht nicht kommunizieren, d. h., wir nehmen ihr Verhalten ohnehin dauernd wahr und unterziehen es einer Interpretation. Was wir brauchen, ist eine Präzision mit Blick auf die Faktoren des Gelingens im Miteinander.

In der Aufmerksamkeit des Beraters stehen:

- Zeichen der Offenheit und Bereitschaft
- Signale, sich in die Regeln der Beratungssituation einzufinden und mitzuwirken
- wertvolle Momente des Miteinanders
- die besondere Ausstrahlung der Familie, des Paares, der einzelnen Persönlichkeiten

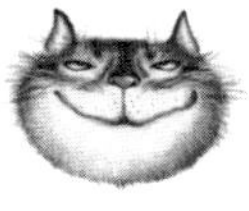

Verabschieden Sie sich von allem, was Sie für selbstverständlich halten – denn nichts ist selbstverständlich, nichts ist einfach so da – alles wird angeboten, in die gegebene Situation investiert!

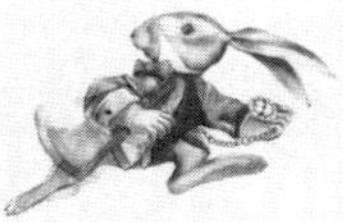

Beispiele:

- *»Sie haben alles im Vorfeld gut organisiert, um pünktlich hier zu sein.«*
- *»Sie haben sich trotz einiger Schwierigkeiten bei der Terminfindung Zeit für dieses wichtige Gespräch genommen.«*
- *»Sie haben sich sofort am Gespräch beteiligt.«*
- *»Man merkte sofort, dass Sie sich schon im Vorfeld Gedanken gemacht haben.«*
- *»Sie hören hin, und das war zuweilen eine anstrengende Sache in unserem Gespräch.«*
- *»Sie haben sich zwei bis drei Mal ermunternd zugelächelt.«*
- *»Trotz der schwierigen Situation ist Ihnen der Humor nicht abhandengekommen und wir haben über Ihre Bemerkung ... herzhaft mit Ihnen lachen können.«*
- *»Sie beantworten sehr freundlich auch schwierige Fragen.«*
- *»Sie lassen sich ausreden, selbst wenn es manchmal schwierig ist, keinen Kommentar loszulassen.«*
- *»Sie denken intensiv nach, was man gut an den kleinen Stirnfalten sieht.«*
- *»Sie hören aufmerksam zu, selbst bei Antworten, die Sie wahrscheinlich schon kennen.«*
- *»Sie haben Ihrer Frau/Ihrem Mann/Ihrem Sohn den Vortritt gelassen ...«*
- *»... Ideen von ihm/ihr weitergeführt.«*
- *»Sie haben Ausdauer gezeigt, denn auch nach Ihrer Bitte, zum Ende zu kommen, haben Sie noch ganze 20 Minuten investiert.«*
- *»Sie strahlen sehr viel Zuversicht aus, alleine schon, wenn Sie so viele Ideen haben.«*
- *»Sie haben Ihre Nöte einander sehr bewegend mitgeteilt ... und glauben Sie uns, das ist eine sehr schwierige Sache, sich mit Herz und Tränen auch zu offenbaren.«*
- *»Es gab Momente, wo wir Ihre Verbundenheit gespürt haben ... zum einen ... zum anderen.«*
- *»Es gab Phasen im Gespräch voller liebevoller Blicke, z .B. in Verbindung mit unserer Frage, welches Foto ihr Lieblings-Familienfoto ist.«*
- *»Sie haben sich mehrmals sehr liebevoll angeschaut.«*
- *»Sie haben die enge Verbindung ausgestrahlt, indem Sie ...«*

Überlegungen während des Interviews

Da der Berater die Verantwortung für die Gesprächsführung übernimmt, braucht er permanent kleinere Reflexionen parallel zum aktiven Fragen, ob die Gesprächssituation sich gut entwickelt – oder wenn nicht, was er selbst dazu beitragen kann, neue Strategien aufzulegen, die das Miteinander fördern. Gleichzeitig entwickelt er anhand eingehender Beobachtungen eigene Vorstellungen, wie das Klientensystem Entwicklungsmöglichkeiten aufspürt und nutzt.

Die Entwicklung des Gesprächs – die eigene Wirksamkeit reflektieren

Gespräche entwickeln eine eigene Dynamik. Der Berater benötigt

1. Situationskompetenz, um Angebote in stetig wechselnden Situationen zu machen, und
2. Prozesskompetenz, d. h., das Ziel der gemeinsamen Aktion in den Mittelpunkt zu stellen und das gemeinsame Handeln darauf auszurichten.

Wer eine günstige Dynamik im Sinne eines guten Miteinanders möchte, der schafft von Anfang an eine Atmosphäre der Aufmerksamkeit für seine Klienten. Denn: Wer sich des Willkommenseins sicher sein kann, verbringt wenig(er) Zeit mit Skepsis und Störmanövern und konzentriert sich schneller auf die Chancen, die ein fürsorgliches und vertrauensvolles Gespräch bietet. Allerdings braucht das Zeigen und Ausdrücken von Respekt und Freude auch Geschick im Ausdruck – denn wie die Praxis zeigt: Zwischen sich selbst authentisch fühlen und sympathisch authentisch rüberkommen besteht zuweilen ein himmelweiter Unterschied. Ein wohlgemeinter Tipp, den ich nicht von ungefähr hier direkt anbiete: Üben Sie gute Manieren!

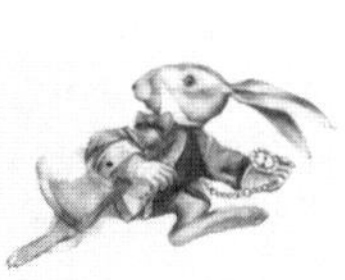

Selbstwahrnehmung im Gesprächsprozess:

- Sorge ich auch für mich selbst für einen guten Rahmen?
- Bin ich gut vorbereitet? Fühle ich mich mit Fragen gut ausgestattet?
- Wie habe ich mich vorgestellt?

- Was biete ich meinen Gesprächspartnern an?
- Werden alle Anwesenden mit meiner Aufmerksamkeit verwöhnt?
- Höre ich aufmerksam hin?
- Lasse ich alle ausreden?
- Zeige ich selbst Ausdauer und Gelassenheit?
- Spreche ich ruhig und schaue den Angesprochenen direkt an?
- Bin ich bereit, Fragen immer wieder geduldig zu wiederholen bzw. neu zu formulieren?
- Wie sehr spüren meine Gesprächspartner mein Wohlwollen?
- Gelingt es mir, kleine Komplimente einzustreuen?
- Strahle ich Zuversicht aus? Stelle ich dazu passende Fragen?
- Lächle ich meine Gesprächspartner an?
- Kann ich mich auf Veränderungen in der Situation schnell einstellen?
- Bin ich (immer noch) mit dem Ziel in Verbindung (oder habe ich es aus den Augen verloren)?

Selbstverständlich sind das viel zu viele Fragen, um sie sich selbst mitten in einem laufenden Gespräch, sozusagen »nebenbei«, zu beantworten, aber wenn Sie die eine oder andere Frage immer aufs Neue in den Mittelpunkt Ihrer Selbstreflexion stellen und daraus Veränderungen ableiten, werden Sie Schritt für Schritt der gelassene und souveräne Gesprächspartner, der Sie gern sein wollen.

Halten Sie sich während des Gesprächs nicht mit Irritationen und Fehleranalysen auf, denn die Aufmerksamkeit sollte nie lange bei den Dingen bleiben, die gerade nicht optimal laufen, sondern an dem anknüpfen, was bereits funktioniert hat bzw. bei Überlegungen, die Sie ermuntern, etwas Neues auszuprobieren.

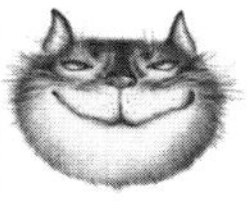

Wenn es Ihnen gelingt, sich selbst immer wieder in gute Stimmung und Lust auf dieses Gespräch zu bringen, und Sie auf dieser Basis Ihre klugen Fragen ausdauernd stellen, haben Sie das wichtigste Erfolgsmittel in Ihrer eigenen Hand.

Der Kontakt zu allen Anwesenden und die Berücksichtigung der Nicht-Anwesenden

»Man kann mich unmöglich vergessen,
aber man kann sich nur sehr schwer an mich erinnern.«
aus dem Film »Elizabeth Town«

Eine Neigung, die durch das Empathie-Konzept von Carl Rogers sehr begünstigt wurde, ist die, sich auf die anwesende Person stark zu konzentrieren. Im systemischen Denken ist dies erweiterungsbedürftig, denn die Empathie gehört dem System, d. h. damit immer mehreren Menschen – und auch Menschen, die gerade nicht anwesend sind. In der Methodik der Hypothesenbildung sind wechselnde Aufmerksamkeiten bereits angelegt, um immer wieder komplexes Denken zu ermöglichen – z. B. Berücksichtigung der Familienbeziehungen, der Freunde oder des Lebenskontextes.

Es ist sehr trivial, was ich hier äußere:

Um die Mitglieder einer Familie, eines Freundeskreises, eines Teams berücksichtigen zu können, muss ich erst einmal wissen, dass es sie gibt.

Die Praxis zeigt leider immer wieder, dass zum Teil sehr lange Therapie- und Beratungsprozesse ablaufen, ohne dass je ein Bezug zu wichtigen Beziehungsstrukturen des einzelnen Menschen hergestellt wird. Am gravierendsten schmerzt diese Reduktion in der Beratung von Kindern und Jugendlichen – denn Ignoranz gegenüber ihren Bindungen ist Ignoranz von wichtiger Verankerung und oft genug eine Reduktion von Zugehörigkeit und Halt.

Wenn ich die Beziehungslandschaft eines Menschen kennenlerne, heißt das gleichermaßen, wohlwollende Vorstellungen von den beschriebenen Personen zu entwickeln, zumindest aber eine gewisse Form von Skepsis gegenüber angebotenen Abwertungen oder gar Schuldzuweisungen. Berücksichtigen Sie dabei besonders, dass Personen, die einen starken negativen Fokus bei unseren Klienten haben, eben dadurch auch ganz bedeutsame Personen sind und in dieser Bedeutsamkeit ohnehin berücksichtigt werden müssen. Eine Lösung ergibt sich oft genug, wenn sich diese konfliktorientierte Aufmerksamkeit zugunsten einer Ausrichtung auf ein neues Lebensziel mit neuen Beziehungsoptionen ausbalanciert.

Da Sie um die Besprechung schwieriger Beziehungen ohnehin nicht herumkommen, empfehle ich als ersten Schritt, sich einen

Überblick über *alle Beziehungen* des Klienten zu verschaffen. Das erhöht bereits sehr früh die Vielfalt von Handlungsmöglichkeiten in einer bestimmten Situation.

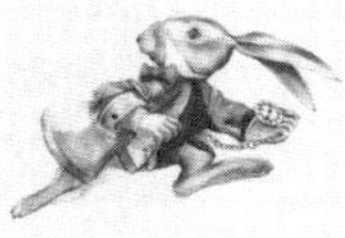

Tatsache ist:

- Viele Menschen umgeben diesen einen Menschen, und damit besitzt er viele Möglichkeiten.
- Beziehungen, die intakt sind, bestehen neben solchen, die konflikthaft erlebt werden.
- Es gibt bereits (vor dem Einsatz eines Beraters) Menschen, die als Zuhörer fungieren,
- Menschen, die in verschiedenster Weise helfen und unterstützen,
- Menschen, die wertvolle Ideen beisteuern.
- Die Chance besteht, genau jetzt Beziehungen zu vertiefen, zu erneuern oder ganz neue Begegnungen zu initiieren.

Daraus folgt: Jeder Abschlusskommentar berücksichtigt und nutzt die Chancen des gesamten Beziehungsfeldes mit Blick auf das vereinbarte Ziel, statt sich auf eine bestimmte, aktuell schwierige Beziehung zu konzentrieren, denn genau das ist eine Lösung erster Ordnung: mehr desselben (Watzlawick, Weakland u. Fisch 1974).

Einbindung von Beziehungsressourcen ins Einzelgespräch – zwei Beispiele:

> *»Sie schildern mir eine schwierige Wegstrecke mit Blick auf Ihre berufliche Entwicklung. Unklarheiten, Blockaden und Sackgassen kosten Sie zuweilen ihre letzte Kraft. Besonders zerrt Ihre Kollegin an ihren Nerven, die Ihnen die verdiente Unterstützung verwehrt. Jedoch in solch einer kräftezehrenden Situation spüren Sie einmal mehr die Unterstützung Ihrer Frau, die ihnen abends zuhört und viel Verständnis zeigt – ihr Freund schenkt Ihnen ein Ticket zum Ausstieg aus den alltäglichen Grübeleien, indem er Sie kurzerhand zum Handballturnier mitnimmt – und was etwas ganz Besonderes ist, ihre Tochter schenkt Ihnen ihren Glückselefanten. Durch die innere Bedrängnis haben Sie auch schon etwas Wichtiges getan, das ich Ihnen ohnehin empfohlen hätte: sich auf den langen Weg in ihrem Leben, aber auch in dem Leben ihrer Eltern und Großeltern zu besinnen, welche Herausforderungen,*

Verluste und schweren Lebenspassagen die Familie schon gemeistert hat. Ein ganzes Stück dieser Kraft und dieser Erfahrung steht Ihnen jetzt zur Verfügung.«

»Es zerrt an den Nerven, wenn ein Mensch, der für dich Freund und Vertrauter war, dich so enttäuscht und hintergeht – kein Wunder, wenn dein Leben sich gerade nicht sehr farbenfroh anlässt. Jedoch merkst du gerade jetzt in einer schmerzlichen Situation, wer fest an deiner Seite steht. Es gibt Verständnis für deine gedämpfte Stimmung sogar bei einigen deiner Klassenkameraden, es gibt stets offene Ohren bei deiner Freundin Lisa, eine Portion Zuversicht bei deiner Mama und deiner Schwester, und dein Vater versucht, dich fit zu machen, an der Klärung der Sache dran zu bleiben. Aber das Wichtigste sind im Moment ein paar kleine Pausen zum Krafttanken, einfach mal etwas anderes denken und tun – und das kannst du am besten mit deinem Hund ›Cannon‹, ein ganz und gar wahrer Freund in allen Lebenslagen.«

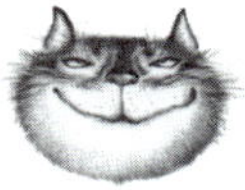

Ein systemischer Abschlusskommentar ist nur dann einer, wenn menschliche Beziehungen dadurch ihre Wirksamkeit demonstrieren und weiter entfalten können.

Ideen und Impulse zur Veränderung und gute Gründe zum Erhalt des Status quo

»Es gibt viel zu verlieren,
du kannst nur gewinnen.«
Herbert Grönemeyer

»Ich will, dass man mich in Ruhe lässt.«
Greta Garbo

Veränderungen sind unser Job – und genau deshalb sind wir verführbar, zuweilen aus dem Stand Veränderungen für notwendig, sinnvoll und machbar zu erklären – ohne dass wir bedenken, dass Klienten in der Regel etwas mehr Ruhe, Zeit und Ideen brauchen, um eigene Veränderungsszenarien zu entwickeln, für deren Gestaltung sie eben auch die alleinige Verantwortung tragen. Was wir ebenfalls vergessen, ist, dass jeder Ist-Zustand nicht nur schlecht und jeder Wunsch-Zustand nicht nur gut ist. Jedes Gespräch ist daher eine Art Hin und Her zwischen Bewahren und Verändern, eine Art Turbo für Möglichkeiten, um dann am Ende doch eine ganze Menge davon einfach im Strom der Zeit liegen zu lassen.

Jeder gute Abschlusskommentar nimmt daher Stellung zu all dem, was Menschen gut machen und was natürlich genauso bleiben kann – der weise Abschlusskommentar versteht die Menschen darüber hinaus genau in der individuellen Sinnhaftigkeit, das weiter zu tun, was in der Bewertung anderer »nicht gut« ist. Dies ist ganz und gar nicht einfach, denn viele von uns sind ans Werten gewöhnt, was gut und was schlecht ist, was aufhören muss und was unbedingt getan werden muss. Andere bewegt die Sorge, das Verständnis mit Zustimmung verwechselt werden könne.

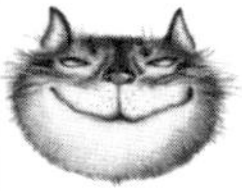

Die Lösung ist einfach: Es bleibt dabei – jede Medaille hat zwei Seiten. Es liegt ein Sinn darin, dass Dinge sich verändern und dass *wir* Dinge aktiv verändern. Und es liegt ebenfalls ein Sinn darin, dass wir die Dinge so lassen, wie sie sind.

Schaffen Sie sich Ihre eigene Wahrnehmungsbalance, aus der Sie später ausgewogene Abschlusskommentare herleiten. Eine kleine, schlichte Übersicht hilft Ihnen dabei, ausgewogener zu empfinden und zu kommentieren.

Was so bleiben kann, wie es ist	**Welche Veränderung gewünscht wird**
Abstimmung im Alltag klappt	mehr Aufmerksamkeit füreinander
gemeinsame Unternehmungen am Wochenende	intensivere Gespräche
gegenseitige Unterstützung in der beruflichen Entwicklung	bessere Abstimmung in Erziehungsfragen
gute Familienkontakte	mehr Leichtigkeit (weniger Stress)
hohe Verlässlichkeit	
Einigkeit in wichtigen Fragen	
Kinder fragen Eltern öfter um Rat	
insgesamt viel Freude an den Kindern und dem Familienleben	

Regelrecht herausgefordert werden Sie dadurch, Dingen, die Ihnen – gleichgültig ob aus therapeutischer oder persönlicher Perspektive –

sehr ungünstig oder gar dramatisch erscheinen, etwas abzugewinnen, das für deren unbedingten Erhalt spricht – zumindest noch eine Zeit lang.

Daher eine kleine Übungseinheit, ein paar kleine, charmante Anregungen, warum die Dinge so bleiben sollen, wie sie sind:

... einfach weiter rauchen

»Was hat Sie geistig fit gehalten?«
»Viel Arbeit und Zigaretten.«
Ex-Bundeskanzler Helmut Schmidt
bei einem Fernsehauftritt 2011

Ihr Tag bleibt von hübschen, kleinen Pausen durchzogen – Sie stehen selten mit leeren Händen da – es gibt immer wieder Frischlufteinheiten – Sie genießen Geselligkeit ebenso wie viele nette Gespräche zwischendurch – Sie verfügen über deutlich mehr Konzentration nach der Raucherpause – Sie gönnen sich diesen kleinen Luxus, denn es kostet ja inzwischen immer mehr Geld, sich diese Kleinigkeiten zu gönnen – nicht zu toppen: ein paar tiefe Züge voller Entspannung nach gutem Sex – demonstrativ ein Stück Männlichkeit – gern auch eine Note weiblicher Noblesse und unübersehbares Zeichen der Gleichberechtigung – ein paar tiefe Züge behüten Sie vor zügelloser Nascherei – und sagen Sie selbst: Wer sonst kann eigene Wolken produzieren?

»Ich kann nicht genug klagen«

»Das Recht auf ein gescheitertes Leben ist unantastbar.«
aus dem Film »Die fabelhafte Welt der Amélie«

Ihr Selbstmitleid zeugt von einer innigen Beziehung zu sich selbst – das Zeigen (ja selbst die bloße Demonstration) trauriger Gefühle ermöglicht anderen, ihre tiefe Anteilnahme auszudrücken und sich selbst dabei gut zu fühlen – manch eine persönliche Streicheleinheit im Leben gewinnt man nur so, nicht wahr!? – Sie haben eine ganz klare Position: Solange ein anderer schuld ist an Ihrer offensichtlichen Misere, ist eben dieser verantwortlich – das erspart weiteres Nachdenken und manche Selbstbeschuldigung – selbstverständlich sparen Sie mit Abwarten viel Energie – Sie dürfen schlecht aussehen, ohne ein schlechtes Gewissen zu riskieren – es ist genau der richtige Platz für etwas Vernachlässigung – nicht ein Gedanke über Styling oder Fitness – wenn Sie sich an andere anschließen, können sich ganze Klagerunden bilden, und auf diese Weise gewinnt Ihr Leben eine neue Form der Geselligkeit ...

Das Eltern-Hotel

«There's no place like home."
aus dem Film »Der Zauberer von Oz« (1939)

Es ist so tief verankert und tut einfach nur gut, Eltern zu sein, die ihre Kinder unterstützen – einfach ein Gebot der Haushaltsführung: Nie Wäsche waschen, wenn die Trommel nur halb voll ist – unverzichtbar: tägliches Fitnesstraining an der neuesten Spielkonsole – bleibende Familienurlaube als der unterhaltsamste Teil des Jahres – ohne erwachsene Kinder würden Eltern weder twittern noch Internetshopping lieben, irgendwie steinzeitlich – jeder Tag voller Auseinandersetzungen gibt Ihnen das Gefühl von intensivem Miteinander – Sie können dank der Erlebnisse Ihrer Kinder ganze Kolumnen füllen mit Neuigkeiten wie falsche Freunde, Liebe und Verrat, Geldnot und Sex im Kinderzimmer – selbst wenn Geld immer wieder ein Thema ist, macht es Sie innerlich glücklich, dass Sie Ihr Geld richtig investieren, nämlich in das gute Leben Ihrer Kinder – abends im Bett genießen Sie das gewohnte Einschlafritual: Reden über die Kinder – ein ganz klares Highlight sind Umarmungen zwischendurch (vor allem nach Finanzspritzen) »Danke, Paps!«, ein herrliches Gefühl – Elternabende und Familientherapie halten Sie als Mutter und Vater gemeinsam auf Trab, eine gewinnbringende Alternative statt langweiliger oder gar einsamer Fernsehabende ...

Medikamente als Lebens-Mittel

»Mehr Liebe und weniger Valium sollten im Gesundheitswesen herrschen.«
Ellis E. Huber

Wenn etwas zur Verfügung steht, das Linderung verspricht, kann ich mich einfach sicherer fühlen – es ist einfach gut, immer etwas Helfendes dabei zu haben – etwas ganz anderes: eine entlastende Wirkung bereits auf der Zunge zu spüren ganz ohne eigene Anstrengung (außer schlucken) – Sie vertrauen der Forschung und nutzen moderne Angebote – Sie wollen einfach nur das Richtige tun – es ist Ihnen wichtig, sich selbst gut zu versorgen – selbstverständlich zeigen Sie Ihrem Arzt und Ihrer Familie, dass Sie zur Mitarbeit bereit sind – das Einnehmen von Medikamenten schafft ein tägliches Gesundheitsritual, wenn Sie sich auf einen Einnahmerhythmus trainieren und ihn zur Gewohnheit werden lassen – Sie folgen Ihrer tiefen Hoffnung, dass Ihre Seele sich »ein dickeres Fell« zulegt und durch die Medikamente »schwerhörig«, nein »schwerfühlig« wird …

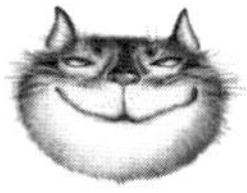

Im Zweifelsfall etwas mehr Liebe für den Status quo, so wird das Tempo ruhiger und der Chauffeur gelassener.

Die Bedeutung der Zuversicht

»Wie misst man den Wert eines Lebens?«
Muriel Barbery, »Die Eleganz des Igels«

»Ich bin nicht gescheitert.
Ich habe nur 10.000 Möglichkeiten ausprobiert,
die nicht funktioniert haben.«
Thomas Alva Edison, Erfinder der Glühbirne

»Es ist immer falsch, sich entmutigen zu lassen.«
Der Dalai Lama

In der beruflichen Ausrichtung eines Beraters, Therapeuten und Coachs sollte die Zuversicht einen festen Platz haben. Ich durfte viele Kolleginnen und Kollegen beraten, denen diese Zuversicht, dass sie selbst im Leben anderer Menschen etwas Gutes bewirken können, abhandengekommen ist. Es wäre vermessen, zu behaupten, es gäbe einen ganz einfachen Weg, diese wiederherzustellen. Hier kann insbesondere die weitverbreitete Vorstellung, man müsse »positiv(er) denken« mit all den bekannten Aufgaben von Erfolgstagebüchern bis Affirmationen schnell zur Quälerei werden. Denn: Das Gehirn hat keinen Knopf zum Abschalten düsterer Gedanken, zumindest keinen mit Sofortwirkung. Sinnvoller ist es, in diesen Passagen zu spüren und damit zu erkennen, dass alle Dinge, die wir tun, eine andere Seite haben, und wir eingeladen sind, einen Umgang mit den Schattenseiten zu finden.

Wenn ein Mensch Zuversicht besaß, so ist sie nicht verloren gegangen, sie ist vielmehr investiert worden und dadurch weniger geworden. Wir dürfen daher der Frage »An wen oder in was wurde die Zuversicht investiert?« einige Aufmerksamkeit widmen. Das gilt natürlich auch für unsere Klienten.

Wann immer etwas investiert, eingebracht, anderen gegeben wird, ist dieses Tun mit einem Sinn unterlegt. Es wurde etwas Wichtiges getan – und da es einem selbst so wichtig und bedeutsam ist, führt eine empfundene Ergebnislosigkeit zu Müdigkeit, Enttäuschung und Leere. Wenn Sie die Aufmerksamkeit vom vermeintlichen Ertrag weg zurück zum eigenen Tun lenken, finden Sie alles wieder: die Zuversicht, den Optimismus, den Sinn des Ganzen. Im Tun selbst liegt die Wirksamkeit, allein im Handeln spiegelt sich das Leben – Ergebnisse sind Momentaufnahmen, noch dazu höchst subjektive – denn umgekehrt ist beispielsweise der erlebte Behandlungserfolg ebenfalls kein bleibender Zustand, genauso wenig wie Glück oder die wiedererlangte Gesundheit.

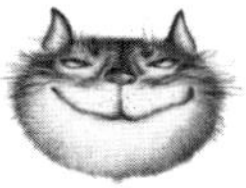

Die Philosophie der Zuversicht liegt im Handeln selbst – bei Beratern ebenso wie bei Klienten.

Was brauchen Sie zum Handeln?

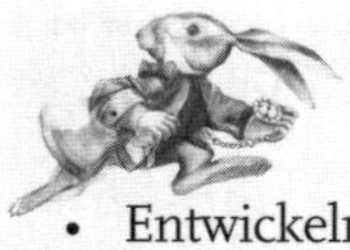

- Bitte ermöglichen Sie sich ein ernsthaftes Problem – es ist nach wie vor die beste Einladung zu handeln.
- Entwickeln Sie Schritt für Schritt aus Ihrem empfundenen Leid heraus eine tiefe Sehnsucht nach Veränderung.
- Geben Sie dieser Sehnsucht Bilder, schenken Sie sich Fantasien, Träume und Vorstellungen, wie Sie zukünftig leben werden.
- Schenken Sie sich so viel wie möglich Kontakt und Austausch mit Menschen, in deren Nähe Sie sich wohlfühlen.
- Füttern Sie Ihre eigenen Kompetenzen.
- Starten Sie heftig ohne Angst vor notwendigen Kurskorrekturen.
- Lernen Sie unterwegs.
- Weitergehen! Bitte, einfach nur weitergehen!
- Servieren Sie sich statt üppiger Mahlzeiten ausgiebige Denk- und Ruhepausen.
- Träumen Sie.

… und nun: Strecken Sie Ihre Hände aus, Sie werden bereits erwartet.

Sich in sein eigenes Tun neu verlieben

»Ich denke, ich bin verliebt in das, was ich tue.«
Sonia Rykiel, französische Modeschöpferin

Warum wollen Sie daran zweifeln, dass Ihr berufliches Dasein Ihnen bald wieder richtig gut schmeckt – wie luftig-leichte Schokoträume oder ein duftendes, fruchtig-cremiges Törtchen aus der Zuckerbäckerwerkstatt?

Unvorstellbar?

Sie haben recht, so viel Charme ist zumindest in der Psychotherapie höchst anrüchig, nicht wahr? Andererseits: Gehen Sie nicht auch lieber zu einem Arzt, der seinen Beruf liebt? Ich erlaube mir, Ihnen einige Pfade vorzutrampeln, wie Sie sich neu verlieben, abgemacht?

Wenn Sie a) dieses Angebot als unangemessen empfinden, blättern Sie einfach weiter. Wenn Sie b) noch ein wissenschaftlich fundiertes Argument aus höchst berufenem Munde wollen, bitte:

> »Jeder von uns kennt seine jugendliche Sehnsucht, die man als Erwachsener fast vergessen hat [...] Wenn man sich dafür immer wieder Zeit nimmt, kann man seinen persönlichen Glücksfaktor um ein Vielfaches steigern [...], deshalb ist Begeisterung wichtig; sie macht nicht nur glücklich, sie wirkt nachhaltig.« (Der Hirnforscher Gerald Hüther in einem Interview der Zeitschrift *Elle*, 2011)

Sich immer wieder in die eigene Arbeit zu verlieben – oder einfacher gesagt, zu lieben, was man tut – ist der großartigste Schlüssel zu gelingenden Interventionen.

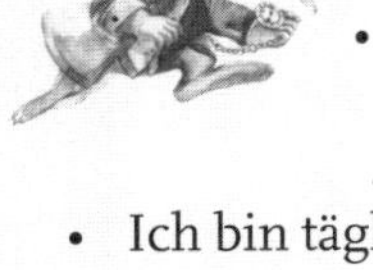

Warum?

- Ich höre so viele wunderbare und einzigartige Lebensgeschichten! ... und erzähle selbst leidenschaftlich gern.
- Ich bin täglich Gastgeber/in für so viele Menschen ... und ich mag es, Gäste zu empfangen.
- Ich werde eingeladen, lange und ausdauernd zuzuhören ... und werde so Tag für Tag – ganz ohne Studiengebühr – ein ganz kleines Stück weiser.
- Andere schenken mir Aufmerksamkeit, Offenheit und großen Respekt ... und es macht mein eigenes Leben sehr reich,

von anderen als wichtig empfunden zu werden und hilfreich zu sein.

- Ich bekomme knifflige Aufgaben gestellt … und ich liebe es, mir Gedanken darum zu machen, wie man Dinge besser machen kann!
- Ich werde um konkrete Ratschläge gebeten … und es ist mir wichtig, Ideen konkret und umsetzbar zu machen.
- Aus vielen Empfehlungen gelingen erste Schritte zur Veränderung … und mein Herz tanzt vor Freude: ein Lächeln mehr in der Welt!
- Ich werde langfristig gebucht … und es stärkt meinen Optimismus, Zeuge guter Entwicklung zu sein!
- Ich habe unendliche Möglichkeiten, mich geistig frei zu entfalten … und ich liebe es, jeden Tag etwas Neues auszuprobieren.
- Ich darf das tun, was mir entspricht … und ich springe morgens bereits aus dem Bett mit Vorfreude auf neue Herausforderungen in meinem spannenden Berateralltag.

Wenn Sie all das erleben, werden Sie die Empfehlungen dieses Buches wie kleine *Exercises* sehen, notwendige, tägliche, kleine, durchaus anstrengende Übungen, um in Form zu bleiben – angetrieben von einem Motor, dessen summende Geräusche Sie seit langer Zeit kennen. Sie tun Dinge schwungvoll, nicht wahr? … immer wieder … und wieder.

Anderen Menschen wird es *leicht* erscheinen, aber das ist es nicht: Es ist Ihr persönliches Ringen um *Professionalität und Leidenschaft.*

Zweiter Teil: Es wächst der Mut zum Handeln

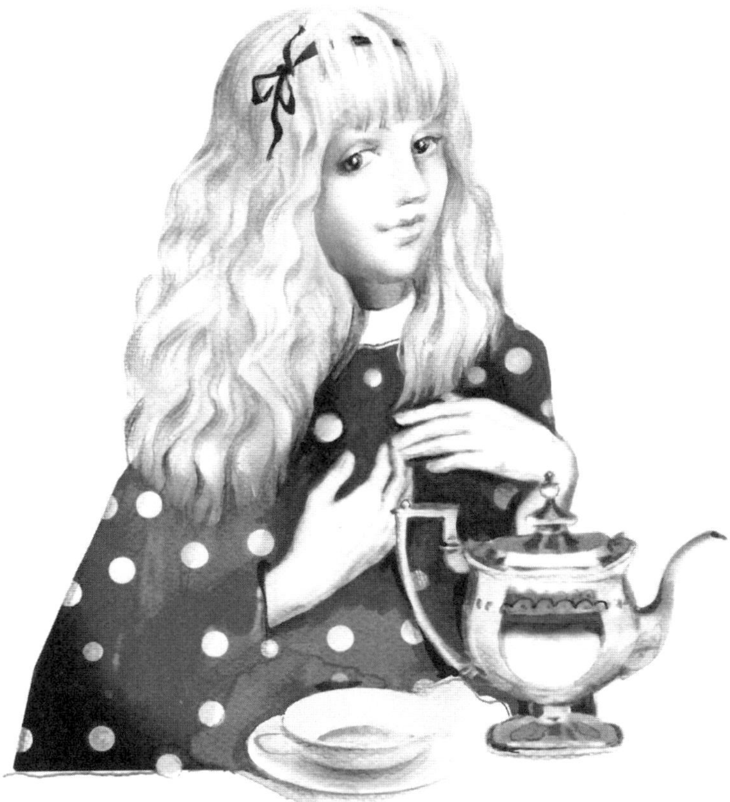

4 Die Architektur der Lösung

»Architekten müssen endlich lernen,
mit den Ressourcen besser umzugehen,
auch mit Energie.«
Peter P. Schweger, Architekt

»Architektur ist im Idealfall immer
direkte Auseinandersetzung mit Menschen.«
Richard Meier, Architekt

Es gibt sehr, sehr viele gute Bücher zu Interventionen, die grundlegende Strukturen von systemischen Denk- und Handlungsmustern illustrieren, um nur einige Autoren zu nennen: Fritz B. Simon, Arist von Schlippe und Jochen Schweitzer, Steve de Shazer. Wenn Sie der Sichtweise meines Buches folgen, so geht es hier um »die roten Fäden«, die von solch notwendigen Grundüberlegungen direkt in eine bemerkenswert vielfältige Praxis führen. In Seminaren höre ich oft »Bitte keine *trockene* Theorie!« – ich muss schmunzeln: Sind methodisch unterlegte Praktiken dann die »systemischen *Feucht*gebiete«? Misstrauen Sie dieser Dichotomie: Die Praxis braucht die Theorie und die Theorie die Praxis. Darf ich Sie ein wenig ärgern? Wann haben Sie Ihr letztes Theorie-Buch gelesen? Ich bitte Sie – wann haben Sie es gelesen, nicht wann Sie es gekauft haben? Erwischt? Wenigstens hoffe ich, Sie gehören nicht zu den »Tooligans«! Diese Wortschöpfung meines Kollegen Matthias Ohler beschreibt Menschen, die sich besinnungslos jedes »Tool-Book« kaufen und ohne tieferes Nachdenken, ja ohne jeglichen Versuch einer eigenen Handschrift, mal dieses und mal jenes tun.

Ja, Sie kommen damit durch – und Tool-Books erhalten Arbeitsplätze in Verlagen!

Nein, Sie kommen damit nicht durch – und wissen Sie warum?

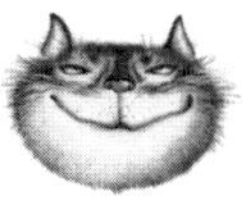

Die Kost, die Sie verabreichen, sollte Ihnen selbst schmecken!

Die Regieführung in Beratungsprozessen braucht das Denken und Handeln in größeren Zusammenhängen – deshalb soll dieses Buch mehr sein als ein Buch voller kreativer Sprache und Methoden – es ist ein Buch voller Rezepte, die Ihre Leidenschaft am Kochen fördern wollen!

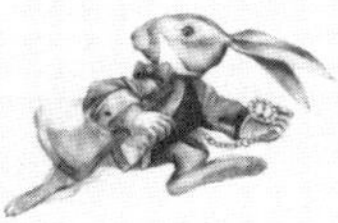

Zur Architektur der Lösung gehören daher vor allem Sie selbst – am liebsten voller Neugier, in bester Denklaune und ungebremster Experimentierfreude!

Zur Architektur der Lösung gehört: ein Reißbrett voll guter Entwürfe!

Zur Architektur der Lösung gehört: eine Flasche Wein vom besten Jahrgang!

Das Verlassen des herkömmlichen Denkens – oder: Was ist überhaupt eine Lösung?

»Veränderungen können nur dann entstehen, wenn es zu überraschenden Beobachtungen kommt« (Simon u. Rech-Simon 2012, S. 276), zu einem neuen Fokus der Aufmerksamkeit. Menschen hören demnach auf, wie gewöhnlich zu denken. Das klingt sehr trivial und müsste daher sehr viel einfacher sein, als es ist.

Denkgewohnheiten sind sozusagen Programme der Wahrnehmung der Welt, sie verarbeiten Millionen von Eindrücken zu Erfahrungen und letztlich zu einer Haltung den Dingen gegenüber. Sie sind ein Gerüst, etwas sehr Grundlegendes, Stabiles in unserem Leben.

Umdenken? Wozu?

»Konstanz und Berechenbarkeit werden im Zusammenleben von Menschen dadurch gewährleistet, dass man immer wieder von vorne anfängt und gemeinsam dieselben Interaktions- und Kommunikationsmuster reproduziert [...]« (Simon u. Rech-Simon 2012, S. 277). Kurzum: Die Welt immer wieder gleich zu beschreiben und sich dementsprechend zu verhalten schafft Ordnung im Kopf und in der Welt sowie das Gefühl von Berechenbarkeit und Stabilität in menschlichen Beziehungen und Zusammenhängen.

Was brauchen Sie, um Dinge zu ändern?

Ein großes, dickes, ausgewachsenes Problem!

Ein Problem ist mehr als ein Herausforderer, es ist eine Möglichkeit zur Orientierung im eigenen Leben, denn es stellt »stechende Fragen«: »Was hast du aus deinem Leben gemacht? Was gedenkst du noch zu tun? Bist du dir dessen bewusst, dass das Leben begrenzt ist? Ist dir klar, dass ich dieses Leben zerstören kann?« (Schmid 2007, S. 280).

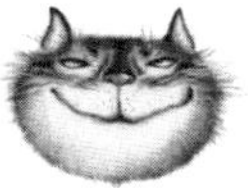

Was ist eine Lösung?

Es ist eine neue Frage, die auftaucht und um deren Antwort man ringt.

Es ist eine neue Aufmerksamkeitsfokussierung infolge der Störung des gewohnten Denkens durch ein meterhohes Problem.

Eine Lösung ist ein gewohnter Gedanke in einem schicken, neuen Kleid ... und der Gedanke ist überaus sympathisch.

Oder:

Eine Lösung ist ein völlig neuer, ein ungewöhnlicher Gedanke, der fremd und erotisch das Gewohnte küsst und in helle Aufregung versetzt.

Gunther Schmidt (2007) hat aus dieser engen Verbindung ein erotisches Lebensprogramm gemacht: »Die Liebesaffäre zwischen Problem und Lösung«, das ich Ihnen zur weiteren Lektüre wärmstens empfehlen kann.

Eines ist ganz sicher, das Problem wird gefühlt – eine Störung, Enttäuschung, ein Durcheinander, ein Unglück, tiefes Leid oder einfach Pech, Elend oder Missgeschick, Fehler oder völliges Versagen, Missgunst oder Aggression.

Da ein Problem stark gefühlt wird, muss eine Lösung ebenso fühlbar sein!

Damit hatte die systemische Therapie lange ihre persönliche Not: »Struktur 1 – Gefühl 5 – Danke! Setzen!«

Zuweilen spüre ich sogar einen stechenden Schmerz, wenn ich höre, wie »die Wunderfrage« bei dem einen oder anderen Gespräch wie ein Fallbeil auf ahnungslose Klienten herabstürzt, ohne jede Überleitung, Anwärmung und in seelenloser Lehrbuchdiktion. Nein, nein, nein, so kann die geniale Idee von Milton Erickson und Steve de Shazer nicht funktionieren! Gerade diese nahezu vollkommene

Frage braucht eine Geschichte, die wie eine Einladung wirkt, sich etwas Neues, sehr Spannendes vorzustellen und über zehn oder 20 Minuten dabei zu bleiben.

Es war ein längerer Weg vieler systemischer Berater, Therapeuten und Coachs, auf dem die sprachlich so bezaubernden hypnotherapeutischen Kollegen enge Gefährten waren und nicht nur die Geburtsstunde des hypnosystemischen Ansatzes schlug, sondern immer deutlicher wurde, dass Worte Gefühle ausdrücken und wir mit der Wahl unserer Worte in der Lage sind, riesige Resonanz- und Lernfelder zu öffnen.

Wie fühlt man eine Lösung?

Durch Millionen von Eindrücken, während Menschen miteinander reden ... wenn die Sonne zum Fenster hineinschaut ... wenn es gut duftet ... wenn der Therapeut lächelt ... wenn der Klient lächelt und der Therapeut es merkt ... wenn der Händedruck genauso warm wie der Kaffee ist ... wenn die Aufmerksamkeit ganz auf dem Miteinander ruht ... wenn die Bücher im Regal Kompetenz verströmen ... wenn die Melodie der Sprache das Herz ins Schwingen bringt ... wenn man ein bisschen Zeitlosigkeit spüren kann ...

Lernen mit Fühlen verbinden (nachzulesen bei Hüther u. Dohne 2011, S. 39):

- Was habe ich erlebt? Wie ist es mir dabei ergangen?
- Was habe ich erfahren?
- Was habe ich gelernt?

Das heißt: *Wissen wird gefühlt.* Man könnte genauer sagen: Das bisherige Wissen (Erfahrung, Gewohnheit usw.) wird gefühlt, und das neue Wissen wird erfühlt.

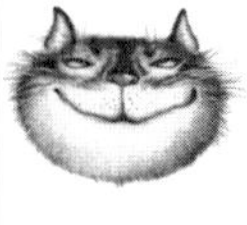

Wenn also ein Klient sein bisheriges Problemfeld, d. h. auch sein bisheriges Erfahrungsfeld, verlässt, gelingt das umso besser, je sinnlicher und sinnhafter sich *das Neue* anfühlt.

Für Ihre Arbeit bedeutet das, alle Möglichkeiten zu nutzen, dass Ihre Klienten neue Erfahrungen erhören, ersehen und ertasten können – beginnend mit Ihrem charmanten Anrufbeantworter.

Seien Sie der gefühlte Richtige für den Menschen auf der anderen Seite der Leitung.

Sich mit der Veränderung, dem Wandel verbinden

»Nur weil es so ist,
heißt das nicht,
dass es so bleiben muss.«
aus dem Film »Australia«

Das Wort Veränderung ist nicht nur »unsexy«, sondern ruft häufig sogar Ängste und Befürchtungen hervor.

Wenn Sie z. B. fragen: »Welche Veränderung erwarten Sie?«, denken die meisten Menschen etwas Unangenehmes – hoffentlich werde ich nicht krank, verliere meinen Job, habe weniger Geld oder werde gar verlassen.

Wenn Sie stattdessen fragen: »Was steht ganz oben auf Ihrer Wunschliste für dieses Jahr?«, erhöhen Sie die Chance, dass im Unterbewusstsein Ihres Gesprächspartners ein Wohlfühlbild aufsteigt, beträchtlich.

Trotz allem haben die Ängste ihre Berechtigung, denn durch sie, die Boten von Wandel und Vergänglichkeit, entsteht im Laufe des Lebens ein tieferes Wissen darüber, dass Dinge nicht so bleiben, wie sie sind.

Genau aus diesem Grund sollten Sie nicht anfangen zu denken, eine »unsexy« Frage sei eine »falsche« Frage – in manchen Zusammenhängen liegen Sie »unsexy« verdammt richtig. Denn die Gefahr besteht durchaus, dass die Festschreibung des Lebens in einseitiger Form (»positiv«, »sexy«, »aussichtsreich«) die Angst schürt, all das nicht zu erreichen oder wieder zu verlieren (vgl. Schmid 2007, S. 28).

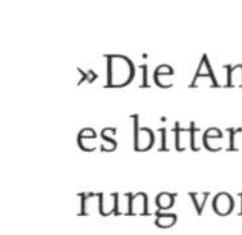

Das lösungsorientierte Denken und Handeln sollte eher als eine sinnstiftende Bewegungsform verstanden werden, die die Abgründe des Lebens kennt und würdigt und genau an dieser Stelle – Reflexion und Unterstützung für den eigenen Gestaltungswillen anbietet.

»Die Angst lehrt, was Leben ist und was wesentlich ist – dadurch, dass es bitter entbehrt wird. Es ist merkwürdig, dass ausgerechnet die Erfahrung von Tiefen und Untiefen das Selbst zu befähigen scheint, zu anderer Zeit die Höhen des Lebens zu erklimmen. Aber nur wer ›tief unten‹ ist, sammelt die Kräfte für den Weg ›nach oben‹« (Schmid 2007, S. 29).

In systemtheoretischem Denken sind Veränderungen ganz neutrale Beschreibungen – ein System verändert sich auch, indem es zerfällt. Erst durch die Bedeutungsgebung entsteht daraus für den einen so etwas wie Freiheit, während es für den anderen die Katastrophe seines Lebens wird.

Für jeden Praktiker ist daher wichtig, sich an Konzepten des Wandels zu orientieren, d. h. neugierig zu sein und genau zu beobachten, wie sich Dinge verändern. Das ermöglicht zunehmend, sich in einer Beratungssituation eine ganze Zahl von Möglichkeiten des Ausgangs einer Angelegenheit vorstellen zu können und sich im Geiste mit Lösungs- und Entwicklungsmöglichkeiten zu verbinden. Eine genaue Prognose hingegen wird es niemals geben, denn weder »wird alles gut« noch »wird alles schlecht«.

Im praktischen Handeln münden solche Erkenntnisse in der Ausrichtung von Methoden an der Zeit. In jedem systemischen Interview sollten daher Vergangenes, Gegenwärtiges und Zukünftiges miteinander verknüpft werden (siehe Kindl-Beilfuß 2011). Setzt man den Fokus allzu intensiv auf Vergangenes, verschwinden das *Wozu*? und *Wohin*?, setzt man nur auf die Zukunft, schwächt man die erfahrungsreiche Lebensgeschichte, den Wert des Lebens, und vergöttert man »das Hier und Jetzt« (wie noch ein Naturgesetz vor einigen Jahren lautete), beschränkt man gelebte Erfahrungsräume ebenso wie Möglichkeitsräume der Zukunft.

Sie erhöhen Ihre eigene Wirksamkeit immer dann, wenn es Ihnen gelingt, dem Klienten sozusagen in einem Schwung sowohl seine eigene Vergangenheit als auch seine Zukunft als »gefühltes Wissen« näherzubringen.

Hier bieten sich neben der Kunst, ein therapeutisches Gespräch feinsinnig führen zu können, in ganz besonderem Maße Methoden wie das Lebensfluss-Modell von Nemetschek (Theuretzbacher u. Nemetschek 2009), *Time-Line*-Techniken, Rituale und Geschichten an.

In der Methoden-Abteilung des Buches finden Sie aus dieser Grundorientierung heraus besonders viele Anregungen, die ihre Metaphorik aus der Bewegung und dem Bewegtsein beziehen – Fußspuren und Landschaften, Schiffe und Flugzeuge, Kompass und Landkarte, Blüten und Früchte, Erinnerungsinseln und Traumkugeln.

Die gefühlte Kontinuität

»Rechtfertigt unsere Beziehung ein längerfristiges Engagement?«
aus dem Film »A Beautiful Mind«

Grundsätzlich haben Menschen Sehnsucht nach Sicherheit, sie suchen ein Basislager für ihr Leben, einen Ort der Vertrautheit, der Geborgenheit und Verlässlichkeit. 80 Prozent der Deutschen nennen auf die Frage, was die Liebe für sie ausmacht: Vertrauen. In diesem Wunsch nach Sicherheit, die immer wieder verloren geht und neu entsteht, bildet sich eine andere Form der Kontinuität – das immer neue Lernen und die mit dem fortschreitenden Alter zunehmende Gewissheit, das Leben zu meistern. Selbst wenn man sich sperrt oder verweigert, man kann nicht nichts lernen. Daher ist *Lernen* wie das Leben selbst *ein kontinuierlicher Prozess.*

»Ich möchte lernen«, sagt Julia Onken, »lernen, solange ich noch lernen kann. Auch lernen, mein Herz nicht zu sehr an einen Lebensraum zu hängen. Lernen, gehen zu können« (2011, S. 41).

Dieses Lernen ist nicht nur zu würdigen (»Da hast du aber was gelernt!«), sondern unter Nutzung der bisherigen Erfahrung (»Was hast du schon alles gelernt?«) fortzuschreiben (»Jetzt kommt die Chance, etwas Neues zu lernen.«).

Ohne diesen Zugang zur eigenen wertvollen Erfahrung gibt es keine wirksamen Interventionen,

- denn wenn das Leben bisher als nicht in Ordnung beschrieben wird, dann fehlt das Gefühl von Kontinuität, das Wissen um die eigene Lebenserfahrung und den Lebenssinn und das wertvolle Gefühl von Selbstwirksamkeit;
- denn nur aus der Betrachtung des eigenen Lebens heraus entsteht Sinn. Was jetzt »Sinn ergibt« kann daher nur in diesem Zusammenhang konstruiert werden (und nicht nur aus dem aktuellen Problem heraus).

Hierher passt die Empfehlung von Wilhelm Schmid (2007, S. 279), statt reiner *Intervention* mehr *Integration* anzubieten im Sinne einer Haltung, dass alles, was das Leben bietet, integriert werden kann.

Pauschal kann man sagen: Egal, was passiert ist, der Mensch hat dazugelernt. Er hat sich mit seinem Schicksal auseinandergesetzt.

Die wichtigen Fragen lauten:

- Was hat er erlebt und wie hat er gehandelt?
- Was hat er als hilfreich, wichtig, bedeutsam oder erfolgreich erlebt?
- Was führte in Sackgassen ... und wie kam er dort wieder heraus?

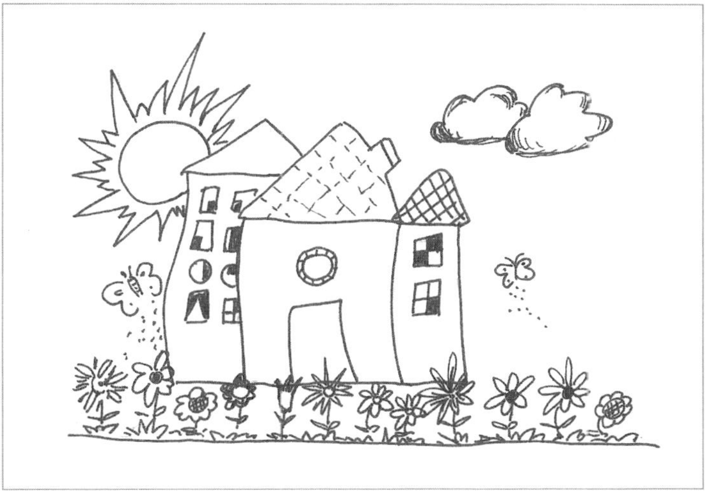

Abb. 7: Willkommen im Lebenshaus!

Ins eigene Lebenshaus eintreten

Wenn sich das Archiv der Lebenserfahrung öffnet (siehe auch »Bibliothek der Gefühle«, S. 132), gewinnt der Mensch eine Kontur für sein Selbst, er ist der Gastgeber in seinem Lebenshaus, das vielerlei Räume beherbergt, die seine Handschrift tragen. Dieses Haus ist Synonym für das Geschaffene und vermittelt mit seinem Entstehen das Gefühl für die Lebensdauer und die Ausdauer im Tun.

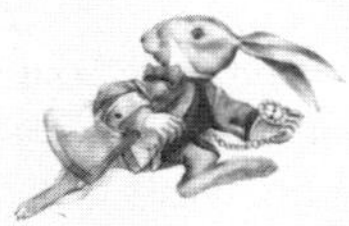

Gefühlte Kontinuität heißt:

- den Lebensfaden spüren – wie lange man schon auf dieser Welt ist
- das selbst Geschaffene spüren und gern vorzeigen
- lange und ausdauernd gelebte Beziehungen und deren Verlässlichkeit genießen

- ein Gefühl fürs Gehen entwickeln – einen Weg bemerken, einen Entwicklungsprozess erfahren
- erkennen, was einem wichtig ist – erhalten wertvoller Erinnerung
- Gemeinsamkeit mit anderen finden – verbunden sein und bleiben

Verantwortung für das therapeutische Handeln übernehmen

»Nein, der Häuptling war ganz sicher, dass ein drastischer Wechsel in der Führung noch mehr Schaden angerichtet hätte als Hunger. Denn in Zeiten, da eine Gruppe nichts zu essen hat, führt eine schlechte Politik zu weiterem Unheil.«
aus Velma Wallis »Zwei alte Frauen«

Wenn man sich mit Interventionen beschäftigt, braucht es Mut, Verantwortung zu übernehmen, das wird unterschätzt. Im systemischen Handeln wird der »Ethische Imperativ« von Heinz von Foerster (1993, S. 49) »Handle stets so, dass die Anzahl der Möglichkeiten wächst!« gern als weichzeichnende Erklärung genutzt – wenn Klienten Möglichkeiten ausschlagen, ist das natürlich auch eine Möglichkeit. Kontert die Psychotherapie insgesamt gern mit der Beschreibung von »widerständigen und therapieresistenten Patienten«, so flüchtet sich der Systemiker gern in die Annahme, die Verantwortung für sein Handeln läge ausschließlich beim Klienten – ja, aber eben nicht nur. Therapie und Beratung sind Situationen gegenseitiger Einflussnahme – daher habe ich die Verantwortung für meinen Teil der Einflussnahme. Hinzu kommt, dass ich als Experte gelte, dies durch meinen professionellen Auftritt untermauere und für Beratungs- oder Therapieleistungen bezahlt werde.

> »Schließlich besteht zwischen ihm (dem Therapeuten) und dem Klienten keine Privatbeziehung, wo er sich, wie bei einem Abenteuerurlaub auf einem Floß, dem gemeinsamen Driften hingeben kann, sondern er hat einen zielgerichteten Auftrag zu erfüllen. Ohne seine gesellschaftlich definierte Expertenrolle wäre der Kontakt gar nicht zustande gekommen. Daher hat der Therapeut die Verantwortung für den Prozess (das zielgerichtete Driften) zu übernehmen« (Simon u. Rech-Simon 2012, S. 215).

Die wichtigste Konsequenz daraus ist, gut zu überlegen, was man anbieten kann, und wenn man seine Entscheidung getroffen hat, dieses Angebot klar zu formulieren. Gegenseitige Abstimmung, Transparenz und Plausibilität sind dabei wichtige Ingredienzien des gemeinsamen Erfolgs.

Im alltäglichen Handeln müssen sich Berater, Therapeuten und Coachs immer wieder folgenden Fragen stellen:

- *Respekt und Respektlosigkeit*: Wie bewege ich mich verantwortungsvoll zwischen Anerkennung und »Respektlosigkeit« mit Blick auf die Angebote, Muster und Erzählungen der Klienten?
- *Empathie für andere und gegenüber sich selbst*: Wie kann ich gleichsam verantwortungsvoll für meine Klienten sorgen und für mich selbst?
- *Vorsicht und Mut*: Wie mische ich Vorsicht und Zurückhaltung mit Mut zur klaren Positionierung, damit der Klient voller Ermutigung eine höchst eigensinnige Lösung anstrebt?

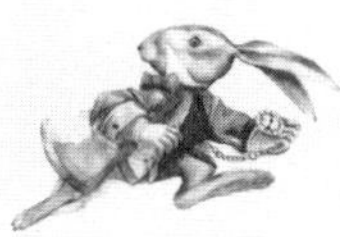

Ich möchte einige Ideen beisteuern, ohne mir anmaßen zu wollen, dass Sie dadurch Antworten auf Ihre Fragen finden:

- Gute Vorbereitung und Überlegung schützen nicht immer vor Fehlern – aber oft.
- Wer guten Kontakt herstellt und erhält, erhöht die Wirksamkeit seiner Interventionen und schafft Spielräume für gegenseitiges Verständnis.
- Schwierige Situationen erfordern Mut – auf beiden Seiten. Muten Sie Ihren Klienten Ihren Mut zu.
- Wer Verantwortung ernst nimmt, der macht auch Fehler. Fehler einzugestehen, sich zu entschuldigen und gemeinsam daraus zu lernen ist der Königsweg.

Ich stehe für eine Form von Ästhetik im systemischen Handeln, die von manch einem Skeptiker als Oberflächlichkeit interpretiert wird.

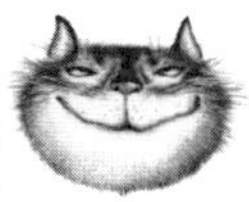

Ästhetik ist dann keine Hülle, sondern tiefe Bereicherung, wenn das innere Wesen der Dinge sich in seiner schönsten Form zeigt.

Genau wie Sie in Ihrer eigenen Lebensbahn bin ich Menschen begegnet, deren schönen Worten keine Taten folgten, deren schöne Worte nichts als leere Versprechen, zuweilen sogar Lügen waren. Auf diese Weise verschärfen schöne Worte die Kluft zwischen Reden und Tun und rücken den Menschen, der sich so präsentiert, in die Nähe von Dummschwätzern, Besserwissern, Schaumschlägern, Opportunisten und Intriganten.

Vergessen wir also niemals, dass eine Ästhetik des Wortes nur innerhalb der Ethik des eigenen Handelns ihre Schönheit entfaltet – sonst offenbart sich ebenso schnell wie tief greifend der kaschierte Mangel an Persönlichkeit und Integrität.

Helmut Schmidt sagte: »In der Krise beweist sich der Charakter.«

Ja, und bei manch einem ist dann »der Lack ab«.

5 Der Weg zum komplexen Feedback – der Abschlusskommentar

»Wer nicht redet, wird nicht gehört.«
Helmut Schmidt, ehemaliger Bundeskanzler

»Die wichtigste Antwort auf eine Herausforderung ist Fleiß.«
Deutsche Fußball-Nationalmannschaft
im Trainingslager in Katar, Januar 2012

Als ich selbst das systemische Handwerkszeug erlernte, war der sogenannte »Abschlusskommentar« eine wahre Offenbarung. Schon vom ersten Versuch an begann ich, ihn inniglich zu lieben. Warum?

Viele meiner Gespräche waren bis dato recht abschluss-arm oder abschluss-unsicher verlaufen, was den Gesprächen leider auch anzumerken war. In der Gesprächstherapie hatte ich »Zusammenfassungen« geübt, in der Verhaltenstherapie »Verhaltensinterventionen und Manuale«. Dabei spürte ich von Anfang an, dass Klienten *mehr* von mir erwarteten, etwas Trostreiches, Liebevolles, eine Art Geschenk mit Empfehlungen, Ideen, Ratschlägen oder Optionen. Ich hatte wirklich keine Ahnung, wie ich das machen sollte, und kämpfte täglich mit der Frage, wie aus zum Teil tränenreichen Gesprächen kleine Happy-Ends erwachsen können – freilich ohne trivial-dummen »Alles-wird-gut-Brei« ... und ich hatte keinerlei Vorstellungen, wie man drei oder vier Personen, die sich gerade nicht sonderlich gut verstehen, gemeinsam etwas wirklich Hilfreiches und Optimistisches sagen könnte – außer »Sie müssen Geduld miteinander haben!«. Wahrscheinlich hätte ich Anleihen bei großen Drehbuchautoren nehmen können – denn die sind echte Spezialisten für bewegende Lebensgeschichten – aber das wusste ich damals noch nicht.

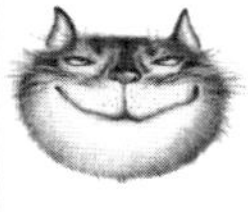

Ich betrachte Abschlusskommentare nicht als eine optional wählbare Möglichkeit, sondern als zentralen Bestandteil systemischen Handelns, denn jedes Gespräch braucht seinen guten Abschluss und am Ende geht es immer um Gefühle und Motivation.

Wenn Fritz B. Simon empfiehlt, dass man, wenn man sich nicht für eine Intervention entscheiden kann, »lieber gar keinen Kommentar« abgeben sollte, als etwas »zusammenzuschustern oder an den Haaren herbeizuziehen« (Simon u. Rech-Simon 2012, S. 285), so verstehe ich das als »Notausgang bei Denkblockaden«, aber – und ich hoffe, da stimmt mir Fritz Simon zu – von großer Professionalität zeugt ein »Nicht-in-der-Lage-Sein« nicht.

Gleichermaßen ist mir persönlich das, was Eve Lipchick (2011, S. 139) unter einem abschließenden »Resümee« versteht, viel zu wenig: »Das Resümee ist die Zusammenfassung dessen, was der Klient im Therapiegespräch gesagt und der Therapeut gehört hat, und wird mit den Worten eingeleitet: ›Heute habe ich gehört, dass Sie gesagt haben ...‹«

Frau Lipchick mag mir verzeihen, damit habe ich schon vor über 25 Jahren in meiner gesprächstherapeutischen Phase trotz kunstfertiger Zusammenfassungen keine großen Würfe gelandet – schon gar nicht in Gesprächen mit Paaren und Familien. Das, was hier Lipchik als Empfehlung formuliert, ist richtig, denn ich muss gut zugehört haben, Zusammenfassungen wie Details wiedergeben können, aber das ist aus meiner Sicht »ein Basic«, die Grundlage, auf der ich weiterführende Ideen überhaupt jonglieren kann.

Wenn Sie jetzt mit mir zusammen in die Welt der Abschlusskommentare eintauchen, ist es auch für Sie gut, Sie wissen noch nicht alles, sondern nur ein bisschen – Schritt für Schritt, denn so ein Abschlusskommentar ist ein gewaltiges Stück Arbeit – so ähnlich wie

- ein Designerstück, das in 15 Minuten fertig sein muss;
- eine Rede ohne Redenschreiber;
- ein Zauberkunststück, das Sie nahezu ohne Vorbereitungszeit auf die Bühne bringen;
- eine dreistöckige Torte ohne jeden Wackler auszupacken;
- spontan mit dem Co-Therapeuten ein auftrittsreifes Duett singen;
- ein Catwalk in Manolo Blahnik High Heels ohne Festhalten;
- ein Mehrpersonen-Stück innerhalb einer Zigarettenlänge in die endgültige Bühnenfassung bringen;
- einen Doppelaxel und Dreifach-Lutz hintereinander mit einem Lächeln fürs Publikum springen;

- die Geburtstagsgäste mit einer beeindruckenden Rezitation von Schillers »Glocke« in Kombination mit einem Medley aller Hits von Udo Jürgens überraschen.

Habe ich Ihnen Angst eingejagt?

Nun gut, Sie haben ja bereits eine wunderbare philosophische Erklärung dafür: »Am Anfang von so vielem ist die Angst« (Schmid 2007, S. 29).

Was machen wir jetzt damit? Wir begegnen der Herausforderung mit Fleiß.

Die Gesprächspause als systemische Flugstunde

»Ich habe nichts gegen Flops.
Ich habe etwas gegen leichtfertige Flops.«
Heinz Riesenhuber, Politiker

Es gibt ihn, den wahren Anfängerfehler – bei fortgeschrittenen Kollegen eine unauffällige Form von Größenwahn: »Ich mache gar keine Pause!«

Seit über 20 Jahren mache ich täglich außer sonntags Abschlusskommentare – und darf selbstkritisch anmerken, dass gelegentliche Abschlusskommentare ohne Pause (Pardon! aus blanker Zeitnot, nicht aus Selbstüberschätzung) beschämend spartanisch, unspannend, viel zu brav und in ganz seltenen Fällen sogar etwas einfältig sind – im Gegensatz zu den in fünfzehnminütigen Pausen reflektierten, im Team oder mit dem Co-Therapeuten diskutierten, mit Metaphern und hübschen Kleinigkeiten ausgeschmückten Abschlusskreationen für aufgeregt wartende Klienten. Ich kann aus voller Überzeugung sagen: Das sind Abschlüsse, die sich sehen (und hören) lassen können.

Sie werden schnell merken, dass Ihnen angesichts der nachfolgenden Ideen und Empfehlungen 15 Minuten wie ein Hauch von Nichts erscheinen werden, wie einmal durchatmen, und sich die Frage aufdrängt: »Warum nicht wenigstens eine halbe Stunde?« Ich muss Sie enttäuschen, es ist nicht ganz unmöglich, aber die meisten Klienten sind nach einer halben Stunde allein mit sich wieder zum Ausgangszustand ihres Problems zurückgekehrt und darüber hinaus des Wartens so überdrüssig, dass Ihr ausgefeilter Abschlusskommentar schlichtweg von einem Sympathieloch geschluckt wird.

Es bleiben Ihnen also *15 Minuten* – immer und immer wieder!

Fritz B. Simon (2012, S. 216) schenkt Ihnen genau *zehn Minuten* für die Vorbereitung des Kommentars, wenn Sie das schaffen, ist eine Flasche Schampus fällig!

Die Pause »gibt dem Therapeuten die Chance, mit etwas Distanz und ohne den erwartungsvollen Blicken seiner Klienten ausgesetzt zu sein, zu reflektieren, was besprochen wurde« (Simon u. Rech-Simon 2012, S. 260).

Weitere Aufgaben während der Pause (vgl. Simon u. Rech-Simon 2012, S. 216):

- aus der Außenperspektive auf das Geschehen, insbesondere auch das eigene Kommunikationsmuster schauen
- Überlegungen, ob die Neutralität gewahrt wurde
- Überlegen, welche Ideen man streuen möchte

Ähnliche Überlegungen finden sich bei Therese Steiner (2011, S. 37 f.).

Die Pause nach etwa 90 Minuten Gespräch ist zunächst ein Signal, eine gute Wegetappe geschafft zu haben – die Klienten dürfen sich bei einer Tasse Kaffee oder Tee eine kleine Entspannungspause gönnen, die Therapeuten ziehen sich in einen anderen Raum zurück. Ich bin in guter Arbeitsstimmung, wenn ich den Gesprächsraum verlasse, die Gedanken beginnen sich schon »unterwegs« zu ordnen wie auf einer kurzen Autofahrt. Das Laufen tut mir nach 90 Minuten voller Konzentration gut. Bei einer Tasse Kaffee ordne ich entweder allein oder mit meinem Co-Therapeuten, der für mich in Paar- und Familiengesprächen zum Standard gehört, Wahrnehmungen und Ideen zu einer Struktur, die ich wie ein Plot unter die später differenziert ausformulierten Kommentare lege.

Flugstunde heißt für mich, den Helikopter starten und einmal »von oben« draufschauen auf das Geschehen, die ganze Familie, das Gesprächsklima, was war das Angenehme dieser Begegnung, welche Eindrücke nehme ich mit, was haben wir miteinander in der umfangreichen Gesprächszeit vorangebracht? Was waren erste Impulse gelingender Kooperation? Was kann aufgenommen und fortgeführt werden?

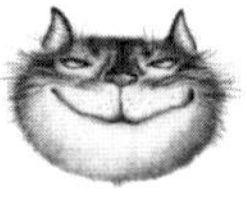

Gehen Sie nicht in die Analyse des Gesprächs, sondern konzentrieren Sie sich mit aller Kraft auf Merkmale des Gelingens im gemeinsamen Prozess.

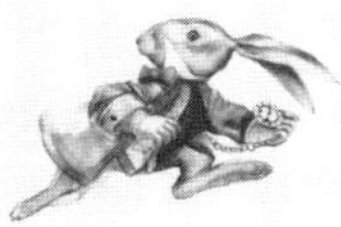

Fragen, die während der Pause reflektiert werden

Neutralität und Allparteilichkeit:

- Wie habe ich über das Gespräch hinweg meine Aufmerksamkeit verteilt?
- Wen habe ich verwöhnt – wen vernachlässigt?
- Wer will was? Wer will nichts? Wer will eher verändern? Wer will eher bewahren?
- Liste »Was soll so bleiben? – Was soll verbessert, verändert werden?
- Welche Ziele und Wünsche habe ich mir für jeden Einzelnen notiert? Welche Ziele für die gesamte Familie? Wie stehen diese in Zusammenhang? Was wäre ein Oberbegriff dafür, eine Metapher, eine Umschreibung? Welche Beschreibungen von Zielen sind besonders einladend?
- Wem traue ich am ehesten nächste Schritte zur Veränderung zu?

Aktivitäts- und Lösungsangebote:

- Was wurde schon probiert, welche Aktivitäten gestartet?
- Was macht die Familie einzigartig, was spricht mich persönlich stark an?
- Welche Ressourcen habe ich gehört? Welche habe ich beobachtet?
- Welche Veränderungsimpulse kann ich aufgreifen? Welche Angebote mache ich für neue Aufmerksamkeitsfokussierungen?

Beobachtungsebene:

- Welche Zeichen der Wertschätzung, des Zusammenhalts, des Miteinanders konnte ich beobachten?
- Wer zeigte sich besonders zugewandt zu wem, welche Beziehungen kamen ins Schwingen?
- Wo habe ich Lust, Energie, Motivation beobachtet?
- Bei Paaren: Wo konnte ich Zeichen von Nähe, Kontakt, aufmerksamem Zuhören, Liebe, Zärtlichkeit u. a. m. beobachten?

In der Diskussion mit dem Co-Therapeuten treten die günstigen Auswirkungen von zwei Beobachtern sofort zutage – jeder betont andere

Eindrücke, Wahrnehmungen und Geschichten, und jeder von beiden hat eine andere Handlungstendenz. Dadurch kann man in der Regel sehr leicht und eng angelehnt an die spontane Wahrnehmung der beiden Therapeuten wunderbare Kommentare mit ausgleichenden Tendenzen und betonter Ambivalenz hervorbringen inklusive einer mindestens doppelten Menge von möglichen Aufgaben.

Beispielsweise:

- Einer spricht eher zu den Eltern (aufgrund seiner eigenen Aufmerksamkeit und zahlreichen Notizen), der andere zu den Kindern.
- Beide sprechen abwechselnd.
- Der Gender-Aspekt: Einer zeigt besonderes Verständnis für die Frau(en), der andere für den Mann/ die Männer.
- Einer spricht sich für eine Idee aus, der andere favorisiert eine andere.

Auf jeden Fall ist die Arbeit mit zwei Beratern oder Therapeuten nicht aufwendiger, wie gelegentlich behauptet wird, sondern im Gegenteil äußerst effektiv.

Während dieser Nachdenk- und Diskussionsphase machen Sie Notizen zum Vortragen des Kommentars. Eine wörtliche Formulierung ist mit Blick auf die begrenzte Zeit völlig unmöglich. Hier bedarf es eines längeren Trainings, dass Sie anhand von Stichpunkten die Dramaturgie des Abschlusskommentars durchlaufen und spontan Formulierungen finden, die Ihren Klienten Verständnis, Kompetenz und Zuversicht schenken.

Das Zurückkommen in den Gesprächsraum ...

... schenkt Ihnen die volle Aufmerksamkeit Ihrer Klienten. Insofern ist Ihr Erscheinen ebenfalls eine höchst beeindruckende Intervention. Ihre Klienten, vorher etwas müde von dem längeren Gespräch, sind hellwach und neugierig auf alles, was Sie jetzt mitbringen. Ich habe sogar schon Klienten erlebt (vor allem jene, die aus diversen Vorerfahrungen auf Schuldzuschreibungen und schlechte Prognose eingestellt sind), die vor Anspannung weinten. Selbst gelassen wirkende Menschen schreiben diesem Auftritt Wirkung zu, denn schließlich haben sich zwei (oder mehr) Experten beraten und nun wird das Ergebnis vorgestellt.

Ich selbst bringe sehr häufig »Material zum Anfassen« mit aus der Pause, Papierkärtchen, Umschläge, Schmetterlinge, Traumkugeln – gut verborgen in meinem systemischen Zauberköfferchen. Das unterstreicht, dass jetzt etwas ganz Spannendes passiert – und lässt nicht nur Kinder aufgeregt auf den Stühlen sitzen.

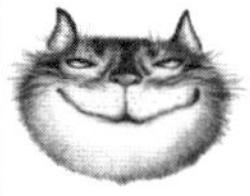

Dadurch gewinnt alles Gesagte an Format und wird intensiver wahrgenommen und nach dem Gespräch deutlich besser erinnert.

Den eigenen Überzeugungen folgen

»Es gibt noch etwas anders als Moden.
Es gibt Werte, es gibt Wahrheiten.«
Simone de Beauvoir

»Überzeugt Sie Ihre Selbstkritik?«
Max Frisch, »Fragebogen«

Sicher ist Ihnen schon jetzt bewusst, welche Komplexität der einzelne Berater, Therapeut oder Coach hier bewältigt: Erinnern des Gesagten – Abgleich mit Hypothesen – neuere Informationen – Blick auf die Mitschriften – Kontakt und Beziehungsaufbau mit den Klienten – Abstimmung mit dem Co-Therapeuten – Perspektivenwechsel, Querdenken und Reframing – erste Lösungsideen – Gedanken in Redeformat bringen.

Sie könnten sich fragen, wie das trotz allem – und die Praxis beweist es – gelingen kann?

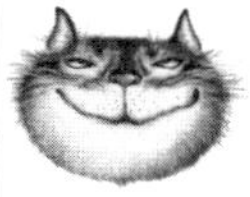

Ein Teil ist Handwerk, das lebenslang gelernt und verfeinert wird, aber der größere Teil ist Training.

Mit einer Filmszene mit Meryl Streep im Gepäck gehe ich selbst immer wieder gern ins Trainingslager. In »Julie & Julia« spielt sie eine Amerikanerin in Paris, die von den berühmten Franzosen das Kochen lernen will – ein verdammt gutes Scheiterprogramm! Im Kurs begegnet Miss Child französischen Profis und ausschließlich Männern, die sie mit teils ignoranter, teils abschätziger Mine einfach auflaufen lassen – beim Zwiebelschneiden. Der gefühlte Unterschied in Geschwindigkeit beim Schneiden von Zwiebeln liegt in etwa zwischen Klappfahrrad und Porsche! Da treiben einem nicht nur die Zwiebeln Tränen in die Augen. Unsereiner wäre mit gesenktem Haupte nach Hause gegangen – nicht so Miss Child. Als ihr Ehemann gegen Abend die Küche betritt, schlägt ihm ein beißender Geruch von etwa 20 Kilogramm geschnittenen Zwiebeln entgegen verbunden mit dem Anblick einer weinenden, glücklichen Ehefrau, die die 536ste Zwiebel mit einem riesigen Messer elegant aus dem Handgelenk filetiert.

... und ein Teil ist Intuition

Intuition haben oder nicht haben, ist hier nicht die Frage. Es geht darum, Intuition zu nutzen und weiter zu schulen. Jeder Berater benötigt eine sehr feine Beobachtungsgabe, die nahezu alles registriert und dem bewussten Denken zur Verfügung stellt, sowie ein breit angelegtes Ausdrucksvermögen, das diese Ideen wirkungsvoll an die Klienten heranträgt.

In Bruchteilen von Sekunden werden ständig Wahrnehmungen ins Denken überführt und das Ausdrucksverhalten koordiniert – Gesicht, Haltung, Worte. Wenn Sie höchst interessante Therapeutenpersönlichkeiten betrachten – Milton Erickson und Gunther Schmidt, Helm Stierlin und Gunthard Weber, Frank Farrely und Steve de Shazer, Insoo Kim Berg und Virginia Satir –, dann finden Sie nicht nur in allen genannten »die perfekten Zuhörer und Beobachter«, sondern können beim Betrachten der therapeutischen Live-Gespräche in deren Gesichtern bereits verfolgen, wie während des Zuhörens Handlungs- und Steuerungspläne entstehen, die dann klug verbalisiert werden. Gunther Schmidt sagt: »Die besten Arbeitsergebnisse erziele ich immer dann, wenn ich mich von dieser Instanz in mir leiten lasse, selbst dann, wenn mein kognitives ›Ich‹ zunächst anderer Meinung ist« (2007, S. 194).

Die Praxis lässt Ihnen keine Wahl. Durch Zeitfenster und Abläufe geprägt, müssen Sie oft genug das Überlegen kürzen – eben schneller Zwiebeln schneiden – und sich auf ihr tief verankertes inneres Wissen verlassen ... und wenn Sie es sowieso tun müssen, dann tun Sie es ganz bewusst!

Ich möchte Sie ausdrücklich einladen, in schwierigen Situationen auf Ihre Intuition zu vertrauen, denn genau an dieser Stelle entwickelt sich Therapie und Beratung zur Kunst: Ihr individuelles Geschick, Gespür, Timing – ein erfühltes Maß von situativer Stimmigkeit entscheiden über Ihren Erfolg. Sie sollten daher Ihr Gefühl der Stimmigkeit weiterhin schulen, indem Sie sich »mit einer Sache intensiv befassen« (Reddemann u. Wetzel 2011, S. 123).

Genauso wie Sie die Klarheit, Klugheit und Glaubwürdigkeit in den Gesichtern ihrer Lehrer und Lehrerinnen lesen können, so können das Klienten in Ihrem Gesicht lesen.

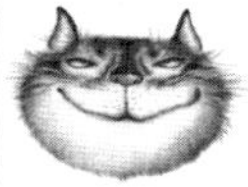

Zeigen Sie daher ganz bewusst Ihre Persönlichkeit, Ihr gereiftes Standing, folgen Sie ihren Überzeugungen und Einsichten – jedoch beachten Sie zwei Dinge: Bleiben Sie gleichsam in Kontakt mit Ihrem Gegenüber und bleiben Sie unter allen Umständen im Wohlwollen.

Die Struktur von Kommentaren

»Zeige mir, wie du baust,
und ich sage dir, wer du bist.«
Christian Morgenstern

»Komponisten sollten nur Musik schreiben,
in der man wohnen kann.«
Darius Milhaud

Um Komplexität wirksam zu reduzieren, hat sich die systemische Praxis eine Struktur zur Durchführung der Abschlusskommentare geschaffen, die Elemente zusammenfasst, die den gegenwärtigen Erkenntnisstand illustrieren.

Die Komposition begeistert:

Freundlicher Auftakt – intensives Gespräch – eine kleine Pause – ein guter Abschluss.

Die Gemeinsamkeit steht im Mittelpunkt:

Was ein System auszeichnet – was Berater und Klienten zusammenführt – was Gespräche bewirken – wie Systeme ihre Stärken für Problemlösungen nutzen können.

Überall *Ressourcen*:

Menschen sind einzigartig und dürfen das auch zeigen und selbst spüren – Bindungen und Gemeinschaftlichkeit sind die Grundnahrungsmittel des Lebens – jeder hat die gleiche Aufgabe: sein Leben zu meistern – jeder hat daher Lebenserfahrung – neue Begegnungen (z. B. die therapeutische Begegnung) bringen neue Ressourcen – Menschen sind »Problemlöse-Maschinen« (Fritz Simon), d. h., sie tun nichts anderes, als Jahrmillionen lang Probleme zu lösen, und sie können das.

Lebensprozesse sind die Flüsse, auf denen unsere Boote fahren:

Nie bleiben Dinge gleich, auch das dickste Problem verändert sich, auch der schönste Tag geht vorüber – es braucht Geschichten über die Bewegung von Menschen in ihrer Lebenszeit – so erfahren Kinder, dass sie größer und Eltern, dass sie älter werden – dass Beziehungen aller Art Wandlungen unterliegen wie wir selbst – und dass es ein Lernen braucht, sich selbst wie ein guter Freund durchs Auf und Ab des Lebens zu begleiten und stets aufmerksam, wach und höchst solidarisch in seinen Beziehungen zu sein.

Der »nackte« Abschlusskommentar

»Ich war nicht wirklich nackt.
Ich hatte nur keine Kleider an.«
Josephine Baker, Tänzerin

»Möchten Sie das absolute Gedächtnis?«
Max Frisch, »Fragebogen«

Ehe Sie beginnen, den Ablauf mit ganzen Sätzen zu füllen, freuen Sie sich darauf, eine ganz klare Struktur kennenzulernen, die ihnen ermöglicht, Ihre ungeheuren mentalen Datenmengen samt Geistesblitzen darauf abzustimmen.

Die bisherigen Veröffentlichungen folgen der Zweiteilung der Abschlusskommentare in

1. Kompliment/positive Konnotation/Resümee
2. Hinweis/Hausaufgabe/Vorschlag

(vgl. Schweitzer u. von Schlippe 1996; de Shazer 1989, 1992; Simon u. Rech-Simon 2012; Steiner 2011; Lipchick 2011)

Einmal abgesehen davon, dass ich ganz persönlich weder den Begriff »positive Konnotation« noch das Wort »Hausaufgabe« gebrauche, ist diese Zweiteilung einfach zu allgemein, um das praktische Vorgehen daran auszurichten. Es fehlen Bindeglieder, Zwischenschritte,

Nuancen – sodass man innerhalb der Ausbildung systemischer Therapeuten mit dem kritischen Blick auf den eigenen Stand der lehrenden Kunst schnell bemerkt, dass es bezüglich der »Interventionstechnik« lange bei den Zauberlehrlingen hapert. Wie oft habe ich Abschlusskommentare hören oder lesen dürfen (die bemühten Kandidaten mögen mir verzeihen), die über einen Leerlauf in vier Sätzen nicht hinauskamen.

»Ich möchte mich für Ihre Offenheit in dem Gespräch herzlich bedanken. Ihr Leben zeigt auf, dass Sie schon viele Schicksalsschläge gemeistert haben. Da es Ihnen im Moment nicht gut geht, war es ein richtiger Schritt, sich für eine Hilfe zu entscheiden. Wir haben in diesem Gespräch erste Schritte gemacht, deshalb bitte ich Sie, sich zu Hause weitere Gedanken zu machen und zu notieren, was Sie von weiteren Gesprächen erwarten.«

In Ermangelung von Papageien in der heutigen Zeit kaufen Sie sich einen Automaten!

Klappe! Wiederholung!

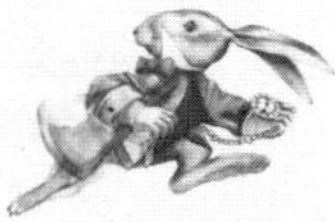

***Wichtiger Hinweis:** In den Beispielen aus meiner Arbeit habe ich die wichtigen Worte hervorgehoben, sodass Sie besser erkennen können, wie aus sinnhaften und sinnlichen Worten und Metaphern Gefühle entstehen, die Motivation schaffen.*

*»Um ehrlich zu sein, nicht jedes Gespräch gelingt **auf Anhieb**. Sie sind mir mit einer besonderen **Freundlichkeit** und **Offenheit gegenübergetreten**. Das hat unserem ersten Gespräch einerseits **Tiefe** und **Ernsthaftigkeit** und anderseits auch eine kleine **Beschwingtheit** und **Zuversicht** gegeben. Ein Satz von Ihnen schien mir sehr bedeutungsvoll, Sie sagten: »Mein Leben ist nie **in geraden Bahnen verlaufen**.« Und später fügten Sie hinzu, dass Sie sich immer **angestrengt** haben, Ihr **Leben** zu **meistern**. Sie sind also ein Mensch mit **Lebens-**, sprich **Kurvenerfahrung** und mit der **Bereitschaft, sich anzustrengen**. Genau das sind **wichtige Dinge**, die Sie brauchen, um Ihren Lebenskahn wieder **flott zu machen: Erfahrung** und die **Bereitschaft, Dinge zu ändern**. Genauso aber braucht jeder Mensch **Pausen** – keiner kann*

Tag und Nacht **am Steuer** sein – und Sie sind mir ein bisschen zu viel nachts **am Steuer**. Wissen Sie, die gegenwärtige Müdigkeit, die Sie begleitet, **das Nachdenkliche, Traurige** ist wohl eine **wichtige Erfahrung**, zu **spüren**, was genau nicht stimmt und wohin Ihr Leben Sie **führen** soll. Dabei stehen **Wegbegleiter** fest **an Ihrer Seite**, Ihr Mann, Ihr Sohn – auch Eltern und Freundin, wenn sie gebraucht werden. Wissen Sie, was ein besonderes Merkmal von **Glück im Unglück** ist – genau das zu **spüren**, dass es nach wie vor, vielleicht sogar in ganz besonderer Weise **Wärme und Verlässlichkeit** in der Welt gibt. Und wissen Sie, was an Ihnen besonders ist? Ihre **guten Ideen**. Drei gute Ideen im ersten Gespräch, das nenn ich eine **gute Ausbeute**. Vielleicht wird es gleich ein **guter Start** in den morgigen Tag? Ich lade Sie ein, Ihren **Ideen** zu folgen. Sie sagten selbst, Ihre Krankheit sei wie ›eine **Auszeit**‹. Nun, da wir bereits eine **Auszeit** haben, **nutzen** wir sie. **Verwöhnen** Sie sich ein wenig selbst, das hilft beim **Gesundwerden**. Bieten Sie sich **Kissen, Fensterblicke, Tee, Musik** oder eine **Träumerei** an. Nutzen Sie weiter die **Anteilnahme** Ihres Mannes, aber bitte **geben** Sie ihm eine Kleinigkeit **zurück** – ein kleines **Dankeschön**, ein **Zuhören**, vielleicht **eine Stunde Ruhe** ganz für ihn. Ihre dritte Idee, wieder **loszulegen**, bedarf noch eines kleinen Aufschubs. Wir beide werden im nächsten Gespräch Ihren Wünschen **mehr Halt** geben, ein **gutes Fundament**. Dann reden wir über einen guten **Startzeitpunkt**. Ich freue mich sehr, wenn Sie mir beim nächsten Gespräch **neue** Gedanken und **Ideen** mitbringen. Genießen Sie Ihre ›Auszeit‹! Auf Wiedersehen!«

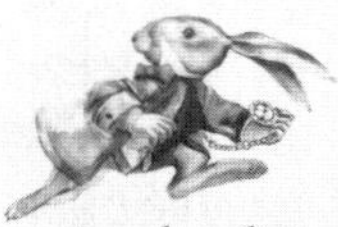

Struktur des Abschlusskommentars

TEIL 1: Das Kompliment

Dankeschön für das Gespräch

Das System als Ganzes (Familie, Paar, Einzelner und Familie, Team)

Die einzelnen Persönlichkeiten im System

Die Geschichte des Systems

Zusammenhalt, Werte und Traditionen

Gemeinsames Problemlösen in der Vergangenheit

TEIL 2: Der Hinweis

Die Fragen der Gegenwart als wichtige Entwicklungsaufgabe des Systems

Die einzelnen Zielstellungen

Wie können Therapie und Beratung dabei helfen?

Was tut das System bereits jetzt erfolgreich?

Was kann jeder weiterhin im System tun, was kann man gemeinsam tun?

Anbieten von konkreten Handlungsschritten (Aufgaben)

Da alles in allem eine Komposition ist, sollte ich dem Wunsch vieler meiner Seminarteilnehmer widerstehen, Dutzende Abschlusskommentare aufzuschreiben und zu veröffentlichen. Vielmehr favorisiere ich ein Bausteinsystem ähnlich wie beim Erlernen »schöner Fragen«, mit dem Sie einzelne Schritte üben und zum Schluss aus dem Geübten selbst Ihre eigene Komposition machen. Beim Kochen nutzen Sie bestimmt ein Kochbuch und machen trotzdem, was Sie wollen!

Stylingvarianten gelingender Abschlusskommentare

Rezept:
Ein großes Päckchen wertvolle Erinnerung,
reichlich Träumerei und
eine ganze Flasche Mut.
Kindl-Beilfuß (2008)

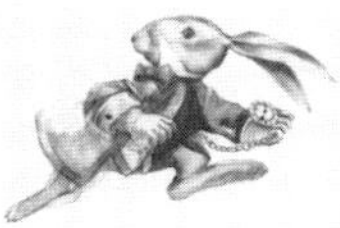

Dankeschön

Gehe zurück zum ersten Moment! – so lautet die Aufforderung an Sie. Die meisten Kommentare werden entweder mittendrin oder mit pauschalen Floskeln begonnen. Versuchen Sie, sich wirklich zu erinnern, welcher Mensch Ihnen im ersten Moment gegenübergetreten ist und was bewegt wurde, um hier bei Ihnen jetzt auf dem Stuhl sitzen zu dürfen.

- *»Wenn man solch vollgepackte Tage hat wie ich, **freut** man sich jedes Mal besonders, wenn man mit einem **Lächeln begrüßt** wird – ein **schöner Auftakt** für unser Gespräch.«*

- *»Wenn man wie Sie solch einen Weg zum* ***ersten Mal*** *geht, eine Beratung* ***in Angriff zu nehmen****, gehen einem die unterschiedlichsten Szenarien durch den Kopf, gruselige und* ***erwartungsfrohe****. Ich bin Ihnen* ***dankbar****, dass Sie mich* ***auf die Probe gestellt*** *und mir für Sie* ***wichtige Fragen*** *gestellt haben, das war ein* ***wichtiger Teil*** *unseres* ***guten Starts****, sehr* ***ehrlich****, sehr* ***interessiert****.«*
- *»Ich hoffe immer darauf, dass Menschen bereits in unserem* ***Empfangsbereich*** *beginnen, sich* ***wohlzufühlen****, aber eine gewisse Aufregung vor solch einem* ***persönlichen Gespräch*** *bleibt immer. Ich bin Ihnen* ***dankbar****, dass sie mir so schnell einen* ***Blick*** *in Ihre* ***Gedanken*** *gewährt haben – irgendwie ein* ***mutiger Auftakt****.«*
- *»Jedes Mal, wenn ich* ***eine ganze Familie*** *kennenlernen darf, frage ich mich: Wie machen die das bloß, alle* ***gemeinsam*** *zu* ***erscheinen****. Das grenzt in der modernen hektischen Zeit, wo jeder einem anderen Terminplan folgt, schon an ein* ***Wunder****. Sie haben Ihr* ***Wunder*** *heute* ***vollbracht****.«*
- *»Wenn ich in so verschiedene* ***Gesichter schauen*** *darf, sehe ich sofort Erwartungen* ***aufleuchten*** *– manche sind mit* ***dicken, großen Wunschpaketen*** *hier, andere sind verdammt* ***skeptisch****, und wieder andere voller* ***Zurückhaltung****. Irgendwie fühlt sich das* ***sehr normal*** *an, und so hatten wir einen recht unspektakulären* ***Auftakt*** *mit wirklich* ***netten Menschen****, die erst einmal eins getan haben:* ***sich Zeit füreinander genommen****.«*

Das System als Ganzes

»Die Pflege unserer Beziehungen scheint derzeit die größte Herausforderung.«
Luise Reddemann und Sylvia Wetzel (2011)

»Gib Anderen Gelegenheit zu glänzen.«
Knigge

Bei Familien, Paaren und Teams beginne ich immer mit der Würdigung, meiner Beschreibung des mir begegnenden Systems. Auf diese Weise betont sich von selbst die Kraft der Gemeinschaft, wir alle sitzen in einem Boot, um zu rudern. Damit hebt man unmittelbar auch die vorangegangene Markierung des Problems eines Einzelnen auf – und findet über die Beschreibung eines Systems, das mit Problemen ringt, zu einem System, das nach Lösungen sucht.

Sie haben hier viele Möglichkeiten:

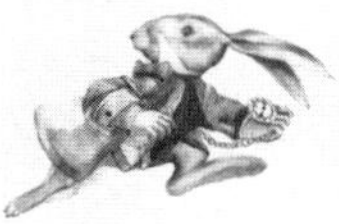

Die unmittelbare Beobachtungssituation nutzen

- Ihr erster Eindruck, was hat Sie persönlich begeistert?
- Was haben Sie ganz speziell gelernt von dieser Familie, diesem Paar, diesem Team?
- Wie haben Sie Zusammenhalt gespürt?

Bitte fügen Sie hier immer die konkrete Beobachtung an, denn Behauptungen ohne Begründung oder Beispiel wirken schnell wie leere Floskeln.

- *»Schon wenn Sie* ***Platz nehmen****, merkt man einen Teil Ihrer* ***guten Organisation*** *... (+ konkrete Beobachtung)«*
- *»Gleich beim* ***Hereinkommen*** *haben Sie* ***gute Laune verbreitet*** *... (+ konkrete Beobachtung)«*
- *»Es war für mich sehr* ***eindrücklich****, wie Sie um Fassung ringen, wenn manches, was Sie mir erzählen so unerträglich ist und genau deshalb* ***angepackt werden*** *muss. Es ist ganz und gar nicht* ***leicht****, darüber zu reden, und Sie alle haben sich als* ***sehr ernsthaft*** *gezeigt.«*
- *»Was man von Ihnen* ***wunderbar lernen*** *kann, ist, dabei sein und mitmachen – das war zuweilen wie ein kleiner Vogelpark, weil jeder von Ihnen* ***etwas Wichtiges*** *zu sagen hatte und manchmal* ***alle gleichzeitig****. Ein* ***Glück*** *– und vielen Dank – Sie haben es mir* ***leicht*** *gemacht, ein bisschen* ***mehr Ruhe*** *in unser Gespräch zu bringen. So habe ich Sie alle auch als* ***Solisten*** *hören können.«*

Bereits gut überlegte Interventionen setzen

Klienten von der Idee befreien, sie seien die Einzigen in diesem Unglück, und sie gleichzeitig beglückwünschen, dass sie zu jenen gehören, die aufmerksam sind und etwas ändern wollen.

Eltern

*»Sie sind Eltern von zwei **munteren aufgeweckten Kindern**, ein Baby, das seinen **Rhythmus** verlangt, und ein kleiner Junge, der gerade die Welt auf **eigenen Beinen** erkundet. Wie Millionen Eltern in dieser Welt mit Babys ist das Wort Durchschlafen eine Utopie für Sie, und die **Organisation** des kleinen **Familienunternehmens** treibt Sie manchmal fast in den Wahnsinn. Was Sie zu **besonders klugen** Eltern macht, ist die Tatsache, dass Sie nicht irgendwie »da durch wollen«, sondern **gemeinsam, Hand in Hand** mit besserer **Abstimmung** und zwei, drei **Erholungsmomenten** mehr für Sie persönlich.«*

Paar

*»Die eigene, **innere Sehnsucht nach Gemeinsamkeit** haben Sie beide bereits vor sechs Jahren abgelöst durch eine **Zweisamkeit** mit **Freude** und **Zuversicht**. Wenn man Sie beide anschaut, zuhört, was Sie übereinander sagen, spürt man, dass Sie vielerlei **gut geknüpfte Bänder** vom **Ich** zum **Du** haben, vieles **miteinander erlebt** und **erreicht** haben. Doch – und da geht es Ihnen nicht anders als vielen anderen Paaren – nimmt **das Glück** manchmal eine Auszeit. Nicht jeder **reagiert** so **schnell** wie Sie darauf, bei manch einem werden daraus quälende Durststrecken. Wir sehen Ihr **gemeinsames Hiersein** als **Auftakt** für Ihre ganz persönliche neue **Glückssuche**, bei der wir Sie beide herzlich gern **unterstützen.«***

Team

*»Wenn man so ein **offenes und lebendiges Team** wie Sie sieht, fragt man sich, wie Sie in solch einen –Sie nannten es selbst – »Durchhänger« geraten konnten. Wenn man genauer hinschaut, hat Ihre jetzige Situation viel mit Ihrem **eigenen Erfolg** und Ihren Rahmenbedingungen zu tun. Sie sind ein **erfolgreiches Team** bereits über drei Jahre, aber die Aufgaben sind **erfüllt – es läuft** – und mehr noch, Sie sind seit einem Jahr ein wenig ins Trudeln geraten – Kollegen sind gegangen, die Führung hat gewechselt. Das hat Ihre Aufmerksamkeit gefordert, dauernd war etwas anderes. Wie viele **besonnene Teams merken** Sie das und wissen, dass es **Zeit wird** für eine **Kursbestimmung, neue lohnende Ziele**.«*

Verbindungen zur gegenwärtigen Lebenssituation herstellen

Klienten übernehmen – auch durch die üblichen Wissensquellen forciert – schnell Symptombeschreibungen wie »Ich habe ein Burn-out« oder »Wahrscheinlich bin ich depressiv«. Dies darf man als Versuch anerkennen, sich selbst besser verstehen zu wollen mit der zugrunde liegenden Frage: Was ist mit mir los? Es hat daher eine hilfreiche Seite, aber auch eine weniger hilfreiche – nämlich wenn Klienten daraus schließen, psychische Probleme überfielen sie wie eine Grippe und seien auch entsprechend zu behandeln. Hier empfehle ich Ihnen den Artikel meines Kollegen Ortwin Meiss (2011), der in bezaubernder Form die Angriffstaktik heimtückischer Symptome auf ahnungslose Menschen entlarvt.

Die Zusammenhänge in einer systemischen Komplexität zu beschreiben – statt des simplen Ursache-Wirkungs-Prinzips: Weil x war, haben Sie nun y – ist eine sehr bedeutsame Aufgabe des Beraters, da der Klient sich dieser Zusammenhänge nur selten oder nur sehr einseitig bewusst ist. Er lernt faktisch aus den angebotenen Zusammenhängen, sich selbst neue zu bilden. Dieses komplexe Denken setzt der Berater bereits mit dem Hypothesenbilden in Gang.

»Sie haben sich bereits informiert und selbst vermutet, dass Sie »in einem Burn-out« stecken, was Ihnen auch Ihr Arzt bestätigt hat. Wenn man Ihre letzten Jahre anschaut, wie Sie einerseits dieses Arbeitspensum ***bewältigt*** *und andererseits das Haus* ***gebaut****, bezogen und Ihre Tochter zum Abitur* ***begleitet*** *haben, ist eine solche Phase von Erschöpftsein und* ***Kraftsammeln*** *nicht verwunderlich. Vielleicht haben Sie schon das eine oder andere Mal die Grenzen des Möglichen überschritten, sodass Sie mittlerweile auch wissen, dass auch Sie* ***Grenzen haben****. Gleichzeitig bemerke ich auch, dass Ihnen die* ***Anerkennung für das Geleistete*** *fehlt, vor allem in der Firma, zuweilen auch zu Hause, zuweilen auch durch eigenes* ***Schulterklopfen****.«*

»Sie haben in sehr ehrlicher Weise beschrieben, dass Sie als Familie, um es mit Ihren Worten zu sagen, »in einer Sackgasse stecken« – die Schule macht nicht mehr mit, das Jugendamt wünscht sich mehr Mitarbeit, das Geld ist knapp, die Nerven liegen zuweilen blank, und die Kraft geht aus. Das ist ein ganzer Sack voller Aufgaben. Aber ich möchte hinter den Aufgaben die ***Menschen sehen*** *– und ich sehe Ihre* ***Arbeitssuche****, Herr Müller, Ihre Erkrankung und den* ***Wunsch, gesund***

__zu werden__, Frau Müller, deine Enttäuschung durch andere und deine __Suche nach wahren Freunden__, Marcel, und Lisa bei dir deine Rückschläge bei der __Aufholjagd um bessere Noten__ für die __Versetzung__. Alle sind ein wenig müde, aber alle haben auch __ganz fest den Wunsch__, dass sich die Situation __verbessert__. Es stimmt, wir haben eine schwierige Passage __vor uns__, aber wir haben auch __ein Schiff mit Segeln__.«

Brücken zu bereits gemeisterten Erfahrungen herstellen

Hier werden sehr früh Erfahrungen benannt, die in die großen Bereiche von *Stress* und *Coping*, der *Salutogenese* und der *Resilienz* gehören. Besonders bei eher dramatischen Lebensgeschichten, die an fortgesetzte Prüfungen erinnern, sind Beschreibungen sogenannter »schöner« Ressourcen wenig sinnvoll, da solche Klienten ihren Lebensweg nicht als schön erleben und sich mit schönen Worten nicht ernst genommen fühlen. Nutzen Sie an in solchen Gesprächen so viel wie möglich O-Töne der Klienten nach gut gestellten Fragen zu Resilienz-Erfahrungen.

»Es gibt das alt gediente »__Stehauf__-Männchen«, korrekterweise müsste es in Ihrem Falle »__Stehauf__-Frau« heißen, vielleicht sogar einen Titel geben für »__Aufstehen__-Können«. Sie haben mich sehr beeindruckt mit Ihrem __Stehvermögen__ – immerhin über zwei Jahrzehnte. Gleich zwei ihrer schwierigen Situationen habe ich vor Augen, zum einen, als Sie vor mehr als zehn Jahren vor der Frage standen, Ihre krebskranke Mutter bei sich __aufzunehmen__, und das ohne zu zögern taten, zum anderen, als Ihr Mann vor zwei Jahren schwer verunglückte, nicht nur die täglichen Krankenhausbesuche zu __garantieren__, sondern weiterhin zu Hause __den Laden zu schmeißen__ und __gemeinsam__ mit Ihrem Mann nach vorn zu __schauen__. Sie selbst sagten, das sei doch »selbstverständlich« – ganz ehrlich? Ich ziehe den Hut vor so viel __Solidarität__ und __Verlässlichkeit__ … und ich sehe darin natürlich auch Ihr __persönliches Zutrauen__, Ihre __Lebenserfahrung__, Ihren __Mut__ zu __Entscheidungen__ und Ihren __Fleiß__ – alles Dinge, die Sie jetzt gut brauchen können … und eins, nur eines, das bekommen Sie jedes Mal, wenn Sie zu mir kommen geschenkt: eine ganze Tüte __Selbstfürsorge__.«

»Sie haben die Klinik gerade verlassen, ein __hartes Stück Arbeit__ liegt __hinter__ Ihnen. Denn: Sie hatten nicht nur einen K.-o.-Schlag bezüglich Ihrer __Gesundheit__ zu verarbeiten, sondern wollten auch auf viele Fragen Ihrer Vergangenheit __eine Antwort finden__. Stimmt, Sie sind »zu Boden gegangen« (O-Ton des Pat.) und wenn man k. o. geht, so zu Boden

sackt, allein nicht mehr ***hochkommt****, das ist ein* ***Einschnitt****. Sie haben recht, da ist man verzweifelt, da verlässt einen der* ***Mut*** *... für einen Moment – dann ist ganz besonders* ***spannend****, welche* ***Entscheidung*** *man selbst trifft. Vor allem ist es wichtig zu* ***wissen****: Da hab ich aber* ***Glück gehabt****, es hätte auch ganz anders ausgehen können. Sie haben sich an ihren Arzt gewandt und ihm* ***zugestimmt****, dass eine längere Behandlung* ***sinnvoll ist****. Sie haben Menschen getroffen, die diesen* ***Weg*** *nicht* ***zu Ende gegangen*** *sind, und solche, die mit Ihnen* ***die ganzen sechs Monate*** *um* ***das neue Leben gekämpft*** *haben. Nun* ***stehen*** *Sie wieder* ***auf eigenen Beinen****. Natürlich liegt noch* ***Arbeit*** *vor Ihnen, jedoch heute ist* ***Anerkennung*** *fällig, die ganze* ***Anerkennung****, wenn man* ***die Kurve*** *nicht nur* ***gekriegt hat****, sondern regelrecht* ***gut gefahren*** *ist.« (Dieser Patient ging sturzbetrunken zu Boden, ein Bekannter brachte ihn zum Arzt, der eine Suchtrehabilitation dringend empfahl, die der Patient erfolgreich absolvierte – dies ist nur ein Ausschnitt aus dem gesamten Kommentar.)*

Komplimente für die einzelnen Persönlichkeiten

»Eltern wie Engel,
Engel wie Eltern.
Wer sonst hier hält für dich diese Welt an?«
Söhne Mannheims, »Für dich«

Wenn wir der Hirnforschung Beachtung schenken, so liegen wir goldrichtig, denn wir motivieren Menschen schon allein mit diesem Gesehen- und auf Wertvolles Angesprochenwerden nachhaltig. Joachim Bauer unterstreicht: »Kern aller Motivation ist es, zwischenmenschliche Anerkennung, Wertschätzung, Zuwendung oder Zuneigung zu finden und zu geben« (2008, S. 36).

In der praktischen Umsetzung haben wir Ressourcen. Weit verbreitet sind Eigenschaftslisten von Menschen – in Kliniken, Schulen, Jugendgruppen, bei Familienhelfern und in therapeutischen Praxen. Gern werden solche Listen als gelungene Ressourcenfindung präsentiert. Natürlich sind das Möglichkeiten, andere zu beschreiben – lieb, klug, aufmerksam, freundlich, fleißig, genau, offen, temperamentvoll ...

Zum einen weiß jeder sofort, dass dies so generell nicht stimmt, zuweilen hat es sogar einen Beigeschmack – will man tatsächlich unter der Beschreibung »freundlich« verallgemeinert werden?

Zum anderen sagt es rein gar nichts über Situationen und andere Menschen aus.

»Sylvia hilft gern bei Hausaufgaben.«

»Mama hilft mir beim Aufräumen und nimmt sich dann Zeit für eine Geschichte.«

»Meine Lehrerin tröstet mich, wenn ich einen schlechten Tag habe.«

Man könnte in allen drei Situationen sagen, die Akteure sind *»lieb«* und *»hilfsbereit«*.

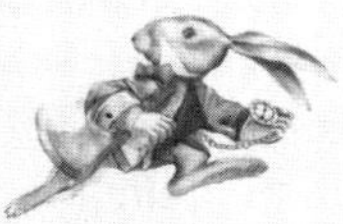

Verlassen Sie das Listenwesen und gehen Sie mehr und mehr zu differenzierteren situativ geprägten Beschreibungen über, mit denen Sie auf der Handlungsebene sofort arbeiten können.

Beschreiben Sie die Menschen in persönlichen Farben, sodass sie leuchten können. Wenn Sie es schaffen, wachsen diese Menschen vor Ihren Augen, sie richten sich auf und strahlen.

Wählen Sie solche Beschreibungen aus, die Sie später für den Handlungsteil gut gebrauchen können.

Denn: Was nützt es Ihnen, wenn Sie jemanden als »vorsichtig und überlegend« beschreiben und ein paar Sätze später soll genau dieser Mensch Ihrer Meinung nach »mit Schwung an den Start gehen«. Erwischen Sie ihn lieber in temperamentvolleren Situationen und führen Sie ihm vor Augen, wie schnell ein öfter »vorsichtiger« Mensch in bestimmten Situationen sein kann.

Mit anderen Worten: Stellen Sie sich also nicht selbst ein Bein!

Ich schenke Ihnen ein paar Ideen:

Ein Vater

der als Familienvater immer ansprechbar ist – da ist, wenn es drauf ankommt – der für seine Frau und seine Kinder Verantwortung zeigt – der fachlich 'ne Menge drauf hat – der nie ohne Projekt unterwegs ist – dessen Arbeitsergebnisse sich sehen lassen können – der die Familie nach außen verteidigt – immer wieder sachliche Ideen einwirft – der durchaus kritisch nachdenkt und dadurch die Sache oft erst rund macht – der mit Sachverstand an die Dinge geht – der eine wichtige Familieninstanz ist – der Ruhe in die Sache bringt – der in bestimmten Situationen einen notwendigen Schlusspunkt setzt – dem die finanzielle Sicherheit, das Auskommen der Familie sehr am Herzen liegen – der oft gute Ideen einbringt – der gern neue Unternehmungen startet – der gern mit der Familie unterwegs ist –

der seine Familie gern um sich hat – der seit Jahren das Zuhause verschönert – der eine Menge Lebenserfahrung hat – der zu seinem Wort steht.

Eine Mutter
die mit Leib und Seele Mutter ist – die mit bewundernswertem Engagement Familie und Beruf meistert – jeden Tag »das Lagerfeuer anzündet«, an dem sich die Familie versammeln kann – die immer weiß, was gerade (egal ob lautstark oder im Stillen) in der Familie läuft – die immer offene Ohren hat – alle zu Hause liebevoll versorgt – die gern spontan etwas Schönes zaubert – die immer wieder in schwierigen Situationen vermittelt – die aufpasst, dass keiner ins Hintertreffen gerät – die im Beruf wie Zuhause ihren eigen Kopf hat mit hübschen Ideen – die egal womit man kommt, Hilfe anbietet – die aus den schwierigen Zeiten im Leben gelernt hat, wie wichtig es ist, die Gemeinsamkeit zu pflegen – die ihre Verlässlichkeit oft unter Beweis gestellt hat – die nicht aufgibt, sondern Ausdauer zeigt – die genauso hübsch wie klug ist – der man prima zuhören kann – die etwas vom Leben versteht.

Ein Mädchen
das sehr ernsthaft bei der Sache ist – das weiß, wie wichtig es ist, miteinander reden zu können – das seinen Freunden viel bedeutet – das viel Sinn für Gerechtigkeit besitzt – das nicht nur in der Schule eine Teamplayerin ist – das mit viel Ausdauer bereits eine ganze Menge fast unmöglicher Dinge geschafft hat – das viele Kleinigkeiten erledigt, damit sich alle zu Hause wohlfühlen – das beherzt eingreift, wenn etwas passiert – das Fehler nicht gern eingesteht, aber daran arbeitet, dass es nicht wieder passiert – das mit seiner Meinung souverän auftritt – mit einer ganz besonderen Ausstrahlung/einem ganz eigen Stil, der viel Kreativität vermuten lässt – mit einem Dickkopf zum Liebhaben – das seine Ziele nie aus den Augen verliert – das mit viel Neugier unterwegs ist – das viel Wert auf gute Beziehungen legt – das immer wieder bereit ist, anderen aus der Patsche zu helfen – das jetzt schon einen geheimen Plan hat, was sie mit 18 garantiert machen wird – das ein Faible für verrückte Ideen hat – das bei Dingen, die ihr wichtig sind, zur Hochform aufläuft – mit Begeisterung an bestimmte Aufgaben geht – mit einer extra Portion Eigensinn.

Ein Junge
mit echtem Format – der noch nicht genau weiß, was er will, und deshalb probiert, was er kann – der ein Freund zum Anfassen ist – der niemals davonlaufen würde, wenn ein Freund in Gefahr ist – der die Dinge durchdenken und sie begreifen will – der Spaß an Bewegung hat – der lieber unterwegs als am Computer festgeschweißt ist – der an einem Modell arbeitet, die Schule effektiver zu gestalten – mit so viel Neugier, dass er sich momentan gar nicht festlegen kann, was das Wichtigste ist – der sich fragt, was das Leben an Abenteuern bereithält – der immer für einen Spaß zu haben ist – der sich in jedes Herz lächeln kann – der seine Eltern intelligent um den Finger wickelt – dessen Freunde auf Platz eins stehen – der seine wirklichen Ziele nicht jedem erzählt, ehe er nicht weiß, dass es funktioniert – der den Sound des Lebens liebt – der es mag, ab und an allein zu sein – dessen Dickkopf zeigt, dass er erwachsen werden will – der seine »coole« Seite liebt – der sich spätestens im zweiten Anlauf auch unangenehmen Dingen stellt – der Flagge zeigt, wenn es drauf ankommt – der absoluter Profi in Technikfragen ist – der alles tun würde, damit die Familie zusammenbleibt – der niemals zugeben würde, dass seine Eltern recht haben.

Eltern
die wissen, wann es fünf vor zwölf ist – die niemals aufgeben, wenn es um die Zukunft ihrer Kinder geht – die im Streit merken, wie wichtig ihnen die Sachen sind – die Erziehen nie gelernt haben, aber bereits ’ne Menge richtig gemacht haben – die wissen, wie wichtig es ist, gemeinsam einen Weg zu finden – die offen sind für Vorschläge und neue Ideen – die aus der eigenen Erfahrung viel gelernt haben – die neben einem schönen Familienleben mehr Glücksmomente zu zweit suchen – die das Familienschiff auf neuen Kurs bringen wollen – sich gerade fragen, was sie von ihren Kindern lernen können – die es trotz ihrer Sorgen schaffen, sich gegenseitig Mut zu machen – die sich bewusst sind, dass sie es gemeinsam schaffen können – für die der Besuch der Elternabende und Gespräche mit den Lehrern wichtige Informationsquellen sind – die terminlich jeden Tag Meisterleistungen vollbringen, um Arbeit und Familie zu koordinieren – die wissen, was sie aneinander haben – die Anstrengung gewohnt sind und sich viel abverlangen.

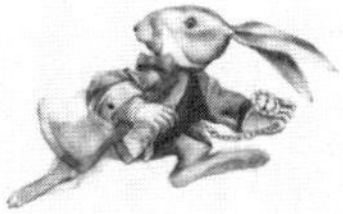

Ebene der Allparteilichkeit

Aus der Beantwortung Ihrer Frage, wen Sie im Interview mit Aufmerksamkeit verwöhnt haben und wen weniger (S. 55), folgt an dieser Stelle der Versuch, diesen Unterschied anzusprechen und mit einem Dankeschön oder einem Angebot auszugleichen.

- *»Lieber Herr M., ich bin Ihnen sehr dankbar, dass Sie die Geduld aufgebracht haben, dass Ihre Frau länger von den Dingen erzählen konnte, die sie bewegen.«*
- *»Lieber Ben, du hast dich heute etwas zurückgehalten, den anderen Platz gelassen. Das war sehr nett von dir. Ich mach dir ein Angebot: mehr Zeit für deine Gedanken beim nächsten Gespräch.«*
- *»Liebe Frau L., Sie mussten heute mit Ihren Wünschen etwas zurückstecken, wir alle haben viel Aufmerksamkeit für die Sorgen und Nöte Ihrer Tochter gebraucht. Ich danke Ihnen für dieses Zugeständnis.«*
- *»Es ist immer anstrengend, Zuhörer zu sein. Ich finde, Ihr drei (gemeint sind die Kinder) habt das heute prima gemacht, denn wir wollten heute etwas Zeit in die Familiengeschichte investieren und haben uns gefreut, dass Eure Eltern uns von Omas, Opas, Onkel und Tanten erzählt haben. Versprochen, das nächste Mal seid ihr drei Nr. 1.«*
- *»Lieber Herr K., wir haben Ihnen heute verdammt viel abverlangt mit unseren Fragen. Verzeihen Sie uns bitte auch, dass wir nach Dingen gefragt haben, die Sie echt strapaziert haben, z. B. was passiert, wenn Ihre Tochter die Schule verlassen muss. Das war ein sehr anstrengendes, aber auch sehr ehrliches Gespräch. Danke!«*

Es ist völlig unmöglich, Aufmerksamkeit in Gesprächen gleich zu verteilen, Redeanteile wie Tortenstückchen zuzuschneiden. Was Sie immer tun können: Ihr Tun zu reflektieren.

Klienten denken dann: Prima, er/sie hat's gemerkt. Das heißt dann wiederum ganz klar: Ich finde die Beachtung des Beraters.

Das Storyboard – die Lebensgeschichte der Klienten aussichtsreich erzählen

»Der erfolgreiche Mensch sitzt im Zug seines Lebens und steht nicht zeit seines Lebens nur an der Haltestelle.«
Vera F. Birkenbihl, Autorin und Managementtrainerin

Wenn wir uns der Grundidee von Interventionen neuerlich zuwenden, dem Klienten(-System) eine neue attraktive Fokussierung der Aufmerksamkeit zu ermöglichen, neu zu lernen, sich neu zu (er)finden, dann liegt im Erzählen der Lebensgeschichte ein großer Fundus an Möglichkeiten. Die systemische Schule der narrativen Therapie hat sich das schon lange auf die Fahnen geschrieben. Jedoch habe ich keine konkreten Ideen und Vorschläge gefunden, wie diese Haltung im Abschlusskommentar in sehr komprimierter Form umgesetzt werden kann. In der Praxis gibt es viele Settings, in denen es gar nicht die Möglichkeit gibt, sich über viele Gespräche hinweg mit Vergangenem zu beschäftigen, z. B. das einmalige Coaching, Kurzzeit-Therapien, Supervisionen oder Teamsitzungen. Doch auch hier ist die Neu-Erzählung der Geschichte bedeutsam.

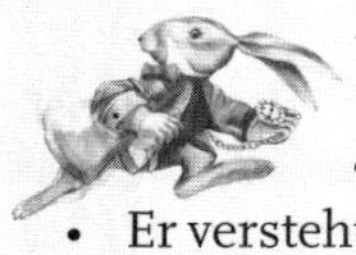

Die Lebensgeschichte bringt folgende Vorteile:

- Der Klient fühlt sich im besten Sinne verstanden.
- Er versteht sich auch selbst neu, da sich durch die Perspektive des Beraters neue Verknüpfungen offenbaren.
- Häufig genug sind Sie der erste Mensch, der eine solche Geschichte erzählt, und Sie hinterlassen eine tiefe Rührung in der Seele Ihres Gesprächspartners.
- Es entsteht die Idee, das Leben ist ein Prozess, ein Weg, dadurch entsteht ein Gefühl von Vorwärtsgehen, an das die nächsten Schritte anschließen.
- Das Weitergehen mit Blick auf ein neues Ziel wird dadurch ein ganz natürliches Gefühl.
- Wie bei jeder gut erzählten Geschichte gerät der Klient in eine Trance, das spricht seine Gefühle, sein Unbewusstes an, es öffnen sich die Türen der Erinnerung, Türen von erlebtem Leben. Das Leben gewinnt an Farbe, scheint vielfältig – und es hat seinen Akteur, das tätige Selbst.

Ich kann Ihnen den Hinweis nicht ersparen, dass Sie nicht einfach am Ende des Gesprächs irgendeine Geschichte erfinden können, sondern nur ein Interview voller Neugier und Vielfalt eine solche Möglichkeit eröffnet (siehe Kindl-Beilfuß 2008, S. 38 ff.). Selbstverständlich können Sie je nach Auftrag zwischen vielen Lebensgeschichten wählen:

- die Lebensgeschichte seit der Kindheit
- die Familiengeschichte
- die Geschichte der Partnerschaft
- die Geschichte der Ausbildung / des Studiums
- die Geschichte im jetzigen Unternehmen
- die Geschichte des Teams
- die Geschichte der eigenen Selbstständigkeit u. a. m.

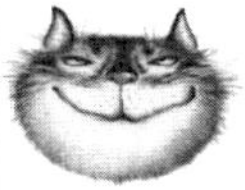

Verknüpfen Sie in der Erzählung verbal das Erleben von Schwierigkeiten, Unglück und Scheitern mit dem, was der Mensch für Erfahrungen gewonnen und was er gelernt hat. Zeigen Sie, dass das Leben danach weiterging, sich oft in guter Weise fortsetzte und welchen aktiven Anteil Ihr Klient daran hatte. Würdigen Sie seine Lebensleistung, unabhängig davon, ob Ihr Klient 8, 18, 48 oder 78 Jahre alt ist. Suchen Sie nach Mustern des Gehens:

- Wie geht es weiter, wenn etwas aufhört? Wann beginnt ein neuer Weg?
- Wie wurde er eingeschlagen? Welche Entscheidungen getroffen? Welche Schritte gemacht?
- Welche Erfahrungen sind bedeutsam? Was hat er/sie gelernt?
- Wie viele Erneuerungen zeichnen ihn/sie aus?
- Welche Stationen gab es? Welche Lebensbahnen? Welche Spuren hat er/sie hinterlassen?
- Wo entstehen Stolz über das Geleistete, ein bisschen Weisheit und Dankbarkeit?

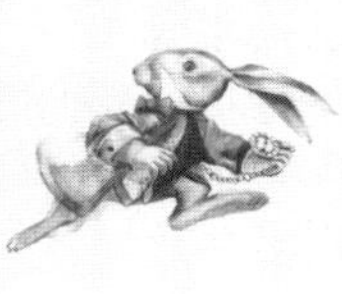

Beginnen Sie immer am Anfang!

Herr L. ist mehr als unglücklich über sein berufliches Scheitern, ein Beruf, ein Studium, zwei Umschulungen gehören zu den Stationen seines Lebens. Er ist 54, hat aus gesundheitlichen Gründen vor zwei Jahren seine eigene Firma an seinen Geschäftspartner verkauft und arbeitet seitdem wieder als Angestellter. Er ist »deprimiert, nicht depressiv«, sagt er, als er ein Coaching bucht.

»Als Sie ein junger Mann waren, so circa 18 Jahre alt, da hätte ich gern schon mit Ihnen ***neugierig*** *erzählt. Wissen Sie, warum? Weil Sie damals schon einen* ***festen Plan*** *hatten. Wie kann man* ***studieren****, wenn die Eltern weder einen Sinn darin sehen, noch das Geld für eine Unterstützung haben. Das wäre eine erste Chance für Resignation gewesen. Pah, haben Sie nicht genutzt. Stattdessen eine Ausbildung im technischen Beruf mit* ***festem Willen*** *zum* ***Studium****, das sie gleich nach Ihrem Facharbeiterzeugnis beginnen. Das nenn ich* ***Tempo****! Auch privat lassen sie nichts anbrennen,* ***heiraten*** *das schönste Mädchen weit und breit und werden* ***stolzer Vater*** *einer Tochter, die Ihnen heute – vielleicht sogar gerade in diesem Moment – fest die* ***Daumen drückt****. Weit daneben, wenn man vermutet, Ihr* ***Tempo*** *wird moderater –* ***Studienabschluss*** *als Ingenieur, drei Jahre später leiten Sie eine Fachabteilung, da sind sie gerade über 30. Ihr* ***Leben läuft*** *in festen Bahnen, Sie sind Ihren* ***Zielen treu****, die Kollegen mögen Sie wegen Ihrer* ***Zuverlässigkeit*** *und weil Sie »ein* ***ehrlicher Chef****« (O-Ton) sind. Den Niedergang Ihrer Firma im Zuge des gesellschaftlichen Umbruchs erleben Sie als eigene* ***Niederlage****, es* ***schmerzt*** *... und gleichzeitig sind Sie sofort auf der* ***Schulbank*** *– ich hoffe, ich habe richtig zugehört – Sie sagten »gleich am ersten Tag mit* ***Volldampf****«. Der Marketing****abschluss*** *brachte Sie unter die Vielfahrer in Ihrem neuen Hoheitsgebiet – der ganze Norden der Republik. Viele besondere Geschichten begleiten diese Zeit, die Ihnen bis heute helfen, sich in* ***Schicksale*** *von Menschen und Firmen* ***hineinzufühlen****. Sie haben viel an* ***Menschenkenntnis*** *und* ***Erfahrung*** *gewonnen. Ich persönlich glaube, das war eine Grundlage, dass Sie sich getraut haben, Ihr* ***eigener Chef*** *zu sein. Was haben Sie seither gelernt? Innovatives Denken, noch mehr Verantwortung, Logistik, Marketing, Buchhaltung – Personal- und Absatzsorgen – Sie kennen schlaflose Nächte,* ***tägliches Umdenken und Durchhaltevermögen****. Ihre Frau nennt Sie seit über 20 Jahren* ***»meinen Großen«*** *(er hat Tränen in den Augen). Nach wie vor sind Sie* ***verlässlich, fürsorglich*** *und* ***verantwortungsvoll – Arbeit ist Ihr Ding*** *– Aufhören? Fehlanzeige!*

Also, wenn Ihr neuer Job eine Zwischenlandung ist, dann lassen Sie uns Ausschau halten, wem Sie so viel ***Talent, Zielstrebigkeit*** *und* ***Biss*** *zumuten wollen – oder ob ein eigenes* ***Projekt*** *in der* ***Schublade des Lebens*** *liegt. Muss ich den 18-jährigen fragen oder Sie? Sie haben doch* ***einen Plan****, nicht wahr?«*

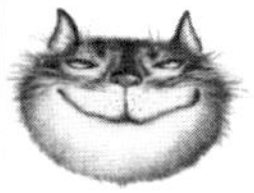

Drei wichtige Hinweise:

- Suchen Sie nach Werten im Leben des Klienten. Bieten Sie ihm eine Geschichte seiner Werte an – das stiftet Sinn, der in Krisen und Übergangssituationen Halt gibt. (Übrigens tun Sie in jeder Art von Abi-, Hochzeits- oder Jubiläumszeitung nichts anderes.)
- Bringen Sie die zentralen Begriffe und Metaphern immer wieder. Sie fungieren wie Zielbojen auf hoher See.
- Sie können gern im Mittelteil kürzen, auf Vollständigkeit kommt es nicht an, aber verlieben Sie sich in den Anfang und das Ende einer Geschichte!

Wichtige Werte für Menschen:

Vollbringen Einfachheit
Ordnung Aktivität **Herzlichkeit** Optimismus
Geduld Loyalität
Gemeinsamkeit Ehrlichkeit Wohlwollen
Fürsorge **Solidarität** Aufmerksamkeit
Hilfe Natürlichkeit
Freundschaft Demut **Familie**
innerer Glaube Wille
Ausdauer Offenheit
Verantwortung Treue Tatkraft
Zuversicht **Liebe** Souveränität **Mut**
Verlässlichkeit Unterstützung

Too much – zu viel des Guten

»Wer nichts riskiert,
kann nicht einmal scheitern.«
Reinhold Messner, Bergsteiger

»Ich brauche ein wenig Sex, Drugs
und Rock'n'Roll in meinem Leben!«
Helen Mirren, Schauspielerin und Darstellerin
der Queen Elisabeth (Variety, 12/2007)

Das systemische Handeln wird häufig mit einer Art Positivismus gleichgesetzt und Ressourcen als »gute Eigenschaften« interpretiert. Das ist eine ganz und gar unzulässige Verkürzung, eine Form von Reduktion, die das ursprünglich Gemeinte zuweilen bis zur Unkenntlichkeit verbiegt.

Paul Watzlawick hat in seinen Vorträgen und Schriften immer wieder vom »Guten des Schlechten« gesprochen. Wir dürfen einfach Gegensätze und Wechselwirkungen nicht aus dem Blick verlieren, sondern müssen sie geradezu fixieren. Denn »nichts ist wiederum so schlecht, dass es nicht für etwas gut wäre, und nichts ist so gut, dass nicht noch etwas Schlechtes darin verborgen sein könnte« (Schmid 2010, S. 103).

Ebenso wenig, wie es ein nur gutes Leben gibt, gibt es nur gute Geschichten. Ebenso wie das gute Leben schnell öde und langweilig wird, verlieren wir an der Beschreibung von Glück schnell das Interesse – oder hätten Sie sich einen Dreiteiler über das Zusammenleben der Hobbits (»Herr der Ringe«) angeschaut? Die Geschichte des kleinen Hobbits Frodo lebt von der frühen Botschaft, dass eine Gefahr naht, Bedrohliches sich seinen Weg mitten in die Idylle bahnt, hineinkracht in das zufriedene Leben. Der Zuschauer identifiziert sich mit Frodo, der am liebsten »ein ganz normales Leben haben möchte« – gibt es aber nicht. Frodo muss sich neuen Herausforderungen stellen, lange Wege erklettern, erzittern und erlaufen – der kleine Mann muss kämpfen und leiden, lernt Angst und Verzweiflung kennen und Verrat ertragen. Am Ende wissen wir, dass der kleine Hobbit »ein ganzer Kerl« ist, unser Held, und dass dieses »Männlein« verdammt viele großartige und verlässliche Freunde gewonnen hat – und wir ahnen, dass auch in unser Hobbit-Deutschland noch einiges hineinkrachen wird, was uns die Chance gibt, Mut, Solidarität und Kampfgeist zu entwickeln.

Luigi Boscolo warnte schon vor mehr als 20 Jahren vor einer »Kaffeekränzchen-Mentalität" der Therapeuten (1988, S. 290 f.): »Da die Familie nicht sehr ernst war, hielten wir es für sehr wichtig, die Situation zu dramatisieren. Wenn man eine Kaffeekränzchen-Familie vor sich hat, möchte man es vermeiden, ein Kaffeekränzchen-Therapeut zu sein.«

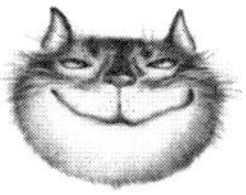

Eine Geschichte ist keine Geschichte, wenn Sie nur Gutes zu berichten hat.

Talent entsteht durch Reibung, Meisterschaft zeigt sich nur im Angesicht von verdammt großen Aufgaben.

In jedem Storyboard braucht es:

- Gefahren
- Herausforderungen
- Rückschläge
- Enttäuschungen
- Hürden
- Hindernisse
- Irrtümer und Fehlentscheidungen
- Schwierigkeiten
- Schicksalsschläge
- Niederlagen
- Bedrohungen
- Illusionen und Enttäuschungen

Metaphern sind gut geeignet, diese Zusammenhänge zu illustrieren, arbeiten Sie viel damit, z. B.

- nach einem Tiefschlag wieder aufstehen
- Herausforderungen annehmen
- nach viel Stress und Unruhe wieder zu sich finden
- aus einem Schicksalsschlag viel wertvolle Erfahrung ziehen / gestärkt hervorgehen
- durch einen Schicksalsschlag neu zueinanderfinden
- eine Talsohle mit Ausdauer durchqueren
- eine Niederlage einstecken können

- den Schwierigkeiten die Stirn bieten
- aus Irrtümern lernen
- einen Hürdenlauf mit viel Einsatz absolvieren
- sich von Bedrohungen nicht einschüchtern lassen
- auch im Sturm segeln können
- trotz der Unruhe, Anspannung und Stress einen kühlen Kopf bewahren
- Fehlentscheidungen korrigieren
- Illusionen verabschieden und mit beiden Beinen fest auf dem Boden (der Tatsachen) stehen
- Enttäuschungen verarbeiten und Klarheit gewinnen

Wenn Sie häufig im *Reflecting Team* arbeiten, dann nutzen Sie gerade auch hier diese Geschichtenstruktur. Viel zu häufig erlebe ich in der Praxis sehr schlichte Beschreibungen im Sinne von »Der Klient ist so und so, und er sollte eher dies und das tun«. *Seien Sie genauer!* Verbrüdern und verschwestern Sie sich mit dem Storyboard des Lebens ihres Klienten, beschreiben sie ein Stück seiner dramatischen, schwierigen, kämpferischen Lebensgeschichte – beschreiben Sie die verdammt harte Arbeit, die Niederlage, das Aufrappeln. Machen Sie ihn zum Helden seines Lebens – zu einem Menschen, der mit offenem Visier gegen sein eigenes Versagen antritt – und gewinnt.

Hinderliche Glaubenssätze und Verhaltensmuster (ver)stören

»15 Jahre abgewiesen zu werden ist ein Lebensstil.«
»Alte Gewohnheiten sind eben hartnäckig.«
aus »Sex and the City«

»Es geht nicht darum, keine Emotionen zu haben, sondern sich nicht von ihnen versklaven zu lassen.«
Matthieu Ricard in »Hirnforschung und Meditation« (2008, S. 21)

Die Überschrift täuscht – so einfach ist es nicht. Zum einen: Was heißt eigentlich »hinderlich«? Zum anderen: »Stören« können wir niemanden – wir können ihn nur einladen, etwas anderes zu denken.

Jeder Versuch, zu stören, heißt, sich damit weiter zu intensiv zu beschäftigen. Ben Furman betont: Worauf du dich konzentrierst, das wird stärker (Furman u. Ahola 2010). Ist es nicht effektiver, sich auf das zu konzentrieren, was man will, statt auf das, was man nicht mehr will? Natürlich, aber alte Gewohnheiten legt man nicht so schnell ab, schließlich handelt es sich um einen »neuronalen Fingerabdruck« (Bauer 2004), und der lässt sich nicht einfach ausbeulen. Vielmehr trampeln wir wahrscheinlich mehrmals täglich hinein, was ihn langsam zu einem richtigen Schlagloch werden lässt, in dem ganze Wagenladungen von »gutem Willen« verschwinden. Insofern ist man mit dem sogenannten »Stören« oder »Verstören« dann nicht gut beraten, wenn man auch als Berater die Aufmerksamkeit *vorwiegend* auf »das Schlagloch« lenkt.

»Ich bin nicht verrückt. Ich bin nur seit 40 Jahren verdammt schlecht gelaunt«, sagt eine der Protagonistinnen in dem Film »Magnolien aus Stahl«. Man darf neidlos anerkennen, dass der Klient sich mit dieser »seelischen Delle« besser auskennt als man selbst, schließlich fährt er diese Straße täglich. Durch zirkuläre Fragen bieten wir Klienten viele mögliche Abzweigungen an, neue Wege, neue Sichtweisen – probeweise.

Wer an größeren Schlaglöchern dennoch hantieren will, dem sei die provokative Therapie empfohlen – z. B. mit dem Buch von Noni Höfner (2011) – denn dort geht es nicht um Provokation, sondern um *intelligente Provokation,* und das bedarf einiger Übung.

Ein feiner Unterschied entscheidet über Erfolg. Appelle sind eine Art therapeutische Keule auf das Haupt des Klienten, sie fordern den Klienten lediglich auf, etwas zu ändern, das er schon mehr oder weniger erfolglos probiert hat. Es bieten sich zwei Überlegungen an:

1. Intelligentes Reframing
2. Einfach woanders ansetzen mit Ideen zur Veränderung (statt zu wiederholen, was jetzt schon erfolglos war)

Intelligentes Reframing oder Provozieren ist so etwas wie feinsinniges Kabarett über das eigene Leben, man fängt an, herzhaft über das zu lachen, was man so treibt. Von Meistern solch intelligenter Übertreibung wie Loriot oder Woody Allen haben wir alle neben Lachfaltentraining viel über das Leben gelernt.

Da ich weiß, wie lange Kabarettisten an ihren Auftritten feilen, fehlt mir der Mut zu sagen, solcherlei spitzfindig-liebevolle Konversation sei etwas fürs Alltagsgeschäft.

Aber es gibt eine weitere Ebene, auf der Sie etwas bewirken können – nicht ver-stören, sondern ent-stören. Wie Ihnen das gelingt?

Durch eine Ausdauer in Ihrem Vertrauen in Menschen, die meinen, sie kämen von ihren miesen Erfahrungen keinen Millimeter los. Glauben Sie mir, Vertrauen inspiriert Menschen, Dinge auszuprobieren. Ihr besonderes Mitgefühl als Therapeut, Berater oder Coach für die kleinen Zugeständnisse und Wagnisse Ihrer »kleinen Langsamtreter« bringt Fuß für Fuß einen neuen Abdruck ins Leben.

Sofern Sie in der Lage sind, im Austausch miteinander etwas zu (er)finden, was bisher noch nicht ausprobiert wurde, gibt es schlichtweg keinen einzigen »aussichtslosen« Fall.

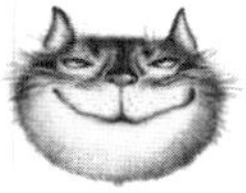

Mit Intelligenz, Charme und gutem Timing »ver-stören« oder »ent-stören« Sie in der Regel jeden Tag Menschen in Ihrer Umgebung – diese Kombination ist wahnsinnig erfolgversprechend.

Viele Kollegen überschätzen das *Reframing*, meinen, dass ein geschicktes Wendemanöver schon einen neuen Kurs beim Klienten bringt – weit gefehlt. Ich kann da nur sagen: »Eine Schwalbe macht noch keinen Sommer.« Klienten spüren sehr genau, ob ein Berater, Therapeut oder Coach solche Denkanstöße am Stück produzieren kann oder ob er diese Formulierung zufällig gefunden oder auswendig gelernt hat. Also, entscheiden Sie sich jetzt zwischen Duracell-Häschen und »Iron Man« – Reframing ist keine Technik, es ist eine Denkgewohnheit.

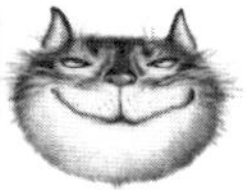

Kreatives Denken sollte Gewohnheit werden.

Kleine Verstörungskostprobe:

»Du hast dich ziemlich gut eingerichtet im Leben, fühlt sich entspannt an. Jeden Tag ein bisschen »chillen«, dabei brutzelt schon die Pizza im Ofen, wenn jemand anruft, sich nicht stören lassen, vielleicht 'ne kleine Runde auf der Spielkonsole, und schwups ist der Tag vorbei. Irgendwie blöd, dass man trotzdem morgens aus dem Haus muss. Du könntest ein Home Office in der Schule beantragen! Bei einer Sache könnte ich dich noch unterstützen, wie du es »cooler« nehmen kannst, ganz ohne

Freunde zu sein, einfach nur für dich die nächsten Jahre – oder den einen zu finden, der Lust hat, bei dir einzuziehen.«

»Sie haben sich eine ganze Menge Gedanken gemacht, seitdem Ihre Frau eine Auszeit in Ihrer Partnerschaft durchgesetzt hat. Meine Güte, wie viel Ideen da umherschwirren, um Ihre Frau zurückzuerobern: Blumen, SMS, E-Mails, Freunde vermitteln, Besserungsgelübde, Gutscheine, ja sogar Urlaubsbuchungen. Das ist ja, wie drei Weihnachtsfeste am gleichen Tag zu erleben – und irgendwie ist es schwierig, sich jetzt im Juni mit einer Art Bescherung zu beschäftigen. Vielleicht fragt sich ihre Frau, wo plötzlich all diese Geschenke herkommen? Vielleicht fragt sie sich auch, wie bei den Versprechen vorm Weihnachtsmann, wie lang das »Artig sein« denn hält? Vielleicht will sie einfach mitbestimmen, wie es weitergeht? … und vielleicht gehört es zum guten Verhandeln, warten zu können.«

Den Weg in die gewünschte Zukunft skizzieren

»… das Leben kommt von vorn …«
Herbert Grönemeyer

Dieser Baustein sollte in keinem Interview fehlen – denn genau deshalb sitzen Berater, Therapeuten und Coachs mit ihren Klienten zusammen. Luise Reddemann sagt: »Die Vorstellungskraft ist ein machtvolles Instrument, das uns jederzeit zur Verfügung steht, wenn wir wollen« (Reddemann u. Wetzel 2011, S. 75).

Wenn am Ende der Sitzung Wege in eine gewünschte Zukunft (genau genommen sind es immer »Zukünfte«) deutlich werden, entsteht automatisch so etwas wie »Das Leben geht weiter!« oder nennen Sie es Zuversicht.

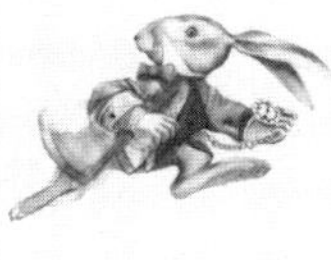

Drei Fragen sind mit Blick auf gelingende Interventionen bedeutsam:

- Wie kann der Klient, das gesamte System die Zukunft fühlen?
- Wie erinnert sich der Klient, das gesamte System immer wieder an diese »gefühlte Zukunft«?
- Wie wächst beginnend mit den Zielen die Lust am Gestalten des eigenen Lebens?

Die erste große Etappe des Abschlusskommentars liegt hinter Ihnen. Sie eröffnen den zweiten Teil: Hinweis – Aufgabe – Vorschlag.

Im zweiten Teil geht um das, was noch nicht ist: *gute Aussichten.*

Vorausgegangen sind vor allem Zukunftsfragen, hypothetische Fragen, die Wunderfrage, lösungsfokussierende Fragen aller Art.

- Angenommen, Ihr Einsatz lohnt sich ...
- Stellen Sie sich vor, dass ...
- Wenn wir uns in einigen Monaten wiedersehen ...
- Wenn Ihnen das Schicksal einen Joker zuspielt ...
- Wenn sie mit gutem Rückenwind unterwegs sind ...

Hier finden Sie die notwendigen Informationen für Ihre Zukunftsgeschichte. Wichtig ist, den ethischen Imperativ von Heinz von Foerster hier zwingend zu beachten: *»Berate stets so, dass die Anzahl von Möglichkeiten wächst!«*

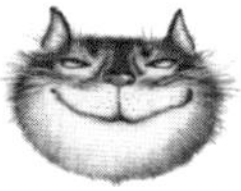

Beschreiben Sie daher unterschiedliche Entwicklungsmöglichkeiten – sinnlich-saftig!

Zunächst benennen Sie die Ziele – alle – und bilden wohlklingende Überschriften.

Denn: Systemisch selbstorganisatorisch gesehen ist es nicht notwendig, Ziele zu ordnen, in ein (parteiliches!) Ranking zu bringen (erstens, zweitens, drittens) oder eines herauszugreifen, denn das System entscheidet ohnehin selbst, welches seiner Ziele zukünftig mehr Aufmerksamkeit bekommt und welches ins Reich des Vergessens fällt.

Beispiel:
Ziel des Vaters: Sohn Peter soll den Schulabschluss schaffen

Ziele der Mutter: weniger Auseinandersetzung mit den Kindern, mehr schulischer Fleiß bei Peter, mehr Unterstützung von allen

Ziel von Tochter Lisa: weniger Stress in der Familie

Ziele von Sohn Peter: weniger Ärger zu Hause und in der Schule, mehr Zeit für Freunde und seine Musik

Wichtiger Schritt im Interview:
Es gibt drei Ziele, wo etwas verschwinden soll – Auseinandersetzungen, Ärger und Stress.

Fragen: Wie sieht es dann in der Familie und bei jedem Einzelnen aus, wenn Auseinandersetzungen, Ärger und Stress abnehmen? (Was entsteht dann, was nimmt zu?) Was wünscht sich jeder Einzelne für sich selbst und die ganze Familie?

Erweiterte Ziele:
Vater: mehr Ruhe und schönere Wochenenden in der Familie, Peter ist zufrieden mit seinem Abschluss, es gibt zu Hause andere Themen als Schule, z. B. Planung einer Fahrradtour

Mutter: kann wieder besser schlafen, bessere Organisation zu Hause, mehr Zeit füreinander

Tochter Lisa: komme lieber nach Hause, freue mich aufs Wochenende, gibt mehr Lust, etwas gemeinsam zu machen

Sohn Peter: bin mit mir zufriedener, habe wieder mehr Freiraum mit Freunden, bessere Beziehung zu meinem Vater, wir machen ab und zu was zusammen

Ausschnitt aus dem Kommentar im zweiten Teil:
»Als Sie uns Ihre Vorstellungen und Wünsche mitteilten, konnte man Ihre Sorge richtig intensiv spüren – zum einen um Peters Schulkarriere, dass er nicht noch weiter ins Trudeln kommt, sondern an seinem Ziel, die zehnte Klasse zu beenden, festhält – zum anderen, dass die Familie insgesamt zur Ruhe kommt. Ruhe verstehen Sie alle miteinander als Voraussetzung, dass jeder etwas mehr Zeit für sich hat und gleichzeitig mehr Spaß an gemeinsamen Ideen. So hängt beides ganz natürlich zusammen – wenn es mit Peter besser läuft, fühlen sich alle entspannter – wenn sich alle etwas mehr entspannen können, bekommt Peter deutlich mehr Lust, sich anzustrengen. Das haben wir heute beobachten dürfen, als wir gemeinsam Ideen gesucht haben, wie wir die nächsten Wochen »entstressen« und mit mehr Ruhe und Miteinander füllen. Wenn Sie es uns erlauben, laden wir Sie alle in einen kleinen Zukunftsfilm ein, der den Titel trägt: »Der Anrufbeantworter sagt, wir sind nicht da.« Wir wissen auch nicht genau, wo Sie sind, aber es gibt Vermutungen:

- *Sie machen gemeinsam eine Fahrradtour.*
- *Peter ist bei seinem Freund Robert, die beiden lernen Mathe und danach geht's ans Schlagzeug.*
- *Sie, Frau M., sind zwar zu Hause, gehen aber nicht ans Telefon, denn Sie haben seit Langem mal Zeit, Ordnung zu machen, und belohnen sich mit einer gemütlichen Fernsehzeit am Nachmittag.*

- *Sie, Herr M., leisten ausnahmsweise nicht ihrer Frau Gesellschaft – sondern sind wo? Natürlich am Computer – Sie wollten schon so lange mal Zeit haben, die Fotos zu sortieren, und Sie haben echt gute Laune, weil Peter 'ne ganz normale Woche hatte – es war einfach nix los.*
- *Du, liebe Lisa, bist mit deinem Freund unterwegs, willst aber auf keinen Fall die Fahrradtour mit deiner Familie verpassen – irgendwie mal was ganz anderes ... und wenn es ein gemeinsamer Fernsehabend mit einem geilen Film wird, dann ist es dir auch recht.*

Ihre Aufgabe wird heute sein, Ihr eigenes Nicht-Dasein gut vorzubereiten. Jeder überlegt drei Dinge, was er macht:

- *Ich erledige eine ganz wichtige Aufgabe, etwas, was ich unbedingt erledigen möchte, weil es dringend ist und nur ich selbst es tun kann.*
- *Ich gönne mir eine kleine Zeit für mich und genieße es. Was tue ich?*
- *Ich erlebe etwas mit allen zusammen, und es macht mir verdammt viel Spaß.*

Dazu bekommt jeder von Ihnen von uns drei Kärtchen, um die guten Ideen aufzuschreiben. Noch einmal: Das erste Kärtchen für die wichtige Arbeit, das zweite für meine Zeit für mich, das dritte Kärtchen ist eine Familienkarte – alle zusammen machen was Schickes.
Wir freuen uns auf Ihre Ideen!«

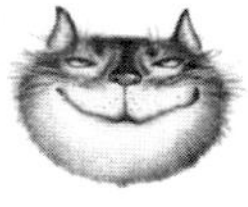

Kleiner Tipp: Wann immer es sich anbietet, beschreiben Sie die Zukunft als Gegenwart und füllen Sie diese mit netten kleinen Alltagsszenarien.

Damit vermeiden Sie eine Art überbordende Prognose im Stil »alles wird gut«, sondern tauchen mit kleinen Episoden, die im Gespräch bereits eine wichtige Rolle gespielt haben, in den Lebensalltag ein.

Zwei weitere Beispiele:

Paar mit Unterschieden – Wiederholen/Moderieren des Auftrags
»Als wir Sie nach den guten Aussichten, der guten Entwicklung fragten, haben Sie verschiedenste Wünsche und Vorstellungen eingebracht. Sie, Herr Lukas, haben betont, wie wichtig Ihnen »mehr gemeinsame Zeit«

und vor allem »mehr Erlebnisse« miteinander sind, Sie, Frau Lukas, haben deutlich gemacht, wie hoch Ihre derzeitige Arbeitsbelastung ist und dass Sie Ihre »Rückzugsorte brauchen«. Daraus resultiert Ihr Wunsch nach Verständnis füreinander sowie mehr Gelassenheit.

Das scheint nur auf den ersten Blick als ein Widerspruch, der zeigt, dass einer raus will und der andere zu Hause bleiben möchte. Natürlich stimmt das so nicht, das zeigt Ihre gemeinsame Geschichte, die vieles zu bieten hat, Reisen, Unternehmungen genauso wie entspannte Nachmittage auf Ihrer Gartenterrasse und ruhige Abende zu zweit oder auch allein. Darüber hinaus ist es sehr nützlich, wenn jeder Partner seine eigenen Akzente setzt, merkt, was ihm guttut. So haben wir einen, der darauf achtet, dass es zukünftig genug Entspanntheit gibt, und einen, der aufpasst, dass neue, schöne Erlebnisse nicht verpasst werden.
Wir haben folgenden Vorschlag, wie wir starten können, um daran anschließend im nächsten Gespräch Ihre Fragen bezüglich ... aufzugreifen ...

Wir empfehlen Ihnen bis zum nächsten Termin:

Sie, Herr Lukas, konzentrieren sich in der nächsten Woche ganz auf Unternehmungen, Sie, Frau Lukas, auf Entspannung – und jeder von Ihnen beiden investiert erst einmal in sich selbst. Schaffen Sie sich ein paar mehr Gelegenheiten, wo sie sich aktiv und gut unterhalten fühlen, Herr Lukas – oder mehr Möglichkeiten, Entspannung nach Feierabend zu genießen, Frau Lukas. Stimmen Sie das – wie auch bisher – so miteinander ab, dass Ihr Alltagsleben weiterhin gut funktioniert.

In der darauffolgenden Woche machen Sie Ihrem Partner jeweils ein gutes Angebot. Sie, Frau Lukas, laden Ihren Mann auf eine Ihrer Entspannungsinseln ein und schenken sich damit eine kleine Auszeit zu zweit. Und sie, Herr Lukas, locken Ihre Frau mit einer kleinen hübschen Unternehmung vor die Tore Ihres gemütlichen Hauses. Sicher haben Sie ein gutes Gefühl dafür, was in ein Stündchen Flucht aus dem Alltag so hineinpassen könnte.

Wie Sie merken, haben wir Wert darauf gelegt, dass Sie beide gleichermaßen gefragt sind, Ihren starken Beziehungsbaum zu neuem Wachstum zu bringen, also heißt es, düngen, gärtnern, wässern ... ab sofort mit besonderer Aufmerksamkeit und Engagement.«

Coaching: Klient hat zu viele Ideen und zu wenig Umsetzung – Wiederholen/Moderieren des Auftrags

»Ich darf ganz ehrlich sagen, es ist eine Freude, Ihnen zuzuhören, wie Sie eine Idee nach der anderen entwickeln, wenn es um Ihre be-

rufliche Zukunft geht. In einigen Bildern sehen Sie sich, wie Sie »mit zwei neuen Kollegen das begonnene Projekt voranbringen« und »viel miteinander besprechen«, andere Bilder zeigen Sie »in guter Form bei Präsentationen« und es gibt – was selten ist – »Beifall vom Chef«. Ich glaube, Sie können für viele Sachen lodern und brennen. Das ist eine wunderbare Gabe, die nicht nur unterstreicht, dass Sie gern arbeiten, sondern das ist auch der Treibstoff, um auf Dauer erfolgreich zu sein. Einen kleinen Haken hat die Sache: Zuweilen »verlieren Sie – wie Sie selbst sagen – komplett die Übersicht« und verzetteln sich. Dann werden Sie unzufrieden, die Zeit läuft weg usw. usf. Ich habe mir erlaubt, die drei schönsten Zukunftsbilder für Sie herauszunehmen, sozusagen »seelisch abzuknipsen«, sodass Sie ab heute wie drei Fotos haben, die Sie beim Erfolg erwischen. Los geht's:

Bild 1: *Sie sitzen in einer schönen kleinen Dreierrunde mit Ihren zwei Kollegen. Vor Ihnen steht eine dampfende Tasse Kaffee, gleich daneben liegt das gut zusammengestellte Projektpapier. Sie achten darauf, dass jeder zu seinem Schwerpunkt spricht, und gönnen sich danach zu dritt einen kleinen Denkspaziergang. Ihre Ideen diskutieren Sie im Anschluss an eine zweite Tasse Kaffee lang und freuen sich, wie verdammt gut Sie die Zeit genutzt haben.*

Bild 2: *Sie packen Ihre Sachen zusammen, die Präsentation ist prima gelaufen, der Puls geht runter, angenehme Zufriedenheit breitet sich in Ihnen aus wie ein bisschen Wärme, herrlich – und das nach so viel Aufregung. Naja, so viel war's nun auch wieder nicht, diesmal hatten Sie einen guten Zeitplan und haben gewusst, dass Sie sich auf Ihre Erfahrung verlassen können. Ihr Chef hat nicht applaudiert, aber zufrieden genickt – das ist doch vollkommen okay.*

Bild 3: *Sie sind woanders, einfach unterwegs, lassen alles hinter sich. »Hauptsache die Beine bewegen – joggen oder nur spazieren gehen, ganz egal«, denken Sie sich, neue Eindrücke sammeln, etwas Frisches für den Kopf und etwas Leichtes fürs Gemüt. Das Herz kann beim Laufen ruhig ein wenig strampeln – ein bisschen Rhythmus tut gut.*
Ich schenke Ihnen Ihre Fotogalerie aus Ihrem Leben –
Viel Spaß beim Genießen!«

Mit den Ideen der Klienten jonglieren

»Der erste Stein fehlt in der Mauer,
der Durchbruch ist nah.«
Herbert Grönemeyer

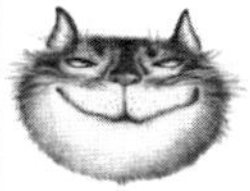

Die wichtigste Intervention ist, das fortzusetzen, was schon funktioniert.

Klingt trivial? Ist es aber nicht.

Wenn Sie als Berater herausfinden, was Ihr Klient bereits richtig macht, und ihn darin bestärken, dann motiviert das total – und das Schöne ist, er kann es bereits. Ich sage immer: »Die ersten Schritte haben Sie bereits getan.«

(Ergänzend empfehle ich Ihnen die Lektüre von Manfred Prior (2012), der seine Klienten immer darauf anspricht, was sie bereits in der Zeit vor dem Telefonat bzw. in der Zeit zwischen Telefonat und Erstgespräch verändert haben.)

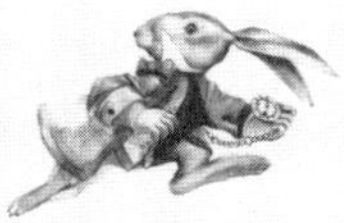

Beispiele:

- Das ganze Gespräch zeigt, dass jeder von Ihnen sich Gedanken gemacht hat.
- Sie haben bereits begonnen ...
- Sie haben sich bereits mit der Entscheidung, miteinander zu reden, auf den Weg gemacht.
- Sie sind sich einig geworden, dass sich die Situation verbessern muss.
- Sie haben die Vorschläge Ihres Hausarztes aufgegriffen ...
- Sie haben sich belesen und x, y ausprobiert.
- Sie haben nie darüber nachgedacht, Ihr Engagement für Ihren Sohn aufzugeben.
- Das Wohl der Familie liegt Ihnen allen am Herzen, was man an x, y, z sieht.
- Jeder ist auf seine Weise aktiv ...
- Erste kleine Fortschritte können Sie sich bereits selbst bestätigen, da heißt es einfach nur weitermachen.

Fügen Sie in diese Formulierungen jeweils ganz konkrete Schritte, das genaue Verhalten des Klienten ein.

Manch eine Intervention besteht weniger darin, etwas ganz neu zu erfinden, als den Klienten darin zu bestärken, dass er auf dem richtigen Weg ist. Erinnern Sie sich an die Worte von Steve de Shazer: »*Was nicht kaputt ist, muss nicht repariert werden!*«

Selbst wenn Sie das Gefühl haben, dass vieles bei Ihrem Klienten verändert werden muss, bleiben Sie ausgewogen – orientieren Sie sich am Rezept von je einem Drittel – Vorhandenes, Erneuerung des bereits Dagewesenen und etwas ganz Neues.

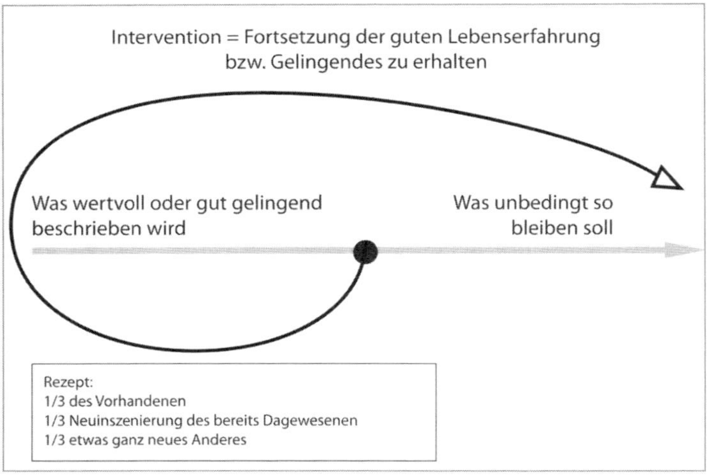

Abb. 8: Intervention

Wenn Sie das berücksichtigen, wird der sogenannte »Interventionsteil« leicht. Um ehrlich zu sein, bin ich weniger kreativ, als Sie denken, denn ich folge meist den »Eingebungen« meiner Klienten. Kreativ bin ich darin, wie ich diese entdeckten Möglichkeiten und Ideen zum Abschluss serviere – so wird aus manch einem Zufallsfund in unaufgeräumten Gehirnen ein wahres Überraschungsmenü mit Zungenschmelzgarantie.

Im gut geführten Interview entwickelt der Klient »ein gutes Gefühl«

- für sein Leben und seine Fähigkeiten, das Leben zu meistern,
- für die Kraft in seinen gelebten Beziehungen,
- für gute Aussichten und Ziele

und *entwickelt selbst* Ideen zur Veränderung, aufbauend auf jetzigen nützlichen Verhaltensweisen (die die lösungsorientierte Therapie als »Ausnahmen« beschreibt).

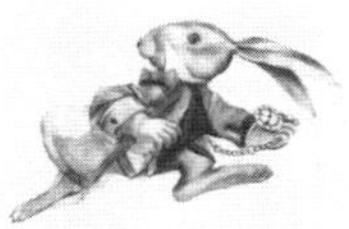

Wie Chefköche nach wie vor »mit reiner Butter« kochen, spare ich nie mit Anerkennung für meine Klienten:

- *»Da haben Sie ja bereits verdammt schlau nachgedacht.«*
- *»Wir haben bereits drei Möglichkeiten, etwas zu tun, auf Anhieb gefunden – das nenn ich einen erfolgreichen Start.«*
- *»Ich bin so angetan, so gerührt von Ihnen, wie Sie mir erlaubt haben, Sie trotz Mühsal und Tränen immer wieder nach möglichen Veränderungen und Chancen zu fragen. Sie waren sehr nachsichtig mit mir. Doch ich finde, es hat sich gelohnt, wir haben bereits drei Worte, die Zuversicht bereiten.«*

Die Betonung von Anstrengung und Gewinn

»Wenn das Spiel nicht läuft, liegt es oft daran, dass die Spieler nicht laufen.«
Günter Netzer, Fußballprofi

»Sie müssen sich da wirklich ›reinhängen‹.«
Hans Jellouschek (2011)

So rauschend die Worte das Ziel umspülen, so hart die Arbeit, es zu erreichen.

Bei manch einem liegt das Problem nicht darin, Ziele zu finden, sondern sich tatsächlich mit der Anstrengung zu verheiraten. Ziele sind nur dann »sexy«, wenn sie »einfach und schnell« (Credo der Werbe-Industrie) zu erreichen sind: »Einmal hin – alles drin!« … »und falls Sie jemanden suchen, auf dessen Bemühungen Sie sich ausruhen können: Einen Sozialarbeiter haben wir auch noch für Sie!« (in Anlehnung an die Radio-Werbung der »Real«-Lebensmittelmärkte).

Es erweist sich als günstig, im Interview z. B. mit einer Skalierungsfrage

- die Lust am aktiven Start,
- die persönliche Anstrengungsbereitschaft
- und die Ausdauer und Beharrlichkeit

in den Blick zu nehmen und zu »unterfüttern, wie das dann aussähe«. Ansonsten sind »Rohrkrepierer« trotz guter Ideenlage sehr wahrscheinlich.

Ich persönlich liebe den Satz, der meinem Kollegen Gunther Schmidt zugeschrieben wird: »Es ist sauschwer, aber machbar.« Aber auch der reicht natürlich nicht. Neben der Bereitschaft, etwas zu verändern, ist es wichtig, den Weg zu sehen, Schritte, Etappen, Stationen und Hindernisse zu erahnen. In keinem lösungsorientierten Buch fehlt daher die Metapher vom »ersten kleinen Schritt«. Ich habe diese ersten Schritte von Klienten oft *live* vollziehen lassen und ein schickes Foto zum Mitnehmen gemacht. Das schafft Zeugnis vom Loslaufen.

Im Abschlusskommentar kann man jedoch Wege metaphorisch elegant illustrieren, um der weitverbreiteten unnatürlichen Idee zuvorzukommen, Lebenswege seien Geraden und breit wie Autobahnen. Erhellend dazu könnte für Sie der Artikel meines Kollegen Reinhold Bartl (2011) »Das Leben hat (k)ein Ziel« sein.

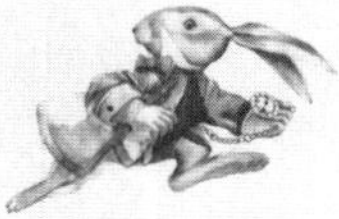

Wegbeschreibungen mit Schwierigkeitsgrad:

- eine längere Wanderung, die mit einem Aufstieg beginnt
- ein schmaler Weg, der wenig Spielraum, aber gute Sicht nach vorn lässt
- ein Orientierungslauf, der zunächst ohne Geländekarte beginnt
- eine Bergtour ohne Seilbahn machen und selbst Schmerzen in den Knien riskieren.
- »Ich bin dann mal weg!« nicht nur denken, sondern auch tun, und aufhören, darüber zu jammern, dass die Pilgerroute nicht

unter 40 Tagen zu laufen ist. (Hape Kerkeling startete am 9. Juni und durfte am 20. Juli 2001 seinen Zieleinlauf feiern.)
- eine Rallye, die ohne Vorbereitung und guten Kopiloten nicht zu fahren ist
- ein Radrennen mit Ersatzrad und Mannschaftsarzt bei eventuellen Stürzen und etwas Franzbranntwein für die strapazierte Wadenmuskulatur
- eine Bootstour auch bei schlechtem Wind starten können und auch mal an die Ruder gehen
- drei Runden im Flugsimulator drehen, damit einem später in der Luft nicht schlecht wird, und auf jeden Fall die Notlandung üben.

Ich hatte über ein Jahr lang einen Sportcoach – und aus dieser Zeit weiß ich, was ein Mensch wert ist, der fest an deiner Seite ist, der deine Wunschziele ernst nimmt, der dich bei allen Vorbereitungen gut berät, der besser als du weiß, was geht und was nicht geht, der dich stets aufbaut, wenn du schwächelst oder gar aufgeben willst, der genau solche körperlichen Strapazen erduldet wie du und der dir bei jedem Schritt nach vorn den Beifall gibt, den du ersehnst.

Ich erzähle gern kleine Episoden aus dieser Erfahrung, z. B. über meine ersten zwei Liegestütze und meinen Kommentar beim Zusammensacken »Kann ich eben nicht!«. Er antwortete: »Korrekt heißt das: ›Kann ich noch nicht!‹ Wie er mich lockte: ›Ich mache jeweils fünf, du eine!‹ Was glauben Sie, wie viel ich geschafft habe? Er machte dreißig, ich sechs – sonst hätte ich mich verdammt noch mal geschämt. Nach vier Monaten schaffte ich sieben bis acht, nach einem halben Jahr zwölf bis dreizehn.

Vielleicht erinnern Sie sich selbst an eine Geschichte Ihres Lebens, wo Sie etwas taten, was Sie unbedingt wollten, was Sie aber am Ende extrem viel Anstrengung und Ausdauer gekostet hat – und versichern Sie Ihrem Klienten, dass Sie fest an seiner Seite stehen. Dies ist übrigens auch ein Grund, weshalb ich so ultrakurze Beratungsdesigns über zwei bis drei Kontakte nicht mehr so gern mag. Sie lassen einem etwas (zu) wenig Zeit für ein Stück des gemeinsamen Weges ... und so ein paar Löffel Ermutigung und Beifall braucht doch jeder unterwegs, oder?

Rituale und Feiern

»Der Körper braucht Nahrung,
aber die Seele braucht Menschen.«
Velma Wallis, »Zwei alte Frauen«

Das Feiern ist viel mehr als ein Vergnügen, es ist eine Notwendigkeit. Das scheinen viele soziale, klinische und betriebliche Institutionen zu vergessen. Mal abgesehen von der Tatsache, dass ich von endlos vielen Enttäuschten höre, dass Betriebszugehörigkeiten einfach übergangen und Jubiläen »im kleinen Kreis« gefeiert werden, ist die Feier eine Ankunft. Abschiede sind von jeher betont im Leben, und Ankünfte?

Geburten – Kindergarten – Schulanfang – Schuljahresende – Jahresende – Geburtstage – Hochzeitstage – Berufseinstieg und Berufsjahre – Weiterbildungsabschlüsse usw.

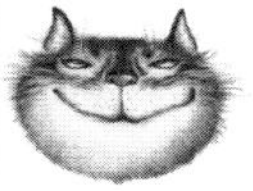

In Therapie, Beratung und Coaching sind Sie fürs Feiern zuständig. Jeder Etappensieg muss gefeiert werden.

Was glauben Sie, wie oft meine Sekretärin losspurtet, um in letzter Minute Blumen zu holen, um diese am Ende eines »Erfolgsgespräches« – z. B. Fliegen trotz »Flugangst«, Verreisen trotz »Panikattacken«, Job finden trotz »depressiver Phase« – den ebenso mutigen wie ausdauernden Kandidaten zu überreichen.

Einfach ist es trotzdem nicht. Denn das größte Hemmnis sind Sie selbst! Ich will Sie nicht unnötig frustrieren, aber laut einer Umfrage (*Elle* 6/2011) sind *nur ganze 6,4 Prozent* der Deutschen am Arbeitsplatz kreativ. Es könnte daher durchaus sein, dass Sie sich bei einem der nachfolgenden Gedanken erwischen:

- Gut, einen Schritt hat er geschafft, aber das wird nicht lange halten. Nur nicht zu früh freuen.
- Nicht getadelt ist genug gelobt, oder?
- Mich lobt schließlich auch keiner.
- Ein »Ist doch ganz gut gelaufen« muss reichen.
- Meine Güte, es ist morgens um neun, ich bin nicht in Feierlaune!

- Das ist ja ein dicker Hund, der Klient ist besser gelaunt als ich – von der unrealistischen Glücksstimmung sollte ich ihn befreien!
- Es läuft tatsächlich gut bei dem Mann, erstaunlich gut – da bin ich ihn bald los. Wird also Zeit für das nächste Problem.
- Trinken und Essen (Genießen!) ist während der Therapie- und Beratungszeit selbstverständlich ausgeschlossen.

Insofern gehe ich davon aus, dass Sie das von Ben Furman und Tapani Ahola (2010) empfohlene »Jubelritual« permanent zu Hause mit Ihrem Mann/Ihrer Frau, Ihren Kindern, mit Hund, Katze oder Kanarienvogel üben, dann schrittweise zu den Nachbarn übergehen, selbstverständlich im Anschluss daran ein Jubelritual mit Ihren Kollegen und/oder Mitarbeitern entwickeln, ganze Bürogemeinschaften einbeziehen und keinen Zweifel daran lassen, »dass sie es bei der gemeinsamen Arbeit immer dann einsetzen sollen, wenn es auch nur den leisesten Grund gibt, etwas hervorzuheben, das als Erfolg gewertet werden kann« (Furman u. Ahola 2010, S. 90).

Manfred Vogt (o. J.) stattet Sie auf Wunsch mit ganz wunderbaren Urkunden aus, wobei Urkunden am besten zur Verabschiedung passen oder zu »Glanzleistungen«, schon zwei hintereinander schwächen ihre Wirkung.

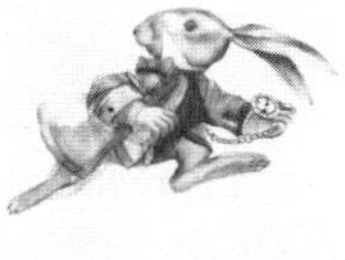

Was kann ich Ihnen anbieten?

- Ein paar königliche Erfolgstropfen zum Feiern und als gallischen Zaubertrank
- Eine Wunderkerze anzünden
- Eine ganze Tüte Rückenwind für den nächsten Start mit Entspannungsbad für heute
- Einen Mini-Kuchen (z. B. Muffin) mit Mini-Kerze
- Ein Fähnchen schwenken zum Einlauf ins Etappenziel
- Ein Stück Seil (und diese Abschnitte kann der Klient bei weiteren Schritten sammeln) = Überschreiten der Ziellinie
- Fußabdruck nehmen bei Überschreiten der Ziellinie
- Einen kleinen Gratulanten (Mini-Plüschtier, kleine Figur), der zukünftig als Erfolgsbeobachter fungiert

- Eine bunte Feder an einem Band »ein paar federleichte Momente nach einer so großen Anstrengung«
- Eine kunterbunte Murmel, weil man die Dinge ins Rollen gebracht hat
- Eine Spielkarte oder Schachfigur für den nächsten guten Zug
- Im praktischen Teil dieses Buches finden Sie eine große Anzahl weiterer Ideen und Methoden, z. B. »die Verleihung des Goldenen Apfels«, die Verleihung von Orden und Medaillen und die Dankeskärtchen für andere.

Wichtig bei der Übergabe solcher Zeichen des Erfolgs ist, dass Sie dem Klienten ein genaues Szenario beschreiben, wie er diesen Erfolg geschafft hat – der Schweiß muss sozusagen noch einmal fließen.

»Da haben Sie

- *jeden Tag ein Stück Kraft in die Sache gesteckt.*
- *sich selbst bewiesen, dass Sie aus dem Startblock heraus auch das Rennen machen.*
- *dass sie sich trotz vieler anderer Dinge auf die Sache konzentrieren können.*
- *sich auf der längeren Durststrecke die Kräfte gut eingeteilt.*
- *sich auch von Müdigkeit, Muskelkater und Miesepetern nicht einschüchtern lassen, sondern Maßstäbe gesetzt – einfach klasse!*
- *nach ein paar Schlaglöchern mit Sturzgefahr wieder Fahrt aufgenommen oder aber*
- *aus dem gewohnten Trott heraus die Laufschuhe (passt prima bei den zahlreichen Turnschuhträgern) startklar gemacht und ein paar Sprintversuche vielversprechend absolviert – Glückwunsch!*
- *die Pumps im Schrank gelassen und die Wanderschuhe flott gemacht: Wanderziel neues Leben! Und die gute Nachricht ist: Die ersten Blasen sind die schlimmsten!«*

Ein Schritt nach vorn wird nur dann ein hübsches, kleines Erfolgsgefühl, ein Augenblick voll innerem Lächeln, wenn man ihn mit jemandem teilen kann. Der erster Teilhaber sind Sie als Berater, natürlich dürfen, ja müssen weitere Beteiligte und Unterstützer folgen. Unterrichten Sie Charme im Hauptfach, und erinnern Sie Ihren Klienten, wem er diesen Erfolg zu verdanken hat, und schenken Sie ihm fünf hübsche Ideen zum Dankesagen:

- Ein ganzes Paket Dankeschön-Kärtchen verteilen
- Ein »Super-Bussi« geben
- Ein Dankeschön-Lied vorspielen
- Den Orden bzw. die Urkunde weitergeben und sagen: »Die haben wir uns gemeinsam verdient.«
- Ein beschrifteter Glücksklee: »Du hast mir Glück gebracht.«

Auf der Internetseite des Carl-Auer Verlags finden Sie Vorlagen mit weiteren Ideen zum Download.[2]

Zu Experimenten einladen – Abenteuer anbieten

»Wir hatten diese Woche schon zweimal Sex,
und es ist erst Dienstag.«
aus dem Film »Keinohrhasen«

»Wer mit den Hühnern schlafen geht,
wird nie die Sterne sehen.«
Bert Hellinger (2008)

Das gewohnte Denken und Handeln schafft das Gefühl von Sicherheit, verrückte Ideen und Arrangements kurbeln die Neugier an. Hirnphysiologisch wissen wir inzwischen, dass wir zwischen der Vormacht von Oxytozin – dem Bindungshormon – oder Dopamin – dem Abenteuerhormon – unsere Lebensbahnen ziehen. Gelingende Beratung und Therapie braucht beides. Im Therapiebereich treffen Sie vorwiegend auf Menschen mit Oxytozin-Orientierung, im Coaching gibt es dagegen besonders viele Dopamin-Hungrige, die mir pro Kontakt bis zu »fünf unmögliche Ideen« *(Alice im Wunderland)* aus den Händen reißen. Wen wundert's; wenn Menschen an Selbstwirksamkeit und Aktivität gewöhnt sind, lieben sie das Tun, und sie probieren alles, was gut klingt, *mit Begeisterung* – wie Gerald Hüther in einem Interview sagte: »Begeisterung macht uns nicht nur glücklich, sie wirkt nachhaltig.«

Bei der Beratung von Paaren brauchen wir eine ordentlich hohe Dosis von Abenteuern, denn jeder Neustart, jede Neuinszenierung des Bühnenstücks »Liebe« benötigt eines: *den O-lá-lá-Effekt!* ... und zu meinem eigenen Bedauern tritt dieser so gut wie gar nicht bei gemütlichen Fernsehabenden ein.

---

2 www.carl-auer.de/programm/materialien/einladung_ins_wunderland

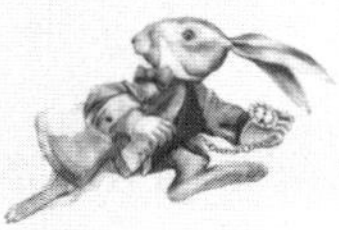

Intervention in der Paarberatung:

Abenteuer zwischen Mann und Frau

»Sie sind ein exzellentes Team in vielen Lebenslagen, in vielen Alltagsdingen erfahren, kennen sich gut – meinen Sie. Wir möchten Sie daher einladen, sich von neuen Seiten kennenzulernen, sich miteinander in neue oder lang zurückgestellte spannende Abenteuer zu stürzen.

- *Bilden Sie ein Abenteuerteam!*
- *Abenteuer wollen gut vorbereitet sein.*
- *Geben Sie Ihrer Abenteuerzeit – einmal pro Woche ab 21 Uhr (Sie wissen ja, Abenteuer zwischen Männern und Frauen finden erst nach 21 Uhr statt.) – einen geheimen Namen, den Sie im Kalender (oder anderweitig) notieren.*
- *Den Abenteuer-Erlebnis-Tag legen Sie jeweils am Sonntag für die darauffolgende Woche fest.*
- *Auch am Sonntag werfen Sie zur Entscheidung über den Start eine Münze. Der Gewinner (sein Zeichen liegt oben) ist der Scout, d. h. der Führer in dieses erste Abenteuer. Er darf das Abenteuer nach seinem Geschmack vorbereiten und mit Ihnen am vereinbarten Abend punkt 21 Uhr in dieses Abenteuer starten. Sollten Vorbereitungen wichtig sein (z. B. »Bitte chic machen« oder »Gummistiefel bereitstellen«), sollte der Scout das rechtzeitig bekannt geben.*
- *Für den Abend organisieren Sie rechtzeitig eine Kinderbetreuung.*
- *Zu Ihren Kindern sagen Sie, dass sie sich einen schönen bzw. interessanten Abend schenken und nicht verraten werden, was sie genau machen.*
- *In der nächsten Woche ist der andere Partner Scout und organisiert das Abenteuer.*
- *Unsere Abenteuerzeit dauert bis ...*
- *Bitte führen Sie ein Abenteuer-Tagebuch, in dem Sie in kurzen Notizen, Kritzeleien oder sonstigen Markierungen wichtige Erlebnisse – oder ein kleines Dankeschön für die Bemühungen Ihres Scouts festhalten.*

Wir wünschen Ihnen viel Spaß!«

Das Experiment

Wenn Sie – wie im genannten Fall – Handlungsarrangements so konkret anbieten, tun Sie das immer als Experiment. Klienten werden eingeladen, Dinge auszuprobieren, handelnd zu lernen. Und selbstverständlich werden sie in ihren Erfahrungen – den schönen, den komischen und den schwierigen – ernst genommen. Nur eines wird nicht akzeptiert: Abwarten und Tee trinken!

»Wir möchten Sie gern ***zu einem Experiment einladen****. Experiment heißt* ***Schnuppern, Probieren*** *, ein paar* ***neue, hübsche Sachen*** *miteinander erleben. Dazu werden Sie ein paar Ideen und Empfehlungen ausprobieren. Diese Ideen* ***ergeben viel Sinn****, denn sie orientieren sich an* ***Ihrem Wunsch*** *nach ... und schaffen gleichzeitig ein paar* ***neue Spielräume****. Wir erwarten* ***Engagement von jedem Einzelnen****, und jeder hat die* ***Chance, eigene Akzente*** *zu setzen. Denn: Das Experiment beginnt morgen früh und dauert genau bis zum ..., d. h. genau vier Wochen. Jeder bekommt die Möglichkeit, ein guter Mitspieler zu sein, denn jeder ist abwechselnd zuständig für die Durchführung. Es darf derjenige* ***anfangen****, dem* ***das Glück des Würfels*** *hold ist. Wer die höchste Zahl würfelt, beginnt morgen mit seiner Aufgabe.*

Etwas Wichtiges will ich noch anfügen. Es kann immer sein, dass Ihnen irgendetwas an der Aufgabe missfällt oder Ihnen nicht liegt oder sich in der festgelegten Zeit einfach nicht so machen lässt. Dann ***lassen Sie sich etwas*** *anderes* ***einfallen****, etwas, das Ihnen liegt, das zu Ihnen passt und das machbar ist.* ***Wir freuen uns*** *über jede Idee, die Sie selbst einbringen – nur eins akzeptieren wir nicht: Ausreden.«*

Weiterführend können Sie Regelungen zur Belohnung anbieten:

»Danach haben Sie eine Woche frei bis wir uns wiedersehen.«
»Auf jeden von Ihnen wartet eine Belohnung. Z. B. die Vergabe des Super-Bussis am Ende der Woche.«

Im Unterschied zu vielen traditionellen Vorgehensweisen, in denen die Klienten mit Daueraufgaben (ab jetzt werden Sie täglich ...), die oft niemand hinreichend würdigt oder kontrolliert, konfrontiert werden, setzt dieses Vorgehen auf Erfindergeist und Experimentierfreude. Es gibt einen Anfang und ein Ende, eine ehrliche Diskussion über die Erfahrungswelten und natürlich eine Belohnung.

Mit Ambivalenzen schaukeln

»Wann warst du am glücklichsten?«
»Jetzt.«
»Und wann am unglücklichsten?«
»Jetzt.«
aus dem Film »Der englische Patient«

Ambivalenzen sind ganz normale Zustände in Menschen wie in Beziehungen. Müdigkeit existiert neben Neugier, Lust schaukelt neben Langeweile, der gute Wille kennt den Zweifel, die Liebe verträgt sich zuweilen schlecht mit der Autonomie. Zuweilen lässt dieses Hin und Her, dieses Schaukeln und Wippen, keinerlei Tendenz erkennen, die Sie dauerhaft als Kursbestimmung für das Gespräch nutzen können. Das Ziel des einen ist zuweilen ganz und gar nicht das Ziel des anderen, manche sind eher wie Zuschauer ihres eigenen Treibens (»Wasch mich, aber mach mich nicht nass«) und wieder andere hadern mit dem Zeitpunkt der Veränderung.

Ich erinnere mich an ein Coaching, in dem ich mit dem Coachee einen wunderbaren Leitfaden zur Selbstständigkeit ausarbeitete und erst recht weit am Schluss die Frage stellte, wo dieser Wunsch auf der inneren Prioritätenliste aktuell rangiere und wann ein geeigneter Startpunkt sei. Er nannte mir ganze fünf Dinge, die vor diesem Anliegen rangierten, und als Zeitpunkt »nicht vor Ende des nächsten Jahres«. »Uppps«, dachte ich, »ich hoffe, er hat nicht gemerkt, dass er sein Geld (fast) umsonst ausgegeben hat.« Er hatte mir seine Ziele so schön angeboten, dass ich die Ambivalenzen nicht ausreichend berücksichtigt habe. Passiert mir nicht wieder!

Die beste Antwort auf Ambivalenzen sind zwei Dinge:

1. Ein zweiter Berater, Coach oder Therapeut
2. Eine ausgeprägte Liebe zu den »Klassikern« (Shakespeare, Goethe usw. »Sein oder nicht sein« ... »Ich bin ein Teil von jener Macht ...« könnte man als Klingelton aufs Gehirn runterladen.)

Wie Sie sicher erahnen, ich bevorzuge eindeutig Ersteres, denn zu zweit hat man im »Splitting« wirklich jede Menge Spaß – und viel mehr Leichtigkeit angesichts schwierigster Lebensfragen.

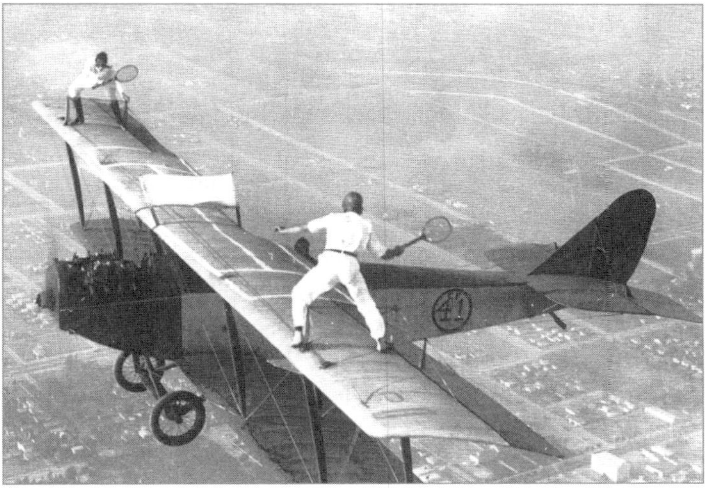

Abb. 9: Ein zufriedenes Paar schreibt dem Cotherapeuten-Team ein Dankeskärtchen

Den beiden Beratern ermöglicht das Splitting ein »Schaukeln« in den Ambivalenzen des Klienten (Systems) und das Vertreten einer individuell klaren Position. Das wirkt authentisch und sehr überzeugend.

Das Splitting ist eine Kunstform des Dialogs, in dem Unterschiedsbildungen betont werden und dadurch die Verantwortung für die Lösung beim Klientensystem bleibt. Die Berater dürfen selbst ganz und gar neugierig bleiben, welche Tendenz für den oder die Klienten die angenehmste ist.

Wenn die Therapeuten aus einer wohlwollenden Haltung heraus Unterschiede in ihrem Meinungsbild betonen, miteinander diskutieren, während sie sich in anderen Punkten einig sind, heißt das mit Blick auf die Klienten:

- Man muss sich nicht in allen Fragen einig sein.
- Diskussionen sind erwünscht und belebend.
- Meist ist der Gedankenaustausch der beiden Berater sehr humorvoll.
- Es ist anregend, wenn der andere gut überlegt hat und seine Meinung vertritt.
- Männer und Frauen unterscheiden sich – diese Unterschiede sind von Respekt getragen und münden in einer guten Zusammenarbeit – das hat echte Vorbildwirkung.

Klienten erhalten auf diese Weise neue Hinweise,

- wie etwas, was aus ihrer Sicht nicht (oder wenig) zusammenpasst, doch miteinander verknüpft werden kann;
- dass beide Überlegungen berechtigt sind und nicht zum Konflikt, sondern zum Weiterdenken führen (»Kraft des Dissens«);
- dass ein Teil der Lösung jenseits von diesem Fokus liegt.

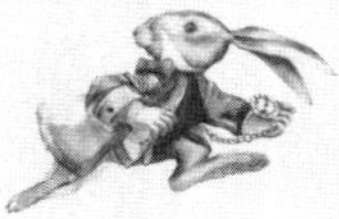

Beispiele aus der Paarberatung:

Wollen wir jetzt etwas ändern und uns beide dafür anstrengen oder lieber weiter klagen, wie unglücklich wir doch sind?

»Ich darf Sie zuerst auf ein paar handfeste Nachteile aufmerksam machen, wenn Sie beide sich zu einer Neuordnung der Dinge entschließen:

- *Sie haben Ihrer Welt einen Rahmen gegeben, eine Ordnung, eine feste Gewohnheit.*
- *Jede Veränderung ist anstrengend.*
- *Sie müssten aktiv werden. Das kostet Kraft und guten Willen.*
- *Wollen Sie das, ohne zu wissen, ob sich das überhaupt lohnt?*
- *Wahrscheinlich bekommen Sie nie so viel zurück, wie Sie sich vorstellen,*
- *vielleicht geht es gar um grundlegende Veränderungen –*
- *und dazu fühlen Sie sich gewiss viel zu alt.*
- *Lassen Sie Ihr Leben einfach so, wie es ist! Es sind ja nur noch 40 Jahre!*

Zum anderen darf ich Sie auf Ihre Chancen und Möglichkeiten hinweisen:

- *Sie haben eine tiefe Sehnsucht nach Veränderung, nach etwas Neuem, das Ihnen ein frisches Vorwärtsgehen ermöglicht und neue, spannende Momente der Gemeinsamkeit schenkt.*
- *Zurzeit verlieren Sie Kraft, und Sie möchten diese Kraft viel lieber für die Erfüllung Ihrer Träume und Wünsche einsetzen.*

- *Sie brauchen keine Gewissheit, ob es sich lohnt – denn für Sie selbst lohnt es sich schon allein, endlich etwas zu tun, endlich zu starten.*
- *Und die Chance, immer wieder die vertraute Hand an Ihrer Seite zu spüren, rechtfertigt den Einsatz.*
- *Selbst eine große Veränderung sehen Sie als eine Möglichkeit, mehr vom Leben zu haben.*
- *Reibung ist Ihr Motor zum Weitergehen, der Sie geradewegs in eine neue Lebensphase führt. Nehmen Sie Ihre Träume fest in die Hand, und tauchen Sie in eine verlässliche Zweisamkeit!«*

Einer von beiden soll sich vorwiegend ändern.

Ja, wenn etwas über längere Zeit Schwierigkeiten macht, ist es verständlich, dass eine Veränderung herbeigesehnt wird. Es ist gut, dass es angesprochen wird, und bringt Klarheit.

Nein, denn selbst wenn einer etwas »nicht richtig« macht, ist es wichtig, sich gemeinsam in eine neue Richtung zu bewegen, beide zu fragen, wie sich die Beziehung gut entwickeln kann.

Deshalb ist es entscheidend, dass Sie beide etwas für Ihre Wünsche investieren.

Sollen wir nach dem ersten Gespräch weitere Beratungsgespräche buchen oder lieber noch warten?

Ja, denn es gibt Zeichen wertvollen Engagements ...

- Initiative zur Beratung
- wertvolle Überlegungen, wie die Liebe sich neu entwickelt
- einen ersten schönen Tag miteinander nach längerer Zeit

Nein, es braucht Bedenkzeit und mehr Klarheit in den Fragen:

- Bin ich bereit, trotz der erfahrenen Enttäuschungen in die gemeinsame Zukunft zu investieren?
- Will ich mit meiner Frau das Leben neu beleben, oder brauche ich noch Zeit zum Alleinsein?

Soll das Paar heute bereits wichtige Aufgaben bekommen oder noch nicht?

»Ja, Sie haben mir gezeigt durch ... dass Sie entschlossen sind, Veränderungen zu wagen. Warum sollte ich Ihre Energie bremsen, statt Ihre ersten Ideen aufzugreifen und Ihnen schon heute zwei Aufgaben mitzugeben.«

»Nein, ich stimme meiner Kollegin zu, dass Sie sich Veränderungen wünschen, gleichzeitig erscheinen Sie mir etwas zu vorsichtig, die Dinge anzugehen. Ich hörte, die Arbeitsbelastung sei ebenso groß wie die Skepsis, sich von jetzt an wieder viel mehr aufeinander einzulassen und in die Gemeinsamkeit zu investieren.

Daher schlage ich vor, noch ein Gespräch abzuwarten, bis wir Ihnen konkrete Vorschläge zur Veränderung machen.«

Soll sich das Paar vorübergehend trennen oder nicht?

Ja, denn wenn Paare den Mut haben, eigene Entscheidungen zu treffen, ohne ihre gemeinsame Zielstellung aufzugeben, dann führt das erfahrungsgemäß zu viel mehr Respekt, zu wirklich neuem Denken, neuen Begegnungen und der Chance zum Neubeginn einer Liebesgeschichte. Man kommt selbst etwas mehr zu Ruhe, kann etwas tun, um wieder ausgeglichener und toleranter zu werden. Man spürt auch deutlich, wie der andere fehlt, das sehnsuchtsvolle Aneinander-Denken hat eine neue Chance, und es gibt regelmäßige Verabredungen in der Zeit unterschiedlicher Wohnungen.

Nein, denn es besteht die Gefahr, eine solche Verabredung nicht wirklich ernsthaft für sich selbst zu nutzen, auch in Abwesenheit des anderen seinen Groll zu pflegen und sich dadurch noch mehr vom anderen zu distanzieren. Der andere fühlt sich wiederum noch mehr alleingelassen, das bringt Ihnen keine Entspannung, das lähmt. Eine mögliche Alternative: konsequent ehefreie Tage.

In Familiengesprächen gönnen wir uns ab und an eine »*Wettervorhersage*«.

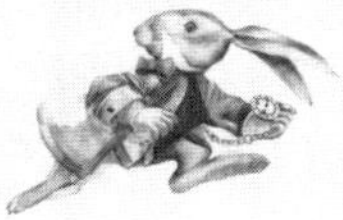

Die Wettervorhersage

Die Therapeutin: »*Haben Sie heute schon den Wetterbericht gehört? Nein? Wir haben einen für Sie. Ich persönlich glaube, es kommt eine Schönwetterfront auf Sie zu, denn die Wolken haben Sie bereits ein Stück zur Seite geschoben, die ersten* ***Sonnenstrahlen*** *blinzelten heute bereits hervor, z. B. als Sie von den* ***Absprachen*** *erzählten, die* ***klappen****, das Miteinander-Erzählen,* ***leichte Entspannung*** *in Schulfragen, der Familienbesuch am Wochenende. Ich finde, es gab wirkliche, ganz, ganz echte* ***Lichtblicke****. Ich glaube, Sie beginnen gerade, in der frischen Luft nach dem Regen* ***tief durchzuatmen*** *und sich ein wenig* ***mehr Bewegung*** *zu gönnen nach all der Enge und dem Frust. Irgendwie glaube ich, haben alle die Gummistiefel ausgezogen und wollen mal wieder* ***barfuß laufen****. Nicht dass das* ***schöne Wetter*** *von alleine* ***bleibt****, aber ich bin überzeugt, dass wir eine* ***gute Chance*** *haben, dass Sie alle drei das Wolkenwegschieben noch besser lernen. Ich würde Ihnen da gerne ein paar Tricks zeigen, wenn Sie beim nächsten Mal wiederkommen.*«

Der Therapeut: »*Ich bin da nicht ganz so* ***optimistisch*** *wie meine Kollegin, schließlich haben Sie alle drei die* ***Regenschirme auf*** *bei diesem* ***Sauwetter****. Keiner hat wirklich* ***Lust****, den Schirm zuzumachen, um nicht allein im Regen zu stehen. Ich finde, Ihnen fehlt ein bisschen mehr* ***Entschiedenheit****, so 'ne kleine, feine* ***Aufbruchstimmung****. Aber ich sehe da im Moment keine* ***Rakete****, die Sie zum Zerbröseln der Regenwolken zünden. Vielleicht glauben Sie selbst nicht richtig an* ***lange Sonnentage*** *in der Familie, vielleicht haben Sie sich einfach zu sehr dran gewöhnt, dass es* ***trüb*** *ist und* ***stürmisch****.*«

Die Therapeutin: »*Vielleicht liegen wir beide mit unserer Familien-Wetterprognose daneben und Sie haben einfach morgen und übermorgen und die ganze nächste Woche* ***wechselhaftes Wetter – Sonne und Regen****. Da würde uns natürlich brennend interessieren, wie oft* ***die Sonne hervorblinzelt*** *und wer es echt schon von Ihnen dreien schafft, dunkle* ***Wolken wegzuschieben****, dass es durchweg bei* ***guter Laune*** *bleibt. Deshalb bekommt jeder von Ihnen von uns einen* ***Wolken-Wegschiebe-Handschuh*** *zum Ausprobieren. Gut auf ihn aufpassen, jeder muss seinen Handschuh unbedingt dabei haben. Wir wissen nicht, ob es* ***auf Anhieb klappt****, aber* ***einen Versuch*** *ist es*

immer wert ... und wenn es klappt, dann bekommt der ***erfolgreiche Wolkenschieber*** *eine dieser kleinen* ***Sonnen geschenkt****. Ich bin sicher, Sie kommen alle drei mit einer ganzen Sammlung von Sonnen wieder!«*
Der Therapeut: *»Na, da bin ich aber mal ganz, ganz neugierig, ob das nicht reines Wunschdenken meiner Kollegin ist.«*
Die Therapeutin: *»Musst Du immer das letzte Wort haben!«*
Der Therapeut: *»Ja! Wir wünschen Ihnen auf alle Fälle beide viel Spaß beim Ausprobieren!«*

Ein paar Tipps

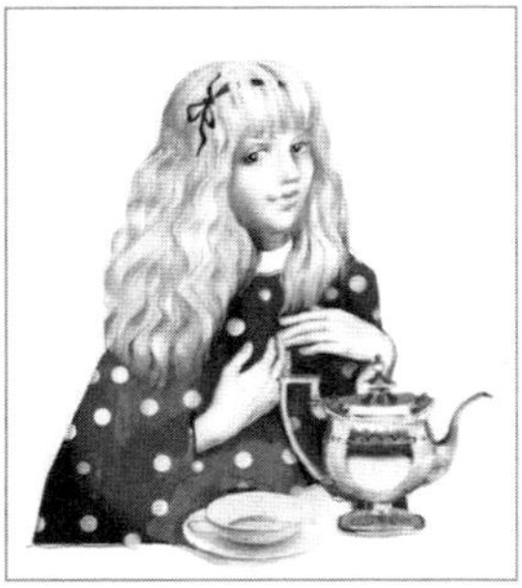

»Was habt ihr denn sonst noch gelernt?«
»Nun da gab's noch die Erdbeerkunde«,
antwortete die falsche Suppenschildkröte ...,
»Erdbeerkunde mit und
ohne Schlagrahm und Seeographie.«
Alice im Wunderland

Wenn ein Paar, eine Familie in schlechter Stimmung ist (enttäuscht, erschöpft, angriffslustig etc.) geht der erste Schritt in die »*Beruhigung*«, bitte nicht gleich in die Veränderung. Beruhigung heißt, detailreich und sinnhaft zu argumentieren und die Beschreibungen der einzelnen Beteiligten einzufügen. Unterlegen Sie die Gefühlslagen der Klienten mit Sinn, um anschließend zur Veränderung einzuladen.

- Was verbindet die beiden/ alle miteinander?
- Was illustriert die wertvolle gemeinsame Geschichte?
- Was tun alle bereits »richtig«, was sind Erfolge?
- Wie kann jeder für sich selbst etwas Gutes tun? Vielleicht erst einmal mehr Ruhe und Kraft sammeln (statt Forderungen an den anderen zu stellen).

Geben Sie dem ersten Teil des Abschlusskommentars ausreichend Raum

Das Bewusstsein zu vermehren, einen langen Weg bereits gegangen zu sein, sich als Paar, Familie oder Team miteinander wohlzufühlen und viele gemeinsame Spuren hinterlassen zu haben ist der Nährboden jeder gelungenen Intervention. Durch diese Geschichte entsteht die grundlegende Information zum Weitergehen. Die einzelnen Ideen werden im zweiten Teil in diesen Nährboden eingepflanzt. Umgekehrt: Wenn es keinen Nährboden gibt, brauchen Sie auch nicht zu pflanzen.

Wenn Sie Menschen als sehr fordernd erleben

ist es sinnvoll, deren Aufmerksamkeit auf das eigene Wohlbefinden zu lenken, die Bemühungen desjenigen zu nennen und ihn einzuladen, weiter in sich und die Beziehung zu investieren. Es gelingt immer am besten, bei jemand Kritischem anzukommen, wenn Sie seine Stärken erkennen und benennen – und ihn dann auffordern, diese zu nutzen.

Kein »Wünsch Dir was«

Häufig wird nach den Wünschen gefragt, um diese dann als Vorlage zu nutzen, wie der andere sie erfüllen könne. Bedenken Sie bitte zweierlei: Zum einen ist man selbstverständlich auch in der eigenen Person Adressat seiner Wünsche. Daher ist es legitim, zu fragen, welche Wünsche man sich selbst gern erfüllen möchte. Zum Zweiten fühlen sich Menschen schnell unwohl, wenn sie wie »ein Dienstleister« fungieren. Es ist besser, dass ein Mensch selbst entscheidet, was er investieren möchte als die Wünsche des anderen 1:1 zu erfüllen. Als Berater sollte man daher Instruktionen wählen, die Raum für Fantasie und Ausgestaltung beim Klienten lassen und seine eigene Initiative betonen.

Ich sage gern: »Sie verschenken in der nächsten Woche eine gute Idee an Ihre Frau – selbstverständlich Ihre eigene. Wenn Sie bereits ahnen, was Ihrer Frau ein Lächeln ins Gesicht zaubert, umso besser.«

Muss ich immer alles genau durchdenken?

Von der Bemühung will ich Sie nicht freistellen, aber Untersuchungen zeigen, dass auch solch lange, durchkomponierte Abschlusskommentare nicht im Detail erinnert werden. Sie sind wie sanfte Melodien, die sich wie ein Mantel um die Gefühle legen. Wahrscheinlich ist es für Klienten nicht hörbar, wenn Sie irgendetwas vergessen oder diese oder jene Intervention keinen wirklichen Zauber entfaltet. Unterm Strich bleibt, dass Sie eine wirklich gute Geschichte erzählen über die Menschen, in deren Leben Sie etwas bewegen wollen.

Darf ich von meinem Blatt ablesen?

Ich bitte sogar darum! Selbst in den vielen Jahren mit Hunderttausenden solcher Kommentare komme ich weder ohne Mitschriften noch ohne Notizen für den Schluss zum Ziel. Wenn Sie die Fülle dieses Tuns betrachten, den hoch professionellen Anspruch dahinter, dann gelingt ein solcher Abschluss nur auf der Grundlage von Fleiß. Einzelne Fakten, Ideen und Bausteine werden sich im Laufe von 100 Minuten auf einem ursprünglich weißen Blatt zu einem Drehbuch verdichten. Wenn es Sie beruhigt, auch ich lese ab – und wenn es Sie ermutigt: inzwischen immer weniger.

Das Tempo ist eine Melodie

Die Melodie Ihrer Sprache ist ein einzigartiges Zaubermittel. Zwei Beobachtungen führen mir das immer wieder vor Augen. Ich arbeite häufig mit Männern gemeinsam in verschiedenen Co-Teams. Diese Männer haben echte »Zauberstimmen«, irgendwie rund, tief und geheimnisvoll. Ich kann es genießen, wenn mein Co-Berater mit jedem Satz die volle Aufmerksamkeit seiner Zuhörer genießt, und ich kann davon lernen. Zum Zweiten ich habe bereits seit 1997 eine Radio-Sendung. Glauben Sie mir, Sie haben nicht die leiseste Ahnung, wie viel Moderatoren üben müssen, um das zu erreichen, was wir ein »gutes Stimmchen« und »eine tolle Moderation« nennen. Ich behaupte nie wieder, das sei Talent – es ist beinhartes Training! Das Wichtigste überhaupt ist, dass Sie ruhig sprechen, Sie haben Zeit – genießen Sie sich selbst ein bisschen beim Reden! Genießen Sie Ihre eigene Melodie!

Braucht jede Sitzung eine neue Aufgabe?

Eindeutig *Nein*! Wenn Klienten Dinge in guter Weise begonnen haben, sollten sie diese fortsetzen und dafür Anerkennung ernten. Das heißt: Dinge, die gut laufen, Aufgaben, die nützen oder gar Spaß machen, sollten beibehalten werden. Bedenken Sie, eine Musterveränderung, d. h. eine schöne neue Gewohnheit, entsteht erst nach circa einem Vierteljahr. Wenn Sie aus Gründen der Abwechslung, eine Kleinigkeit hinzufügen, reicht das mitunter völlig aus.

Interventionen zum Naschen

»... so wie Kochen eine Möglichkeit ist,
um den Alltagsstress zu vergessen.«
aus dem Film »Julie & Julia«

Ich bleibe meiner Auffassung ganz und gar treu, dass schöne Sprache zu schönen Gefühlen führt und schöne Gefühle zu schönen Ideen ... und schöne Ideen vor allem zu Freude, Freude bei anderen Menschen. Die Welt ist so sinnlich – auch der Schmerz ist sinnlich, er erinnert uns ans *Da-Sein* – wir sehen, ertasten und erfühlen, schmecken und hören.

»Kann man Lösungen naschen?«

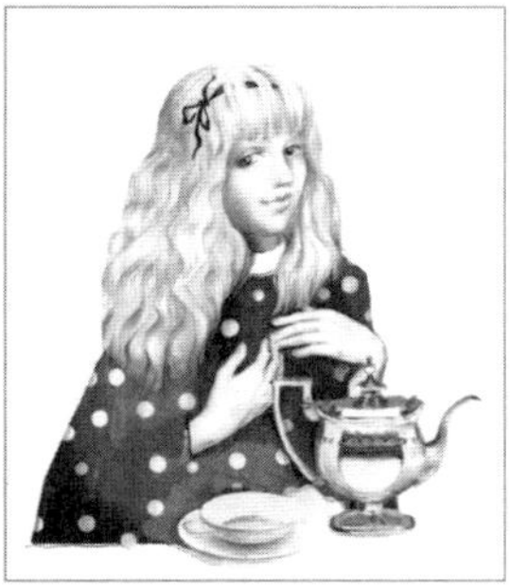

»Sie glauben nicht?«

»Ich glaube doch.«

Man könnte sich einen Lösungstee kochen mit ein wenig Ideensirup.

Man könnte sich eine wohlschmeckende Lösungspraline erlauben.

Man könnte sich zarten Lösungsschaum auf den üblichen Kaffee fließen lassen, ein Stück Gedankenzucker inklusive.

Man könnte köstliche Lösungsbeeren probieren oder die hellere Lösungsschicht am Nougat abschlecken, ehe man zum dunklen Kern kommt.

Natürlich kann man auch in einer Lösungssoße ertrinken, aber so weit müssen Sie es ja nicht kommen lassen.

Empfehlungen des Schmetterlings

Diese Empfehlungen richten sich darauf, in seiner eigenen Gedankenlandschaft etwas mehr Freude zu verbreiten, kleine liebevolle Gedanken wie Schmetterlinge durch die inneren Gefilde flattern zu lassen. Gedanken sind meist unruhig, flattern sowieso mal hierhin, mal dorthin. Wenn Sie nicht gerade konzentriert arbeiten wollen, besteht keine Notwendigkeit, den Gedanken Zügel anzulegen. In Ihren Gedanken sind Sie in Ihrer eigenen Welt. Warum also, warum sollten

Sie Ihrer Welt nicht die Gedanken schenken, die Sie vielleicht sehr, sehr gern denken? Warum sollten Sie diesen Gedanken nicht ein wenig mehr Ihrer Aufmerksamkeit widmen und genießen, welche Bilder und Gefühle sich einstellen.

Schmetterlingsgedanken im Alltag

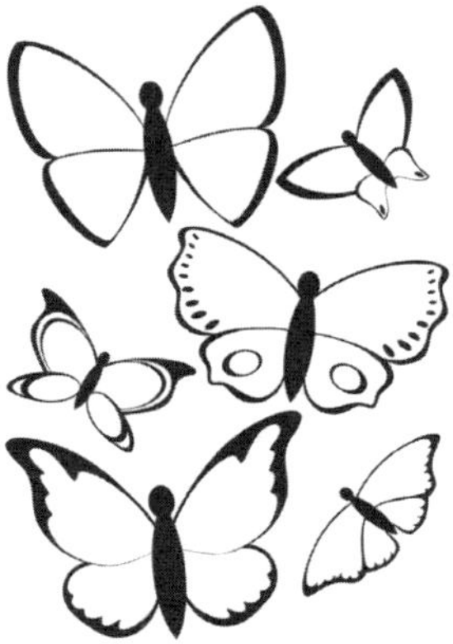

Abb. 10: Schmetterlinge zum Verschenken von Schmetterlingsgedanken

- Mit wem ich in dieser Woche schon gelacht habe
- Wer mich am Telefon überrascht hat
- Mit wem ich am liebsten meine Zeit verbringe
- Wo ich mich gern hinsetze und bleibe
- Womit ich mich am liebsten verwöhne
- Ein Lied, das mir nicht mehr aus dem Kopf geht
- Wer mir ein ganzes Paket gute Laune geschenkt hat
- Was ich mir spontan gekauft habe
- Meine Lieblingsorte
- … und ein Lieblingswort
- Wen ich anbete
- Was für mich ein schönes Zuhause ausmacht
- Mein Lieblingskissen auf dem Sofa
- Die Stadt, von der ich gern träume
- Eine meiner Lieblingseigenschaften
- Wer mir Wärme schenkt
- Wo ich Kraft tanke
- Den Duft, den ich am meisten mag

- Welches Kompliment mir meine engsten Freunde machen
- Natur, in der ich mich frei fühle
- Worauf ich mich am Wochenende freue ... und worauf in nächster Zeit
- Was ich heute Wichtiges gelernt habe
- Was ich am liebsten auf meiner Haut spüre
- Das überraschendste Kompliment, das ich je bekommen habe
- Wohin ich gern einmal verreisen würde
- Ein Blumenstrauß in meinen Lieblingsfarben
- Was ich gern verschenke

... apropos Verschenken: Schenken sie sich nun selbst ein paar Schmetterlingsgedanken, oder verschenken Sie Ihre Schmetterlingsempfehlungen an andere Menschen. Denn die Liste der noch ungenannten Möglichkeiten ist lang.

Traumkugeln

Traumkugeln gibt es in verschiedenster Form. Meist findet man sie in Gärten aus Glas oder funkelndem Stein mit zahlreichen Einschlüssen. Unsere Traumkugeln aber sind reinstes Naschwerk – sozusagen traumhafte Schokolade in verträumte Gedanken gehüllt.

Schreiben Sie also folgende Gedanken auf kleine Zettel, und umhüllen Sie damit eine Kugel – Schokolade hin, Schokolade her, es könnte natürlich auch eine Glasmurmel sein oder eine bunte Papierkugel. Servietten eignen sich wunderbar zum Verhüllen, dann kann man die Traumkugeln an hübschen Bändchen aufhängen oder in eine schöne Schale packen.

Daraus ziehen Klienten dann eine Kugel, mit der sie sich bis zum nächsten Mal beschäftigen.

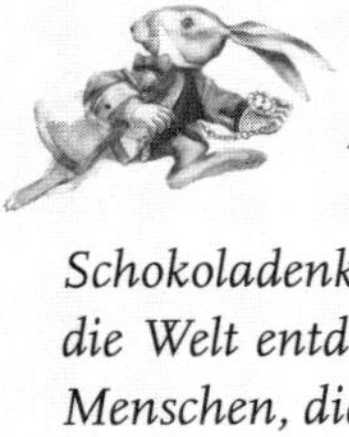

Beispiele:

*»**Diese Traumkugel** führt Sie ins Land Ihrer Kindheit. Genießen Sie die Reise bereits beim Knabbern an der Schokoladenkruste. Genießen Sie es, wieder ein Kind zu sein, das die Welt entdeckt. Reisen Sie zu Ihren Lieblingsplätzen, treffen Sie Menschen, die Sie sehr mochten, und bringen Sie uns drei Souvenirs Ihrer Reise mit. Vielleicht ein Foto, vielleicht ein Spielzeug, vielleicht eine Geschichte.«*

*»**Diese Traumkugel** verleiht Ihnen eine wunderbare natürliche Ausstrahlung. Sie finden sich selbst einfach schön, haben Lust auf Unternehmungen und schöne Kontakte. Mit dieser inneren Beschwingtheit machen Sie sich auf den Weg, einen abwechslungsreichen Tag zu gestalten. Träumen Sie sich Ihren Tag so, dass Sie mit sich selbst und anderen viel Freude und hübsche Erlebnisse haben.«*

*»**Diese Traumkugel** führt Sie in ein Land Ihrer Sehnsucht. Von welcher Reise träumen Sie immer wieder einmal? Wohin treibt Sie Ihre Sehnsucht? ... und wenn es kein Land ist, vielleicht ist es einfach ein Ort, an dem Sie gern öfter wären? Was finden Sie dort? Was mach diesen Ort spannend und schön für Sie? Sehen sie sich, wie Sie Ihre Sehnsucht stillen, wie Sie Dinge genießen, auf die Sie schon lange warten, die Sie glücklich machen. Bringen Sie uns ein paar Momente des Glücks mit.«*

*»**Diese Traumkugel** führt Sie durch einen entspannten Tag, nichts kann Sie daran hindern, das Leben zu genießen. Sie machen alles so, wie es Ihnen richtig erscheint, und suchen immer wieder kleine Entspannungsinseln auf. Träumen Sie sich tief in diesen Tag hinein und bringen Sie uns drei Momente mit, wo Sie sich wunderbar entspannt fühlen.«*

*»**Diese Traumkugel** führt Sie durch einen romantischen Tag. Romantische Tage sind selten geworden, oft werden sie vom Alltag verdrängt. Dieser aber erscheint in Ihrer Fantasie ganz farbig und intensiv. Sie spüren regelrecht, wie Sie schöne Gefühle umschmeicheln und Sie sich ganz auf den Menschen konzentrieren, den Sie innig lieben. Lassen Sie Bilder entstehen, die sie beide ohne Alltag zeigen, ganz beieinander bei etwas Schönem. Was genießen Sie zu zweit? Bringen Sie uns diese wunderbaren Ideen mit – aus Ihnen kann ein erster Schritt erwachen, das Leben wieder mehr zu spüren.«*

*»**Diese Traumkugel** verzaubert Sie selbst. Sie sind vielleicht ein wenig jünger, vielleicht ein wenig lockerer, aber auf jeden Fall voller Lust auf etwas Neues. Träumen Sie sich durch einen Tag, an dem Sie lauter neue Dinge ausprobieren, Dinge, auf die sie richtig Lust haben. Genießen sie diesen frischen Wind im Leben, probieren Sie alles aus – in Ihrer Fantasie! ... und erzählen Sie uns beim nächsten Treffen, was Sie alles ausprobiert haben.«*

Sich selbst verführen

Verführen ist ein charmanter Wortreigen – dem einen oder anderen vielleicht zu charmant. Im Kern ist gemeint: Wir sollten uns selbst mit Wohlwollen begegnen, vielleicht sogar mit einer gewissen Zärtlichkeit.

»Du sollst«, »Du musst«, »Warum hast du noch nicht« führt zu zusätzlichen Ambivalenzen, wenn man mit gestellten Aufgaben oder unterschiedlichen Wünschen bereits ins Trudeln geraten ist.

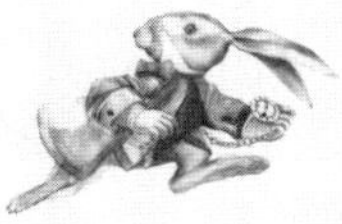

Sich selbst gut behandeln heißt:

- Ich erlaube mir ...
- Ich gönne mir ...
- Ich schenke mir ...
- Ich gewinne ...
- Ich vertraue auf ...
- Ich genieße ...
- Ich liebe es zu ...
- Ich biete mir Möglichkeiten an.
- Es gefällt mir, dass ...
- Ich freue mich auf ...

Kommentare im fortlaufenden Beratungsprozess

»Was ist bei einer guten Komödie die Hauptsache?
TIMING!«
Ridley Scott, Regisseur

Wenn Sie die Kunst guter Kommentare beherrschen, stehen Sie vor der Aufgabe, immer wieder Variationen innerhalb dieser Moderation zu finden. Jede Therapie und Beratung wird mit wachsender Länge zu einem Ritual mit festen Bestandteilen, wie z. B., dass Sie Fragen stellen und zum Abschluss des Gesprächs ein Feedback und wertvolle Empfehlungen geben. Das Schöne ist, dass der Zuwachs an Vertrauen das Sicherheitsgefühl beim Klienten verstärkt und damit wiederum die Spielräume des Miteinanders, gelingender Kooperation wachsen. Andererseits drohen schlichtweg Redundanz und Langeweile.

Ich sehe hier drei Bereiche, in denen sich ein Überdenken bisherigen Vorgehens lohnt.

1. **Gestaltung des Beratungsprozesses in Gesamtdauer, Anzahl der Kontakte, zeitlicher Abstand zwischen den einzelnen Beratungsgesprächen**
   - verschiedene Beratungspakete?
   - Wie viel Beratungsgespräche?
   - Was ist ein nützlicher Abstand zwischen den Kontakten?
   - Telefon und Internet als zusätzliche Kontaktmöglichkeiten?
2. **Variationen zur Gestaltung einzelner Gespräche – zeitlich – örtlich – personell – Methodenvielfalt**
   - Zeitdauer der Gespräche – Standards – länger – kürzer?
   - allein – im Doppelteam – mit größerem Beratungsteam – multiprofessionell?
   - in verschiedenen Räumen, die verschiedene Methoden zulassen, oder draußen in der Natur oder beim Klienten am Arbeitsplatz oder im häuslichen Umfeld?
   - verschiedene Settingangebote – Einzelklient – Paar – Familie – Gruppe
   - auf das Ziel abgestimmte Methodenvariabilität
3. **Gelassenheit und Kontinuität, Vertrauen in die Begegnungskultur zwischen Berater und Klient**
   - stabile Verabredungen
   - Transparenz und Verbindlichkeit der Vereinbarung

Im Grundtenor des Buches spüren Sie, dass viele Methoden gerade dann erfolgreich eingesetzt werden können, wenn es einen festen Rahmen, feste Verabredungen gibt. Diese vereinbarte Rahmung ermöglicht dem Berater, Therapeuten oder Coach, die Methode entsprechend des Ziels auszuwählen und sie entsprechend vorzubereiten. Der Klient wiederum zeigt seinerseits die Bereitschaft zur Mitwirkung, sodass die methodisch aufbereiteten Empfehlungen nicht ins Leere laufen, sondern im Alltag erprobt werden.

In der herkömmlichen Praxis treffe ich oft auf das Gegenteil – es wird von einem Gespräch zum anderen gearbeitet, das Ziel bleibt unklar, Methoden werden erst dann vielfältiger, wenn ein Klient sich wenig motiviert zeigt, und es wird situativ »gezaubert«, getreu dem Motto »Was könnte ich denn heute mal mit Frau Schmidt machen?«. Eine Seite von mir hat nichts dagegen, wenn Sie so weitermachen, denn dann darf ich Sie schon als Käufer meines dritten und vierten Buches betrachten – eine andere Seite von mir wünscht Ihnen allerdings mehr Struktur und Überlegung in Ihrem methodischen Vorgehen insgesamt. Wir arbeiten größtenteils mit Modellen von fünf bis zehn Sitzungen. Hier liegen Überlegungen zugrunde, wann Methoden zur Ressourcenstärkung im Vordergrund stehen (z. B. das Lebenspanorama, die Herztapete u. Ä.), wann der Kontakt zur gewünschten Zukunft verstärkt wird (Schlüssel zur Tür der Zukunft, Traumkugeln u. Ä.), wann Beziehungen eine Intensivkur benötigen (Liebeselixier, Genussinsel u. Ä.), wie kreative Techniken wie Foto-Coaching für Abwechslung sorgen und wie der Abschluss des längeren Beratungsprozesses erfolgreich gestaltet werden kann (Erfolgs-Girlanden, Verleihung des Goldenen Apfels u. Ä.). Ein Teil unseres Erfolgs ist mit Sicherheit eine gelingende Balance zwischen Planung und Vorbereitung einerseits und Spontaneität und Vielfalt andererseits.

Wenn Sie erfolgreichere Prozesse gestalten wollen, machen Sie sich Gedanken, welche Struktur sich in Ihrem Praxisfeld bewährt hat, um gute Ergebnisse zu erzielen, und welche Ihrer Art, Beziehungsangebote zu machen, entspricht.

Innerhalb dieser Struktur können Sie anschließend Variationen überlegen. Zwischen drei und fünf Kontakten im Abstand von zwei, drei oder vier Wochen sind Kommentare in der beschriebenen Form und Länge immer wieder ein Genuss für Klienten. Sie genießen es, Gesprächspartner zu haben, die gut beobachten, genau zuhören und immer etwas vorbereitet haben, um es mit nach Hause zu nehmen. Erst zwischen vier und zehn Sitzungen bedarf es Variationen, sodass die Klienten aufmerksam bleiben, neue Anregungen und Visualisierungen spüren und sich darauf freuen, wieder etwas Neues ausprobieren zu können. In längere Verläufe passen gleichermaßen Aufgaben, die bleibende Aufmerksamkeit verlangen und sich in ihrer Aufgabenstruktur nicht oder nur wenig verändern, z. B. die Bibliothek der Gefühle, die ein Projekt über ein halbes Jahr sein kann.

Bewährt hat sich für uns auch, dass gut geführte Gespräche immer die Grundlage der Kooperation mit dem Klienten darstellen und wir nach jeder besonderen Methode – z. B. dem Liebesbaum – wieder zu einem klassischen Gesprächssetting zurückkehren. Ein Spiel zwischen Bekanntem und Neuem.

Die Kunst, überraschend zu bleiben

»Das Leben ist wie eine Schachtel Pralinen:
Man weiß nie, was man bekommt.«
aus dem Film »Forrest Gump«

Wenn Gunther Schmidt sich selbst gern als »Realitätenkellner« sieht, der »Realitätenmenüs« serviert (2007, S. 65), dann bedarf auch die Menükarte gelingender Abschlusskommentare einer schmackhaften Auswahl.

Wenn Sie zu zweit arbeiten, haben Sie sofort eine Vielfalt von Variationen:

- Wechselnder Anfang
- Mal beschreibt der eine die Ressourcen und der andere die zukünftigen Möglichkeiten, dann wieder umgekehrt.
- Mann zu Mann, Frau zu Frau – Mann zu Frau, Frau zu Mann
- Unterschiedliche Funktionen: Elterncoach und Kindertherapeut
- Splitting und Ambivalenzcoaching
- Reflecting Team
- Einer ist kurz und knapp, der andere erzählt eine etwas ausführlichere Geschichte.

Es spricht daher vieles dafür, sich als Systemberater oder Systemtherapeut einen kreativen Tandem-Partner zu suchen. Dies bringt ohne jegliche Anstrengung viel Lebendigkeit ins Sitzungsgeschehen.

Gunther Schmidt weist immer wieder gern darauf hin, dass es in Ermangelung einer Doppelbesetzung auch möglich ist, ein Gespräch mit einem Kollegen oder einem guten Freund zu inszenieren. Dies wirkt logisch und sehr einfach – ist es aber nicht. Was dabei vergessen wird, ist, dass man diese Kultur der Diskussion und Abstimmung mit einem zweiten Kollegen häufig erlebt haben muss, um auf diese Erfahrung »locker, leicht und cremig« zurückgreifen zu können, wenn man allein auf der Bühne steht. Wo im eigenen Erleben nichts ist, kann auch nichts inszeniert werden – das gilt leider auch für Berater und Therapeuten.

In den Ursprüngen der Familientherapie (Boscolo et al. 1988) wurde alles diskutiert. Diese Kultur ist uns leider durch die vorherrschende Tendenz, allein zu arbeiten, verloren gegangen. Wir müssen im Alltag von Beratung und Therapie wieder dringend mehr diskutieren!

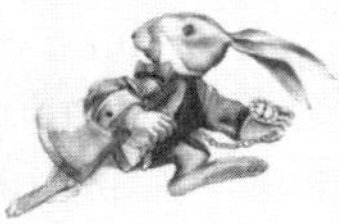

Eine Möglichkeit, intelligente Variationen anzubieten, ist folgende:

- *Dem Klienten-System wird zum bisher Erreichten gratuliert und eine Pause von einer Woche verordnet.*

»Sie nehmen sich nach all den Anstrengungen und engagierten Wochen verdienterweise einmal eine Woche frei.«

- *Es wird angekündigt, dass jeder am Anfang der darauffolgenden Woche einen verschlossenen Briefumschlag erhält, in dem sich eine neue Empfehlung befindet, die weitere Fortschritte anregt. Es wird um Stillschweigen gebeten und darum dieser Empfehlung zwei Wochen lang intensiv zu folgen. Alle sind eingeladen, zu beobachten, welche Bemühungen und Initiativen wichtig, wertvoll und wunderbar sind.*

»Am Anfang der nächsten Woche finden Sie einen dicken Umschlag im Briefkasten. Dieser dicke Umschlag enthält für jeden Einzelnen einen kleinen persönlichen Umschlag, auf dem Ihr Name steht. Der Inhalt ist nur für Sie ganz allein bestimmt. Bitte verraten Sie nichts davon, sondern folgen Sie den Empfehlungen mit Lust und Laune für zwei Wochen. Ändern Sie bei Bedarf die Dinge so ab, dass es für Sie optimal passt. Freuen Sie sich über jeden kleinen Schritt nach vorn, und halten Sie die Augen offen, was die anderen an Ihrer Seite umsetzen. Sparen Sie nicht mit Komplimenten, wenn es gut läuft oder eine schöne Idee das Familienleben bunter macht. Wenn wir uns wiedersehen, freuen wir uns darauf, Ihre geheimen Aufträge aufzuklären und uns über die damit verbunden Erfolge zu freuen.«

Ein solches Vorgehen ergibt nur dann Sinn, wenn die Zusammenarbeit mit dem Klientensystem bereits über längere Zeit gewachsen und stabil ist, die Vertrauensbasis deutlich spürbar ist und in den vorangegangenen Sitzungen üblicherweise am Ende Empfehlungen und Aufgaben für alle besprochen und mitgegeben wurden. Anders gesagt, solche indirekten »geheimnisvollen« Vorgehensweisen können nur auf die vorangegangene Transparenz, Offenheit und Erklärungsbereitschaft aufgebaut werden. Nur wenn der Klient ganz und gar überzeugt ist, dass die Zusammenarbeit vertrauensvoll und fair ist, beginnt er solche »Überraschungen« zu lieben. Wenn Klienten mit einem solchen Vorgehen schöne Erfahrungen machen, werden Sie schnell »süchtig« nach frischen Ideen wie z. B. eine Familie, die uns im fünften Kontakt mit den Worten begrüßte: »Wir warten schon auf die nächsten Überraschungsaufgaben am Ende des Gesprächs, es macht einfach so viel Spaß.«

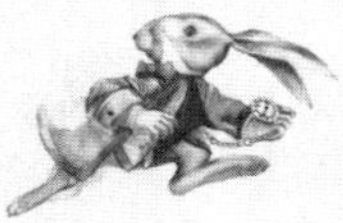

Beispiel für schriftliche, geheime Empfehlungen:

VATER: »*Sie haben sich nach den freien Tagen gut erholt und sind bereit für Ihre neue Aufgabe. Investieren Sie pro Woche eine gute Idee in Ihre Lieben. Bis zum Wiedersehen haben Sie drei Wochen zur Verfügung – eine Woche gehört Ihre Aufmerksamkeit samt gutem Angebot Ihrer Frau, eine Woche Ihrem Sohn Franz und eine Woche Ihrem Sohn Finn. Investieren Sie sich selbst, zeigen Sie sich als der Mann, der Sie sind – voller Erfahrung und immer für ein gutes Projekt zu haben. Genießen Sie Ihre guten Ideen vor allem selbst!*«

MUTTER: »*Sie haben sich nach den freien Tagen gut erholt und sind bereit für Ihre neue Aufgabe. Stärken Sie die Zusammenarbeit mit Ihrem Mann. Fragen Sie ihn einmal mehr, wenn es um Entscheidungen für Sie alle als Familie geht, bitten Sie vor allem öfter um Hilfe und notieren Sie – selbstverständlich unauffällig – alle guten Gedanken und Ideen, die er mit Blick auf das Familienleben einbringt. Machen Sie einen guten Schritt hin zum Elternteam – seien Sie öfter zu zweit. Zur Belohnung gönnen Sie sich einen Nachmittag pro Woche ganz nach Ihren spontanen Ideen.*«

FRANZ (16 JAHRE): »*Du bist nach den freien Tagen fit für deine neue Aufgabe. Du hast einen Großeinsatz in dieser und nächster Woche, dafür die dritte Woche frei. Denke bitte daran, dass du nicht darüber sprechen darfst und nicht einfach sagen kannst »Die Therapeuten haben mir frei gegeben«. Du musst es geschickt einfädeln, nach den vielen Aufgaben, dein »Frei« zu organisieren. Wenn es dir günstiger erscheint, kannst du die Aufgaben auch über die drei Wochen verteilen.*

Deine Aufgabe heißt: Biete jedem in deiner Familie Hilfe an. Überlege vorher, wo dein Vater, deine Mutter und dein Bruder wirklich Hilfe gebrauchen könnten – nicht irgendetwas, nein, etwas wirklich Wichtiges, denn dort kannst du zeigen, wie wichtig du bist und dass du ein fitter Kerl bist, der eine ganze Menge Sachen kann. Computer, Haushalt, Organisation – du findest bestimmt Möglichkeiten, dass alle denken ›Ein Glück, dass Franz geholfen hat, sonst wäre es nichts geworden.‹«

FINN (10 JAHRE): *»Du bist nach den freien Tagen fit für deine neue Aufgabe. Finn, du bist ab heute drei Wochen als Fotoreporter in der Familie unterwegs. Mach Fotos, wenn Papa am Wochenende im Garten rackert und wenn Mama wieder ein Sonntagsmenü für euch hungrige Männer zaubert. Schenk uns ein Doppel-F-Foto ›Franz und Finn‹ und ein ›Mama-Papa-Foto‹ und ein Familienfoto, wo die gute Laune nicht gespielt, sondern erlebt ist. Und denk dran, es ist eine geheime Aufgabe, nicht einfach loslegen, sondern wie ein guter Fotograf nach guten Momenten Ausschau halten und dann knipsen. Wir sagen jetzt schon mal danke und freuen uns auf deine Fotos beim nächsten Mal.«*

Der Zauber von Geschichten

»Wir bleiben die ganze Nacht auf,
erzählen uns Männergeschichten,
und morgen früh mach ich uns Waffeln.«
Esel im Film »Shrek«

Geschichten haben mich von Anfang an fasziniert – wahrscheinlich schon in meinen ersten Lebenstagen. Ich liebe es, wenn mir etwas Spannendes erzählt wird. Im therapeutischen Bereich genieße ich (fast) alles, was die von Milton Erickson geprägte Hypnotherapie erfand und nach wie vor erfindet, aber auch Märchen, Romane, Filme und Alltagsereignisse liefern wunderbare Vorlagen für Geschichten. Aber auch hier gilt: Man muss diese Geschichten erst einmal entwerfen, vielleicht sogar aufschreiben, ehe man sie anderen gut erzählen kann.

Ich möchte Ihnen sehr empfehlen, sich eine eigene Sammlung von Geschichten zuzulegen – Geschichten, die Sie mögen, die Sie selbst gern hören – denn genau das garantiert Ihnen, dass sie diese Geschichte auch gut erzählen. Oft genügen drei bis vier Geschichten, die sie immer wieder gern erzählen … und bei jeder Erzählung werden Sie besser und besser. »Allein die Tatsache, eine gewisse Anzahl von Geschichten parat zu haben, kann dem Therapeuten das Gefühl von … Kompetenz geben.« (Rosen 1990, S. 40)

»Und doch fragt man sich vielleicht, wie das Hören einer Geschichte … einem Patienten oder einem Lernenden helfen kann. Die Wirkung ist in vieler Hinsicht vergleichbar mit ›*Glühen*‹, das man vielleicht empfindet, wenn man einen guten Film gesehen hat« (Rosen 1990, S. 28).

Wie wird eine Geschichte eine Lieblingsgeschichte?

Vielleicht, wenn man mit der Bemerkung anfängt: »Dich wird diese Geschichte besonders interessieren …« (Rosen 1990, S. 121).

Balancehalten lernen

Erinnern Sie sich an Ihr erstes Fahrrad, jenes Fahrrad, mit dem Sie das Balancehalten gelernt haben? Balancehalten erforderte viel Geschick, und das wiederum brauchte Übung. Wie lange haben Sie probiert? Wie lange hat es gedauert, bis Sie elegant auf- und absteigen konnten? Wie lang hat es gebraucht, bis Sie treten, bremsen und anhalten konnten? Als Sie es weggegeben haben oder einfach aufhörten, es zu nutzen, konnte Ihr Fahrrad Geschichten erzählen. Jeder Kratzer, jede Beule erzählte davon, was Sie gelernt hatten. Es erzählte auch davon, wie weit Sie sich von zu Hause entfernt hatten und wie Sie wieder nach Hause gekommen sind.

Auch jetzt gerade ziehen Sie sich Kratzer und Beulen zu, während Sie lernen, die Balance zu halten, neue Wege zu erkunden, bergauf und bergab zu fahren und wieder zu dem zurückzukommen, was Ihnen wichtig ist.

Mal ehrlich, würden Sie jemandem glauben, dass er das Fahrradfahren gut beherrscht, der neben einem tadellosen Fahrrad ohne einen Kratzer steht? Vielleicht würden Sie gern gleich so gut fahren können, dass sich Stürze erübrigen, vielleicht würden Sie gern gleich große Routen locker in die Pedale treten, aber wo wäre dann der Stolz über das Wiederaufsteigen, wo wäre das Wissen über die schmerzenden Muskeln, wenn es lange bergauf geht, und das Wissen, wie man die Angst besiegt, wenn es eng wird, holprig oder steil hinuntergeht.

Wenn Sie an Ihr erstes Fahrrad denken, dann wissen Sie, dass sie es lernen werden, die Balance zu halten, aber dass es Training braucht und den Mut für die Kratzer.

Das Lachen meiner Kinder

Ich arbeitete vor gar nicht langer Zeit mit einem Mann, der hatte etwas Besonderes auf seiner Mailbox, eine Nachricht, die aus nichts anderem bestand als aus dem Lachen seiner Frau und seiner beiden Kinder. Ich fand das verwunderlich, denn die meisten Menschen haben Fotos dabei, um ihre Familie anzuschauen. Er aber sagte, es sei so wunderbar, die Stimmen zu hören und das Lachen.

Er sagte, wenn er diese Stimmen hörte, sehe er ganz genau diesen weichen Zug im Gesicht seiner Frau, diese glühenden Wangen, und er sehe die blauen Augen seiner Tochter und die Schmunzelbacken seines Sohnes ... und das gebe ihm sofort das Gefühl, ihnen ganz nah zu sein, und eine gewisse Leichtigkeit.

Diese erlebte Geschichte hat mich mit Blick auf Ihr Anliegen, liebe Frau Schmidt, lieber Herr Schmidt, zu einem kleinen Experiment gebracht, das ich Ihnen bis zum nächsten Mal ans Herz legen möchte.

Bitte treffen Sie sich einmal pro Woche, um ein bisschen miteinander zu erzählen, allerdings auf eine besondere Art, mal erzählt der eine und mal erzählt der andere. Der, der zuhört, hört ganz und gar zu, er folgt den Erfahrungen dieses Mannes mit seiner Mailbox – denn der, der zuhört, schließt die Augen und hört nur zu, nimmt alles Gehörte in sich auf, zeichnet es auf in die Seelen-Mailbox und hört es sich womöglich später noch einmal an ... und vielleicht gelingt es Ihnen sogar tatsächlich, den anderen zusätzlich dann anzurufen, wenn Sie etwas zu lachen haben, und hinterlassen ein paar Momente voller guter Laune auf der Mailbox.

Aschenputtel ändert das Drehbuch

Wahrscheinlich kennen Sie das Märchen vom »Aschenputtel«. Obwohl es in der heutigen Zeit etwas antiquiert wirkt – denn wer muss Erbsen zählen, Befehlen von Stiefmüttern gehorchen, oder für wen lohnt es sich schon, nach Prinzen Ausschau zu halten?

Und doch – es gibt heute – man glaubt es kaum – immer noch eine Menge Menschen, die sich wie Aschenputtel verhalten – nur ohne Stiefmutter. Sie arbeiten hart, sehr hart, tun, was sie zu tun haben, und stellen ihre eigenen Bedürfnisse ganz weit zurück ... und vielleicht glauben sie auch noch an die Rettung durch den Märchenprinzen. Was hindert uns eigentlich immer wieder, das zu bekommen, was wir brauchen und was wir uns am meisten wünschen?

Da bin ich doch sehr erleichtert, dass Sie Ihr Schicksal selbst in die Hand genommen haben und neugierig sind, was das Leben jenseits von langen Arbeitstagen noch für Sie bereithält.

Ein erster Schritt wäre ja, herauszufinden, worauf Sie neugierig sind, ehe wir uns an Veränderungen wagen. Es sollte sich für Sie lohnen, Ihnen mehr Zufriedenheit, aber auch Freude und Spaß bringen.

Die wichtigste Frage ist: Wie kann ich heute damit anfangen, mir mehr zu gönnen? Wie kann ich heute damit anfangen, das Drehbuch zu ändern, meinem Leben ein paar neue Kapitel hinzuzufügen?

Deshalb schenke ich Ihnen drei Fragen – so ähnlich wie die drei Nüsse von Aschenputtel:

Knacken Sie die Nüsse, beantworten Sie die Fragen, und wir können damit die Reiseroute in ein erfülltes Leben gemeinsam im nächsten Gespräch bestimmen.

Die Welt ist ein Dorf

Ganz sicher haben Sie schon öfter einmal jemanden an einem fernen Ort wiedergetroffen, den sie dort nicht vermutet hätten, oder jemanden in Ihrer Umgebung, den Sie von früher kannten, und gedacht: »Meine Güte, die Welt ist ein Dorf!«

Ich möchte Sie genau in eine solche Situation einladen: Stellen Sie sich vor, Sie treffen eine Schulkameradin wieder, eine, an die Sie ganz gern zurückdenken oder mit der Sie einige besondere Erlebnisse geteilt haben. Sie treffen sie wieder und werden nach Ihrem Leben gefragt: Was erzählen Sie von ihrem Leben, was erzählen Sie über Ihren Mann?

Die Umleitung

Ein Paar erzählte uns neulich, dass es zum Essen fahren wollte. Nach langen Bemühungen war es geglückt, die Kinder gut unterzubringen und einmal ganz und gar frei zu haben. Deshalb sollte es ein besonderes Restaurant sein, und die beiden hatten eine kleine Wegstrecke vor sich. Unterwegs nervte sie ihn mit allerhand Fragen: Haben wir die Balkontür auch abgeschlossen, alles ausgeschaltet und der Katze genug Futter hingestellt?

Er war schon leicht genervt, als er plötzlich ein großes Schild auf der Straße entdeckte. Ein großes gelbes Schild mit der Aufschrift »Umleitung«. Die Umleitung wies in eine Richtung, die die beiden noch nie gefahren waren. Auch das noch, der alte, bekannte Weg funktionierte nicht mehr, sie mussten einen neuen Weg nehmen ... wer weiß, wie lange das dauern würde.

Doch sie sagte: »Wir wollten doch sowieso einfach mal rausfahren, einfach los, irgendwohin. Wir hatten nur vergessen, wie das geht, so aufs Geratewohl losfahren und nicht zu wissen wohin.«

Zu ihrem großen Erstaunen empfanden beide diese Umleitung immer mehr als kleines Abenteuer, spürten Neugier auf das, was sie erwartete. Das Ankommen war neu, das Restaurant war neu, die Stimmung war heiter, der Abend war heiter – und auf dem Rückweg nahmen Sie ganz bewusst eine Umleitung nach Hause.

Der Berg der Ernsthaftigkeit und Ehrlichkeit

Es liegt eine Aufgabe vor Ihnen, eine anstrengende Aufgabe, die sich im Gegenzug ganz und gar lohnt: die Besteigung des Berges der Ernsthaftigkeit und Ehrlichkeit.

Sie wünschen sich beide sehr ehrliche, tiefe Gespräche. Aber Sie sind nicht daran gewöhnt, Sie sind enttäuscht und verärgert und wissen, dass dies viele Risiken mit sich bringt. Aber vielleicht sagen Sie sich ab heute: »Wir schaffen diesen Berg, und wir lassen es nicht zu, dass dieser Berg uns schafft!«

Die Besteigung des Berges beginnt mit einer kleinen, aber wichtigen Regel: Ich verdiene deine Aufmerksamkeit und ich schenke dir meine.

Mit diesem Satz nehmen Sie den ersten Anstieg. Sie werfen eine Münze, wessen Seite oben liegt, der führt in diese erste Etappe, d. h., er stellt Reiseausrüstung bereit und wählt eine Location.

Es sollte ein Ort sein, an dem Sie noch nie zuvor längere, ernsthafte Gespräche geführt haben, egal wo, auch gern Zuhause. Die Reiseausrüstung besteht in einer Flasche Ihres Lieblingsweines, zwei Gläsern, zwei Kerzen, einem Feuerzeug und zwei Symbolen für Ihre Zuversicht. Eines behalten Sie selbst, eines schenken Sie dem anderen.

Die ersten zehn Minuten gehören dem, der die Vorbereitungen getroffen hat. Teil der Vorbereitungen ist natürlich auch, was man dem Partner gerne sagen, anvertrauen oder erzählen möchte. Die zweiten zehn Minuten gehören dem anderen – alles Weitere wird sich finden.

Beobachten Sie, wie Sie miteinander an Boden gewinnen, sich vorwärts bewegen in steinigem Gelände und wie Sie einander wissen lassen, dass Sie diesen Berg schaffen wollen.

Nach einer Stunde ist der erste Anstieg geschafft.

Sagen Sie einander Danke, und verabreden Sie sich für die nächste Etappe, die der andere in der nächsten Woche führt.

Erlauben Sie sich auch, diese Besteigung nach und nach zu genießen, schließlich ist es eine große Sache, die Ihre Ausdauer braucht über sechs, sieben, acht oder noch mehr Etappen. Es kann auch sein, Sie verabreden sich nach dem vierten oder fünften Mal zum Pausieren und Genießen, zum Schweigen und Beieinandersein. Wer weiß. Auf jeden Fall sollten Sie feiern, wenn der Berg die gute Aussicht freigibt.

Der gelungene Abschluss und Eintragungen ins Lebensbuch

»Wenn wir etwas gut hinbekommen haben, wird im Mittelhirn ein Cocktail von Botenstoffen ausgeschüttet, die wie Dünger wirken und neue Verbindungen anregen.«
Gerald Hüther, Hirnforscher

Gut gedüngt dem Kommenden entgegenwachsen – das ist ein guter Abschluss für eine Therapie, Beratung oder ein Coaching. Sicher ist, dass schlechte oder auch verpasste Abschiede dem Wiederkommen im Wege stehen. Wenn wir auf uns selbst achten, haben auch wir einen weiteren Grund für einen guten Abschied: Wir haben es uns verdient. Wenn die Zusammenarbeit viel Zeit in Anspruch nahm und viel Aufmerksamkeit beanspruchte, sollte der Gewinn den Beteiligten nicht vorenthalten werden.

Von der amerikanischen Expertin für gute Rituale Evan Imber-Black habe ich gelernt, welch wichtige Rolle das Feiern im Reigen der Familienzusammenkünfte spielt – und von meiner Familie habe ich gelernt, wie Feiern Spaß macht. Verkürzt könnte man sagen: Feiern heißt, eine gute Rede halten, die Anerkennung für etwas Gelungenes in holde Worte fassen und dazu etwas gemeinsam genießen – ein Gläschen Sekt, ein gutes Essen – am besten beides. Wenn Sie umgekehrt ein Gläschen Sekt eingießen, bekommen Sie häufig die Frage gestellt: »Was gibt's zu feiern?«

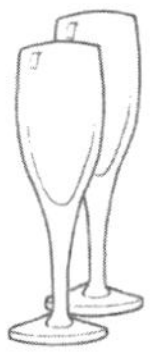

Beraterpraxen oder psychotherapeutische Praxen haben in der Regel ein Alkoholverbot, das diese wertvolle Erkenntnis leider nicht einmal als Ausnahme zulässt, daher bekommen meine Klienten häufig Ihre Erfolgstropfen zum Abschied. Diese dürfen dann zu Hause geöffnet werden und können mit demjenigen genüsslich geschlürft werden, der viel zum Erfolg beigetragen hat.

Letztlich ist nicht entscheidend, ob diese Flasche geöffnet wird, ob ihr Inhalt mundet, sondern vielmehr, dass sie übergeben wird, dass in dieser Geste der Erfolg sichtbar und verdient ist.

Vor die Übergabe der Erfolgstropfen hat der Hüter des systemischen Wissens ein bilanzierendes Interview gesetzt. Denn im Gefühl des Erfolgs sollten die Anstrengungen des Weges, die tausend Schritte und Hunderte von Holpersteinen sichtbar werden.

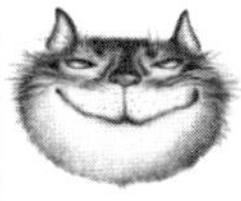

Große Anstrengung gepaart mit Ankunft – das ist wahres Glück!

Das Bilanzgespräch hat eine große Bedeutung, denn

1. Bilanzieren ist ein Prozess.
2. während gute Fragen zum Reflektieren einladen, breiten sich Erfolgsgefühle aus und können sich stabilisieren.
3. wertvolle Erkenntnisse werden verdichtet, wie man Ziele umsetzt, Hindernisse meistert, Feinde schlägt, Verbündete gewinnt, wie man nach Niederlagen weitermacht, wie man sich Pausen verschafft u. a. m. – dieses Wissen ist kostbar!

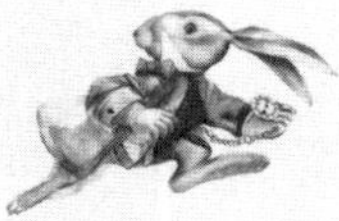

Wichtige Inhalte eines gelingenden Bilanzgesprächs

1. Die Startsituation

- Beschreibung der Ausgangssituation, des ersten Beratungskontakts und des damaligen »Problems«
- Beschreibung des Klienten in seinen menschlichen Nöten und Fragestellungen in der Ausgangssituation (»Problemsituation«)
- die ersten Überlegungen zur Veränderung
- Besonderheiten dieses Kontaktes, Signale für eine gelingende Zusammenarbeit

2. Die heutige Situation – Unterschied zur Startsituation

- welche Ziele gesetzt
- welche Aufgaben gestellt
- welche Schritte vollzogen
- systemische Zusammenhänge beachtet (z. B. jemanden besonders berücksichtigt)
- welche Unterstützung gehabt (darauf kann man zukünftig auch bauen, relevante und verlässliche Beziehungen im Leben des Klienten)

3. Besondere Fähigkeiten des Klienten, genau dieses Problem gelöst zu haben

- wie hat er sich mit dem »Problem« auseinandergesetzt
- was hat er dabei gelernt
- was hat er neu überlegt und ausprobiert
- wie hat er Rückschläge verkraftet und sich neu motiviert
- welche Stärken hat er entwickelt

4. Freude an der Zusammenarbeit

- wie man selbst vom Klienten und den wertvollen Gesprächen gelernt oder profitiert hat

- wofür man ihm Anerkennung oder sogar Bewunderung zollen kann
- was man in der Arbeit miteinander besonders genießen konnte

5. Prognosen und Zukunftswünsche

- welche Möglichkeiten der Berater in der näheren Zukunft für den Klienten sieht
- worin eine Kontinuität der Entwicklung besteht, die sich fortsetzen wird
- worauf der Klient in zukünftigen Krisen zurückgreifen kann
- was man ihm drüber hinaus wünscht

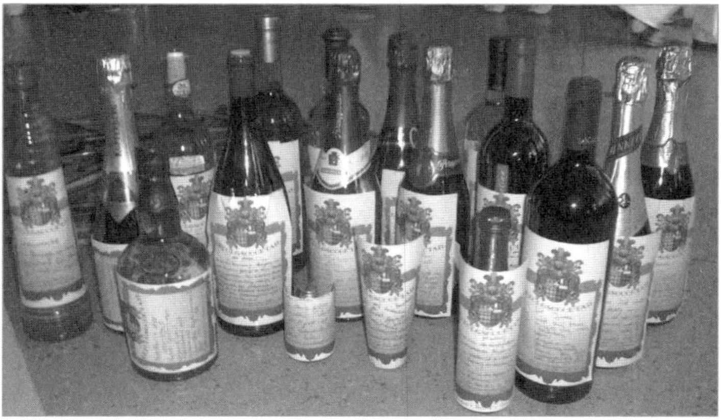

Abb. 11: Die Lieblingserfolgstropfen eines Ausbildungskurses nach drei Jahren harter Arbeit

Der letzte Kontakt sollte immer ein Bilanzgespräch sein, das einerseits auf das Geleistete fokussiert und andererseits in den Blick nimmt, was bevorsteht, welch spannendes, lohnenswertes Leben auf den Klienten wartet. Daher verschenke ich oft kleine Bücher, die bereits einige Eintragungen enthalten – Gedanken der Klienten, wichtige Beziehungen, Erfahrungen und kleine Lebensweisheiten. Gern trage ich ein, welche Erfolge ein Klient bereits feiern konnte – oder schenke ihm eines meiner Lieblingszitate – selbstverständlich mit Kommentar.

Natürlich kann man auch mit dem Schlüsselmodell (S. 165) arbeiten – die Tür von Therapie oder Beratung nach harter Arbeit schließen und die Tür des neuen Lebens aufschließen. Das passt ausgezeichnet in solch einen erfolgreichen Übergang.

Der Erfolgscocktail
aus der Königlichen Erfolgsmanufaktur.

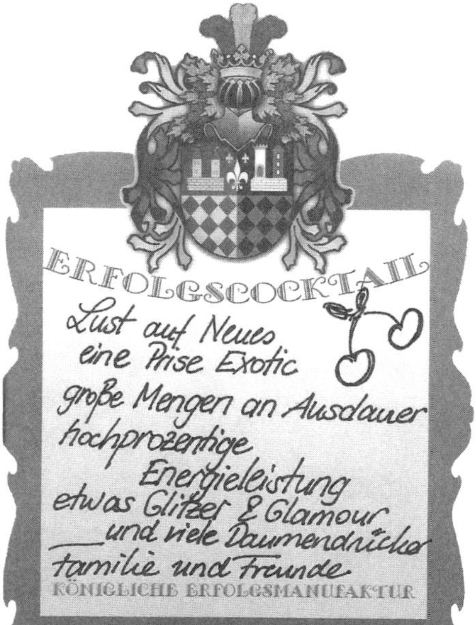

Abb. 12: Beispiel für einen Erfolgscocktail

Eine Blüte mit Zukunftswünschen
Der Berater sammelt alle Zukunftswünsche für den Klienten (das Paar oder die Familie) ein, fügt seine eigenen hinzu und übergibt diese auf kleinen Zetteln in einer zauberhaften Blüte –

Viel Freude beim Aufblühen!

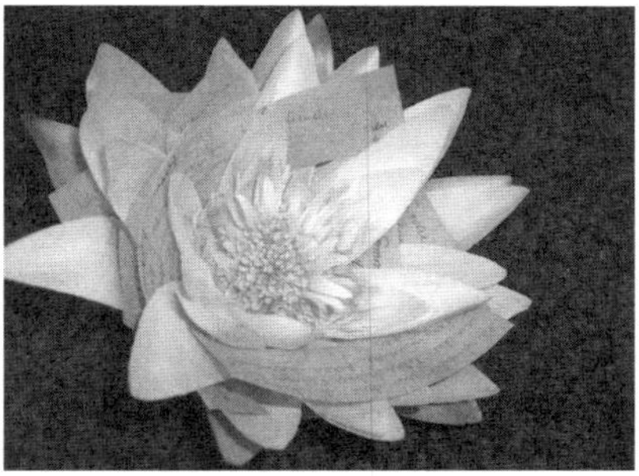

Abb. 13: Blüte mit Zukunftswünschen

Eintragung ins Lebensbuch

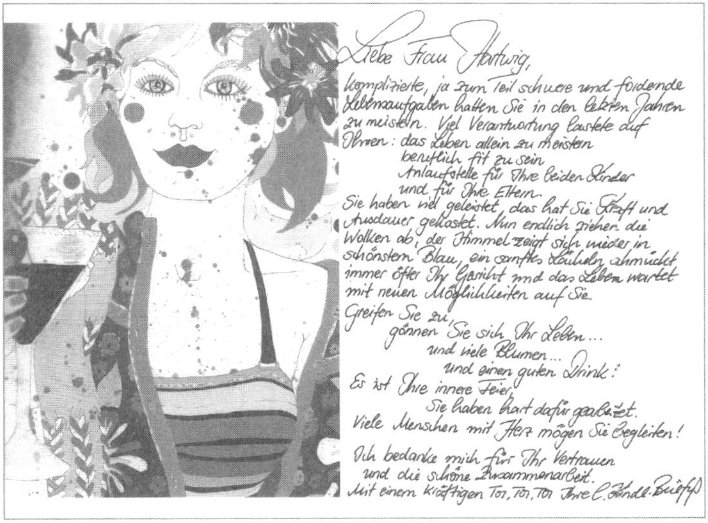

Abb. 14: Beispiel für eine Eintragung ins Lebensbuch

Der gefühlte Mangel an Wirksamkeit – oder: Wenn Klienten nicht tun, was sie sollten

»Niemand kann über einen anderen sagen, er sei ein hoffnungsloser Fall.«
Klaus Mücke, »Probleme sind Lösungen«

Wer kennt sie nicht? Verläufe, die uns Berater und Therapeuten in tiefe Unzufriedenheit stürzen. Warum zeigen sich keine Fortschritte?

Warum kommen wir nicht voran? Warum treten die Symptome nach wie vor in aller Deutlichkeit auf?

Im systemischen Denken finden Sie solche Gedanken und Gefühle von Stillstand und Versagen sehr viel weniger. Warum? Weil es faktisch keinen Stillstand gibt.

Wenn man meint, dass sich in einem bestimmten Verhalten wenig ändert, so schaut man eben nur auf diese Stelle – denn in anderen Situationen mit Blick auf andere Verhaltensweisen und Beziehungsgestaltung ändert sich zur selben Zeit garantiert etwas.

Es kann sein, dass ein junges Mädchen sich weiterhin selbst verletzt, aber gleichzeitig eine neue Freundin findet – es kann sein, dass ein übergewichtiger Junge auch weiterhin keinen Sport treibt und abends eine ganze Packung Eis allein genießt, aber gleichzeitig viele Anstrengungen unternimmt, schulisch aufzuholen – es kann sein, dass ein überarbeiteter Vater nach wie vor erst um 20 Uhr nach Hause kommt, aber am Samstag für die Familie kocht. Wohin also schauen Sie, wenn Sie einen Mangel an Fortschritt beklagen? Übersehen Sie Gelingendes? Übersehen Sie Bemühungen? Übersehen Sie erste Entwicklungsschritte?

Veränderung umfasst immer mehr, als Sie denken und sehen.

»Der Zweck aller weiteren Sitzungen ist ein und derselbe – es geht darum, einen Dialog darüber zu führen, was sich verbessert hat« (de Jong u. Berg 1998).

Daher ist es höchst bedeutsam, dass Sie gemeinsam mit dem Klienten fragend erkunden, in welcher Weise er sich mit sich und seiner Situation beschäftigt hat, welche ernsthaften Fragen er sich gestellt, welche Erfahrungen er gemacht hat und mit welchen Vorlieben und Ausweichmanövern er durch sein Leben »gedriftet« ist.

Vergessen Sie bitte ebenso wenig, dass das Leben selbst ein Auf und Ab ist – somit sind Misserfolg und Erfolg Geschwister und leben eng nebeneinander. Und mal Hand aufs Herz, liegt nicht im Umgang mit Misserfolg der größte Erfolg?

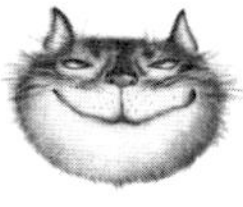

Versagen gibt es im Grunde nicht, denn Krisen zeigen weitere Ressourcen. Und wenn Klienten partout nicht wollen, was wir erwarten, dann ist die Antwort recht simpel: Sie wollen etwas anderes!

Das sogenannte Versagen hat eine wichtige Nebenwirkung: Die Weltsicht des Klienten wird realistischer. Er lernt, den Aufwand für eine Sache zu spüren und zu kalkulieren. Er lernt, das Ziel im Blick zu behalten und ausdauernder zu sein – und er lernt, neue, passendere Versuche zu machen, das Ziel zu erreichen. Leider ist es die Wahrheit: Wir entwickeln uns am meisten durch die Dinge, auf die wir nicht vorbereitet waren.

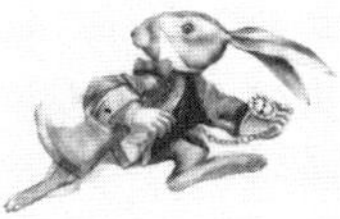

Fragen zur Förderung der Ausdauer:

- Wie heißt noch mal dein Ziel? Wofür lohnt es sich, am Ball zu bleiben?
- Wie kannst du auftanken? Was ist deine Lieblingstankstelle, wenn du neue Energie brauchst?
- Wer glaubt an dich? Wer ist überzeugt, dass du es schaffen kannst?
- Wie viel Zeit wollen wir dem Jammern geben und dieser verdammten Enttäuschung?
- Was machen wir, wenn es wieder und wieder zu Verzögerungen kommt?
- Was glaubst du, wie schafft es ein Fußballer, jeden Tag zu trainieren?
- Was meinst du, wie motiviert ein Trainer seine Mannschaft, wenn sie nach der ersten Halbzeit hinten liegt?
- Wie können wir den inneren Schweinehund überlisten?
- Was macht die Sache so verdammt schwer? Was meinst du, wann müssen wir aufgeben?
- Haben wir die Anstrengung unterschätzt? Wie kriegen wir das jetzt hin, wo wir genau wissen, dass es nicht einfach wird?
- Was war die längste Sache, die du je durchgehalten hast?
- Sag mal, was verstehst du unter: Dranbleiben? Wie macht man das? Wie bleibt man an einer solch wichtigen Sache dran?
- Wie kann unser Plan noch besser werden?
- Welche Unterstützung brauchst du von mir? Welche von anderen?
- Welche Belohnung wartet auf dich? Welche Vorstellung ist echt genial?

Hypothesen zum Erhalt der therapeutischen Gelassenheit

«If you can't fix it,
you gotta stand it."
aus dem Film »Brokeback Mountain«

Schon die Altmeister der systemischen Therapie Boscolo und Cecchin betonten, dass Klienten vieles von uns wollen – »Pillen, finanzielle Unterstützung, Rehabilitation, Rente oder von allem etwas«. »Eine Möglichkeit, damit umzugehen und dennoch systemisch zu bleiben, besteht darin, solche Möglichkeit ›als Nicht-Therapie‹ zu deuten« (1988, S. 37). Diese frühe Erkenntnis führt zu einer Hypothese, die häufig erklärt, warum unser Engagement keine Erwiderung findet – wir haben keinen Auftrag zur Veränderung erhalten, höchstens in dem Sinne, Wunder zu vollbringen. Auch bleibt zu berücksichtigen, dass die meisten Veränderungen nicht nur mit zahlreichen Anstrengungen verbunden sind, sondern auch deutliche Nachteile in der Beziehungsgestaltung mit sich bringen können. Die meisten Veränderungen, zu denen wir einladen, führen zu selbstständigerem Handeln, zu weniger Abhängigkeit und damit auch zu weniger Kommunikation. Mit den gemeinsamen Problemen schwindet nicht selten auch die Nähe, das Verbindende. Menschen erhalten mitunter ihre gewohnte Beziehung miteinander, indem sie das Problem immer wieder erfolglos lösen. Lange (erfolglose) Problemlöseprozesse sichern häufiger, als wir denken, lange Bindung.

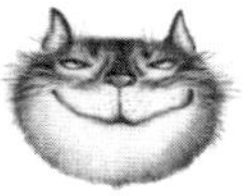

Hypothesen, wenn es nicht wie gewünscht läuft:

- Der Klient hat kein Problem mit dem Problem.
- Der Klient hat andere Ziele als der Berater.
- Der Klient nimmt sich viel Zeit, das Problem zu lösen.
- Der Klient nimmt sich immer mal wieder Zeit, das Problem zu lösen – dazwischen beschäftigt er sich mit anderen Dingen.
- Der Klient hat so viele Helfer, dass er in dieser Angebotsvielfalt den Überblick verliert, was er selbst tun möchte.

- Der Klient ahnt, dass die gewünschte Veränderung auch Nachteile für ihn hat, diese möchte er vermeiden.
- Der Klient hat sich an die gegenwärtige Situation gewöhnt, Probleme sind Bestandteile seines Lebens, sie entsprechen seiner »Wirklichkeitskonstruktion«, seinem Realitätsempfinden.
- Der Klient hofft immer noch, das Ziel anstrengungsfrei zu erreichen – er hofft auf ein Wunder.
- Der Berater hat klare Aufträge von Dritten, die seine Allparteilichkeit und seinen Spielraum einschränken.
- Der Berater neigt selbst zu stabilen Bewertungen, unterscheidet zwischen »richtig« und »falsch«.
- Der Berater übernimmt schnell und gern die Verantwortung für eine Veränderung.
- Der Berater entwickelt selbst viele Ideen und macht gern Vorschläge.
- Der Berater reagiert bei dramatischeren Verhaltensweisen mit mehr Aufmerksamkeit, Anwesenheit und Versorgung.

Anhand dieser Überlegungen kann man sein eigenes Verhalten als Berater oder Therapeut reflektieren und besser auf den Prozess abstimmen, z. B. gemeinsame Ziele zu definieren, das Tempo zu verlangsamen, das eigene Vorschlagswesen zu zügeln, eine große Dosis Aufmerksamkeit bei Fortschritten zu verschenken (statt bei Dramen).

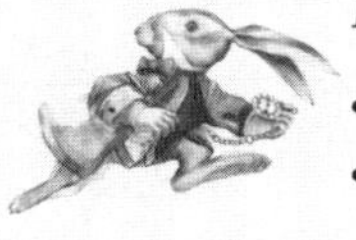

Möglichkeiten, sich neu einzustimmen

- *Gelassen immer wieder Ziele formulieren*
- *Wenn wir auf unsere Vereinbarung schauen? Gilt das noch?*

An welchem Ziel arbeiten wir gerade? Was ist Ihnen gerade jetzt sehr wichtig?

- *Bereits erreichte Fortschritte erkennbar machen*
- *Was ist stabil geblieben?*
  Was hast du trotz der gegenwärtigen Schwierigkeiten erreicht?
- *Zuversicht skalieren*
- *Wer hat die größte Zuversicht, dass wir gemeinsam die Krise überwinden?*

- *Mit wie viel Zuversicht startest du in die zweite Halbzeit?*
- *Selbstmanagement betonen*
- *Was hilft am besten, wenn x, y, z dir wieder den Tag versauen wollen?*
- *Ausdauer stärken*
- *Was brauchen wir, um unseren Weg fortzusetzen?*
- *Visionen fördern*
- *Wie wird es sein, wenn du am Ziel bist?*

Die Balance zwischen Wohlwollen und Ernsthaftigkeit

»Weiter atmen. Das ist der Trick!«
Gimli in »Herr der Ringe«

Es ist schon eine Frage der Glaubwürdigkeit, deutlich zu machen, dass es eine Grenze von therapeutischem Engagement gibt und dass jede Zusammenarbeit ihre Spielregeln hat. Wenn Verabredungen nicht eingehalten, Regeln immer wieder verletzt werden, ist der Vertrag gebrochen, das Zusammenspiel vorbei. Um nicht beleidigt, enttäuscht und nachtragend zu wirken, sollte man als Therapeut und Berater von vornherein wissen, welche Regelverletzungen man nicht tolerieren möchte, sodass dies zum Ende der Zusammenarbeit führt.

Es ist empfehlenswert, Regeln für die Zusammenarbeit zu formulieren:

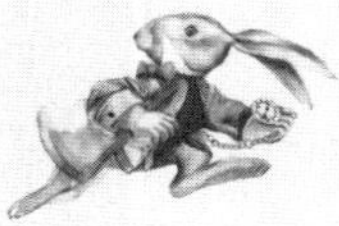

»Wenn ich den Eindruck habe, dass die Sache von dir nicht ernst genommen wird, werde ich dir das ehrlich sagen. Entweder zeigst du mir, dass ich falsch liege, und ich korrigiere das – oder wir beenden das Ganze. Woran könnte ich merken, dass du die Sache nicht ernst nimmst:

- *Du verpasst die verabredeten Termine.*
- *Du kommst mehrfach zu spät.*
- *Du hast wenig oder gar nichts von den verabredeten Dingen getan.*
- *Du zeigst mir, dass du von meinen Erfahrungen wenig hältst oder nichts gebrauchen kannst.*
- *Du zeigst mir, dass du genauso weitermachen willst wie bisher,*
- *oder du arbeitest sogar hart an der Verschlechterung der Lage.*

Auf der anderen Seite kannst du mir jederzeit sagen – ja ich bitte dich sogar darum –, wie ich dich gut unterstützen kann, wie ich mehr und mehr von dem anbiete, was dich wirklich weiterbringt. Worauf du immer zählen kannst, ist meine Sympathie für deine Ziele und meine Ausdauer. Weißt du, wo mein Rekord liegt im Dranbleiben? Mit einem Klienten bin ich zwölfmal gestartet, um ein Ziel zu erreichen – zwölfmal ist verdammt oft über eine verdammt lange Zeit – aber der junge Mann hat es geschafft, er hat sein Ziel erreicht. Er wollte in einer eigenen, kleinen Wohnung leben und den Führerschein machen – er wollte es, obwohl es ihm niemand mehr zugetraut hatte – abgesehen von seiner Mutter. Weißt du, was ich daraus gelernt habe? Man kann es auch beim zehnten Mal schaffen. Trotz dieser Erfahrung wäre ich recht glücklich, wenn wir es schon beim dritten oder vierten Mal schaffen, deine Zielfahne zu schwenken.«

Glaubhaftigkeit – die Erneuerung bisheriger Aufgaben

»Ich habe keine Zeit.
Und welche Ausrede hast Du?«
Ernst Ferstl

Wenn man zur Entscheidung kommt, die Therapie oder Beratung trotz bestimmter Hindernisse fortzusetzen, sollte man eines nicht tun: die bisher gestellten Aufgaben fallen lassen. Die Lieblingsausrede von Klienten ist, sie seien nicht dazu gekommen, hätten keine Zeit gehabt, es sei ihnen etwas dazwischengekommen. Wenn Sie das kommentarlos hinnehmen, stimmen sie dem Nichtstun indirekt zu, Sie lassen zu, dass gute Ideen verblassen und die Veränderung keine Priorität hat, sondern eine vage Option ist. Einer der oft zitierten Sprüche in Facebook lautet: »Ich bin nicht faul – das ist mein Energie-Spar-Modus.« Diesem Energie-Spar-Modus sollten Sie mit den getroffenen Verabredungen entgegentreten – »Zu wie viel Prozent kann ich mich auf Ihre Aussagen verlassen?« oder »Wie kann ich Ihnen behilflich sein, sich selbst ernst zu nehmen?« oder »Sie kennen doch den berühmten Satz aus dem Film ›Apollo 13‹: ›Houston – wir haben ein Problem‹. Sie haben nach wie vor ein Problem. Deshalb sitzen Sie hier, deshalb machen wir uns einen Kopf. Wie also wollen Sie es lösen?«

Wir verleihen in unseren Verabredungen den Aufgaben Nachdruck, indem

- wir zeigen, dass es die Vorschläge des Klienten selbst sind, seine eigenen Wünsche, Bedürfnisse und Ideen, die er boykottiert;
- wir sie wiederholen, weil die Ideen gut und wertvoll sind;
- wir sie schriftlich mitgeben, um zu Hause nachlesen zu können, was zu tun ist;
- wir eindrücklich betonen, dass wenn eine Aufgabe nicht machbar ist, sicher etwas anderes machbar ist (Alternativen finden);
- wir ankündigen, dass wir die Zusammenarbeit einstellen, wenn auch beim nächsten Mal nichts von dem in Angriff genommen wurde;
- wir beim wiederholten Male die Zusammenarbeit beenden.

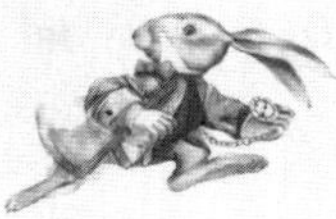

»Wir sind Ihre Trainer, Ihre Berater, Ihre Coachs – wir wünschen uns nichts sehnlicher, als dass Sie Ihrem Ziel nähe kommen. Wir unterstützen Sie gern, diskutieren jede Frage, sind offen für jeden Vorschlag – aber Ihre Mahner, Ihre Kontrolleure, Ihr personifiziertes schlechtes Gewissen, das können und wollen wir nicht sein. Wir können nicht beurteilen, welche Gründe es gibt, dass jede Idee, die Sie von unseren Gesprächen mitnehmen, mit hoher Wahrscheinlichkeit untergeht. Klar ist nur, dass daraus Enttäuschung erwächst – bei Ihnen selbst und bei uns. Seien Sie ehrlich zu sich selbst, machen Sie einen neuen Anlauf, wenn Sie mehr Chancen zum Mitmachen sehen. Wir stehen Ihnen gern zur Seite! Bis dahin!«

Abwarten und Pausen als Spielraum für Autonomie und Selbstorganisation der Klienten

»Gott gibt jedem Vogel einen Wurm,
aber er wirft ihn nicht ins Nest.«
Schwedisches Sprichwort

Wenn engagierte Helfer zurücktreten, ist das ein Signal – ein wichtiges Signal für einen Klienten. In den vielen Arbeitsjahren habe ich mein Gefühl verfeinert, wann die Zusammenarbeit mehr Kampf als Lust wird und wie ich dies artikuliere. Wichtig ist mir, dass ein Klient ohne massiven Gesichtsverlust die Therapie, die Beratung oder das Coaching verlassen kann. Wenn das Verhalten zeigt, er möchte eher gehen als bleiben, dann kann er gehen. Schließlich waren wir beide engagiert herangegangen und hatten einen anerkennenswerten Versuch, zu einer Zusammenarbeit zu gelangen. Die Faktoren des Misslingens sind vielfältig – nie gibt es nur eine Antwort. Gerade in Fällen, in denen ich glaubte, nichts erreicht zu haben, z. B. bei jugendlichen Kriminellen oder manch einem Schulverweigerer, erhielt ich einige Jahre später neue Antworten auf die damals brennenden Fragen, weil die Klienten wiederkamen, gereifter und mit neuen Anliegen.

Ich erinnere mich an eine 17-jährige Schulverweigerin, die ich in Einzelgesprächen und in der Familientherapie betreute. Es gab jede Menge Helfer, über ein Jahr intensivste Bemühungen, immer wieder Schulversuche, die scheiterten, bis das junge Mädchen in die Klinik eingewiesen wurde mit Ängsten und psychosomatischen Beschwerden (wenn es dramatisch wurde, klagte sie über Atemnot und pflegte, ohnmächtig zu werden). Nach zwei Klinikaufenthalten, die sie ebenfalls abbrach, verlor ich sie aus den Augen. Als sie 22 war, kam sie zurück zu mir, um mich um Unterstützung zu bitten, das Abitur nachzumachen und eine eigene kleine Wohnung zu finden. Die Eltern waren dabei, sich zu trennen. Ich war nicht wenig überrascht, als sie mir erzählte, dass sie damals oft auf ihren kleinen Bruder aufgepasst habe, während die Mutter die Nächte in Alkoholexzessen mit einem jüngeren Liebhaber verbrachte, während der Vater auf Montage war. Ich hatte die Mutter und den Vater oft in Familiengesprächen erlebt – es gab damals von keinem der Familienmitglieder auch nur ansatzweise einen Hinweis darauf, was sich im Hintergrund des Schulthemas abspielte. Alle verband die Zustimmung, dass es so ist, wie es ist, und nicht geändert werden kann und darf. Was lehrte mich die Geschichte? Vermeintliche Unwirksamkeit ist oft nur Ouvertüre zu einer Oper in drei Akten. Dinge bleiben nicht so, wie sie sind, Entwicklung passiert ständig – ein neuer Auftakt bietet immer neue Chancen.

Wichtig ist, dass Klienten nicht das Vertrauen in Therapie und Beratung verlieren – dass sie sich trauen, neu zu starten, dass sie sich willkommen fühlen, wenn sie einen zweiten Anlauf möchten.

Systemisch ist ein weiterer Gedanke wichtig – wenn Helfer (ver)schwinden, gewinnt das System an Selbstorganisation. Es ist eine verdammt spannende Frage: Was tut ein System aus sich selbst heraus? Welche Lösung findet es? Welche Veränderung strebt es an?

Eine der wildesten Fragen meiner eigenen systemischen Ausbildung (1990) setzte Fritz B. Simon in die Welt – und wir alle, der gesamte Kurs fanden sie köstlich:

»Stellen Sie sich vor, eine geheimnisvolle Seuche bricht aus, und alle Helfer sterben in kürzester Zeit – keiner bleibt am Leben, den man fragen kann, kein Arzt, kein Psychotherapeut, kein Sozialarbeiter, nicht einmal die Mitarbeiter des Jugendamtes überleben – niemand kann sich um Ihre Belange kümmern – von heute auf morgen müssen Sie es alleine schaffen – was werden Sie tun?«

Die Frage spielt mit einer Konstruktion, die sich manch ein Klient und auch manch ein Therapeut trotz aller Hartnäckigkeit im Nachfragen nicht vorstellen kann oder mag – zu sehr sind wir selbst in den Selbstverständlichkeiten unserer Helfersysteme gefangen. Eine Welt ohne professionelle Helfersysteme? Das grenzt an eine Katastrophe. Was man aber wenigstens mit der Frage erreichen kann, ist, sich selbst aufzurütteln, was wir da eigentlich tun – und das ist Fritz B. Simon schon damals exzellent gelungen. »Gemeinsam sind wir (eben manchmal) blöd« (Simon 2009), denn manche Klienten sehen den eigenen Weg vor lauter Helfern nicht. Wenn man loslässt, lässt man seinen Klienten die Chance, selbst Ideen zu entwickeln, sich selbst in Bewegung zu setzen, um das Richtige zu tun. Wir sollten Menschen nicht unter- und unsere Hilfe nicht überschätzen.

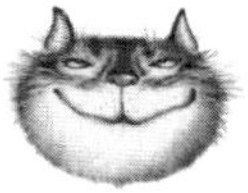

Warum also nicht das Loslassen überdenken und praktizieren – und damit den Menschen selbst die Verantwortung für ihr Leben in die Hand drücken – und ihnen zutrauen, dass Sie es schaffen?

Wenn man es als Berater gut macht, ist jedes Loslassen nur eine Pause bis zu einer Fortsetzung, einem nächsten Mal. Das Leben schafft genug Anlässe, um sich ab und an eine gute Beratung zu gönnen.

Damit das Loslassen gelingt, kann man sich selbst und den Klienten Ideen anbieten, wofür Pausen gut sind.

Wissen Sie, wir Therapeuten tun uns schwer mit Pausen, die Krankenkassen sehen Unterbrechungen ungern, und man selbst hat häufig auch Vorstellungen von Kontinuität – die Praxis selbst allerdings zeigt Vorteile auf, Pausen ganz und gar sinnvoll zu machen.

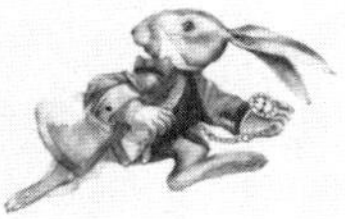

Ich nenne Ihnen einige Beispiele:

- *Pause – wenn es zu viel auf einmal wird*
- *Pause – wenn etwas Unvorhergesehenes die ganze Aufmerksamkeit braucht und keine Energie für die Vereinbarungen übrig lässt*
- *Pause – wenn der Zeitpunkt schlecht gewählt ist*
- *Pause – wenn der gehörige Schwung sich nicht einstellen will*
- *Pause – weil die Kraft für die notwendigen Anstrengungen noch nicht reicht*
- *Pause – weil bisher die Unterstützung von anderen fehlt*
- *Pause – weil man im Moment einfach mehr Zeit und Ruhe für sich selbst benötigt*

Entlassen Sie Ihre Klienten mit Erfolgsmeldungen und der Zuversicht, dass es bald einen günstigeren Zeitpunkt geben wird für den Start in die genannten Vorhaben. Danken Sie für die bisherige vertrauensvolle Zusammenarbeit, und bringen Sie Ihren Wunsch zum Ausdruck, Ihrem Klienten gern in zukünftigen Fragestellungen mit Ihrem Wissen und Können zur Seite zu stehen.

Dritter Teil: Türen zum Wunderland

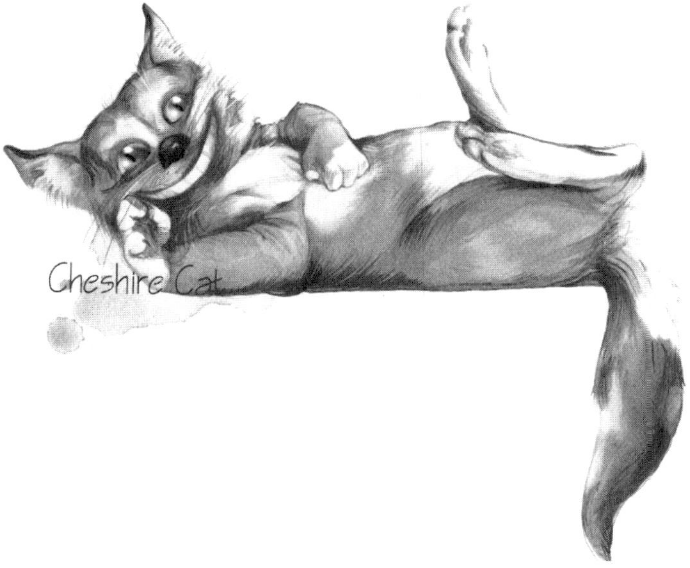

6 Türen zum Wunderland

»Ihr nüchternen Menschen,
die ihr euch gegen Leidenschaft und
Fantasie gewappnet fühlt.«
Friedrich Nietzsche

Wenn die Türen zum Wunderland aufgehen, dann entfalten sich Formen und Farben zu einem großartigen Feuerwerk an Gefühl und Begeisterung. Kaum kann man es erwarten, all die schönen Dinge zu berühren und mit ihnen vertrauter zu werden. Wenn die Gefühle im Inneren eines Menschen wie Bilderbücher sind, dann haben gelungene Bilder in der Außenwelt die Möglichkeit, ein Gefühl in der Innenwelt anzuregen – am liebsten natürlich Gefühle von Zuversicht und Gestaltungsfreude im eigenen Leben. Ich stelle Ihnen einige meiner Lieblingsinterventionen vor – selbstverständlich zum Nachmachen. Mehr noch aber hoffe ich, Ihre eigenen unmöglichen Gedanken gefördert zu haben. Glauben Sie daran, dass eine Umgebung einen Menschen ändern kann, ändern Sie Ihre eigene Umgebung, beginnen Sie, mit dem Herzen zu denken, und schenken Sie Ihrer Fantasie das beste Zimmer im Lebenshaus.

1 Am Abend gut einschlafen

Probleme sind anhänglich, sie begleiten Menschen bis ins Bett. Dort breiten sie sich komfortabel aus, behindern das entspannte Einschlafen. Das Tagebuchschreiben hat eine lange Historie. Dadurch wissen wir auch, mit welchen Sorgen sich Berühmtheiten wie Marlene Dietrich vornehmlich in einsamen Nächten herumplagten.

> Der Unterschied / Zwischen / Den schlecht Geküssten / Und den / Gut Geküssten / Zeigt sich / Immer / In / Den Stunden / Den Tagen / Ohne Liebe / Und die / Schlecht Geküssten / Irren stets / Umher (Marlene Dietrich, »Nachtgedanken«).

Es ist erwiesen, dass sich Sorgen durch Aufschreiben »verflüssigen«, jedoch haben Tagebücher den Nachteil, dass man die Sorgen von gestern auch heute wieder lesen und damit neu auflegen kann. Die Methoden der »Positiven Psychologie« nach Martin Seligmann haben sehr früh Untersuchungen geliefert, wie ausdauernd die Effekte sind, sich vor dem Einschlafen zumindest drei gute Gedanken vom Tag zu gönnen. Patienten, die in klinischen Kontexten einige Wochen aufgefordert waren, aufzuschreiben, was ihnen am zurückliegenden Tag gelungen sei, hatten noch Monate danach bessere Gesundheitswerte als ihre Vergleichsgruppe.

Ich vermute, dass auch Sie, liebe Leser, zu den Menschen gehören, die zu solchen Reflexionen schon eingeladen haben – andere oder auch sich selbst. Und ich vermute weiter: Sie sind gescheitert. Nein, nicht weil diese Aufgabe falsch ist, nicht weil Ihnen die Ausdauer fehlt – sondern die Einladung, die im Kern anspruchsvoll ist – nämlich etwas ganz Neues beim Zubettgehen auszuprobieren –, erweist sich oft als zu fordernd, zu eindimensional, zu monoton. Ihr fehlen aus meiner Sicht der Charme und die Flexibilität. Daher habe ich einzelne Blätter entwickelt, die in ihrer Fragestellung variieren und immer wieder auf andere Weise zu eigenen Gedanken einladen. Mit der hier vorgestellten kleinen Blättersammlung, die Sie gern farbig gestalten können – lindgrün, sonnengelb oder zartblau –, habe ich sehr viel Erfolg bei meinen Klienten erzielt. Gern schreiben sie sich einige Zeilen am Abend nieder und sammeln so die wertvollen Momente ihres Lebens ein.

*Willkommen am Ende des Tages, willkommen bei mir selbst.
Ich genieße diese Momente samtig warmer Energie und beginnender Entspannung ... und schenke mir einige Gedanken über Dinge, die meinen Tag bereichert haben.*

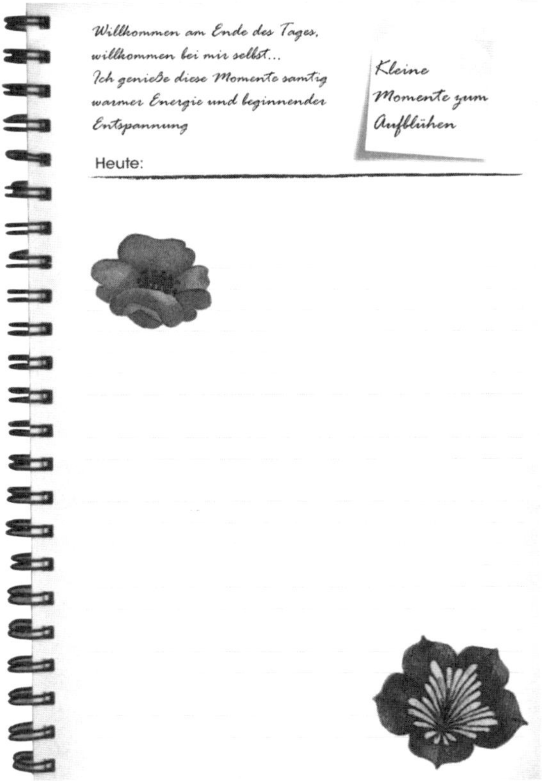

Abb. 15: Notizblatt »Am Ende des Tages«

Weitere Notizblätter:

- Momente nur für mich
- Wichtige Fortschritte
- Kleine Freudenmomente
- Momente des Miteinanders
- Kleine Erfolge

2 Blüten

Blüten bieten sich als fantastisches Mittel systemischer Interventionen an, denn wer möchte nicht neu erblühen, Blüten tragen oder Blüten treiben. Man kann Blüten allein verwenden oder Bäume zum Blühen bringen.

Werden Sie sich zunächst darüber klar, in welchem Zusammenhang Sie mit Blüten arbeiten möchten. Bedenken Sie, dass es den Wert der Blüte mindert, wenn Sie »für alles Mögliche Blüten verteilen«. Setzen Sie daher den Fokus bewusst, und wählen Sie für andere Fragestellungen andere Symbole.

Wofür möchten Sie Blüten verteilen?

Ressourcen der Familie

- Welche Kompetenzen bringt diese Familie mit?
- Wie zeigt sich »das gute Leben« in dieser Familie? Was genießen alle miteinander?
- Wo packen alle an? Was ist schon erreicht?
- Worin zeigen sich Ausdauer und Kontinuität?

Ressourcen des Einzelnen

- Was macht ihn auf Anhieb sympathisch?
- Was strahlt er/ sie in besonderem Maße aus?
- Was hat er/ sie bereits erreicht?
- Was sind wichtige Lernerfahrungen aus schwierigen Situationen im Leben?

Feedback über gelungene Entwicklungsschritte

- Was ist aufgeblüht? Was hat sich gezeigt?
- Was waren erste Zeichen des Beginnens? ... und wie ging es weiter?
- Wer hat wen gut unterstützt?
- Was ist besonders erfreulich/ überraschend/ gelungen?

Feedback der Familienmitglieder untereinander – Blüten verschenken
»Ich schenke jedem von Ihnen drei Blüten für die nächste Woche mit der Bitte, sie an ein Familienmitglied oder einen anderen Menschen in Ihrer Umgebung zu verschenken, wenn Sie spüren: Er blüht auf.

Aufblühen kann vieles sein: ein Lächeln, ein lockeres Gespräch, eine schöne Farbe in der Kleidung, das Erledigen einer wichtigen Aufgabe mit viel Schwung, eine tolle Idee. Kurzum, wenn Sie miteinander viel Freude haben, hat das immer etwas mit Aufblühen zu tun.«

Blüten als Zukunftsideen

»Blüten treiben heißt, etwas Neues hervorbringen – aufwachen und losgehen. Ich möchte mit Ihnen gern Ideen sammeln, wie sie in den nächsten Wochen und Monaten durch Ihre eigenen Ideen und Ihre eigene Kraft ein wenig mehr blühen. Lassen sie uns ein wenig Zeit investieren in all das, worauf Sie Lust haben, in all das, was Sie sind, wenn es Ihnen gut geht, in all die kleinen verrückten Ideen, die dem Leben ein wenig mehr Würze geben. Jede Blüte eine Idee – einverstanden?«

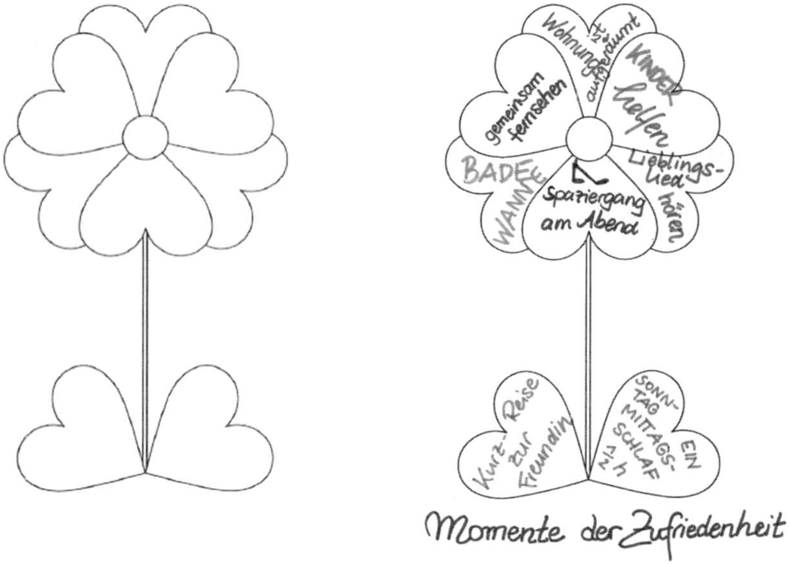

Abb. 16 u. Abb. 17: Blüte der Zufriedenheit

Blüten als Zeichen von Zufriedenheit

»Es ist eine Kunst, sich selbst in Momenten von Zufriedenheit zu spüren, zu merken, dass alles ganz gut läuft, das man sich durchaus ab und an zurücklehnen kann, weil so viel geschafft ist. Ich möchte Sie einladen, sich täglich abends eine Blüte zu überreichen, um zu schauen,

was an diesem Tag zu Ihrer Zufriedenheit gelaufen ist. Geben Sie den Blüten einen hübschen Namen, sodass Sie nach einer Woche eine kleine Sammlung haben. Nehmen Sie sich Zeit, genauer zu beschreiben, was Sie zufrieden macht.«

Dies sind nur einige Beispiele, was man mit Blüten machen kann. Wenn Familienmitglieder ihre Blüten zu Ihnen mitbringen, ist es sinnvoll, diese aufzukleben, sodass sie weiter im Blick sind und neue dazukommen können. Äußerst ungünstig ist, wenn die Blüten nach einer Besprechung bereits wieder verschwinden. Vielmehr wäre ein gutes Erlebnis, wenn Sie nach einem Jahr noch gemeinsam erinnern, was in etwa auf den einzelnen Blüten steht.

3 Dankeschön

Das Dankeschön dürfte seine eigene Inflation haben – gerne! Es ist in gewisser Weise traurig, dass man ans Danke-Sagen erinnern muss. Auf der anderen Seite sind wir alle natürlich auch hier in Interaktionen und entwickeln darin eine Kultur des Dankens – oder eben auch nicht. Wenn ich die Absicht habe, danke zu sagen, sollte es ganz natürlich sein, meinem Gegenüber ein freundliches Lächeln aufs Gesicht zaubern. Daher weiß ich, dass wir nicht an unfreundlichen Menschen leiden, sondern eher an einem kulturellen Leerlauf an dieser Stelle. Die meisten Menschen empfinden Dank, drücken ihn aber nicht aus, weil

- Ihnen selbst keine Dankesbezeugungen entgegengebracht werden;
- weil sie sich nicht sicher sind, wie sie es angemessen zum Ausdruck bringen;
- weil sie weder Ermunterung noch Anerkennung dafür erfahren.

Zuweilen werde ich von eigenen Kollegen mit dem Argument konfrontiert, dass ein »nicht ehrlich oder ernst gemeintes Dankeschön« nichts wert sei. Ich darf sagen, dass ich anderer Meinung bin, denn es ist für einen Beobachter nicht zu entscheiden, was »wahre« Gefühle sind. Oft entsteht ein Dankeschön-Gefühl auch erst beim Tun. Wenn man etwas schreibt, plant oder verschenkt, breitet es sich aus und gewinnt an Präsenz. Außerdem, nur was ausgesprochen ist, kann wirken. Einen Versuch ist es immer wert.

Die Achtsamkeitspsychologie (siehe u. a. Kabat-Zinn 2009a) zeigt uns in vielerlei Befunden und Varianten, dass Gefühle von Dankbarkeit gesundheitsfördernd sind und dass, wenn man an jemanden in Dankbarkeit Gedanken auf die Reise schickt oder aufschreibt, man selbst Freude und mehr Wohlbefinden spürt.

Wenn es Ihnen gelingt – in meinem Verständnis ohne zu moralisieren oder zu missionieren – einzuladen, öfter mal *Danke* zu sagen, helfen Sie dem Einzelnen, gesund zu werden oder zu bleiben, und machen die Welt insgesamt deutlich liebenswerter.

Ich biete für diesen Zweck einfach ein paar hübsche Danke-Kärtchen an. Diese kann man zu Paketen verschnüren, um zu verhindern, dass sie etwas verloren wirken oder allzu beiläufig. Manchmal lade ich ein, eine Woche lang zu schauen, welche Situationen ein kleines

Dankeschön verdient haben, und mal neugierig zu sein, was man selbst aufspürt. Bei der Formulierung des Dankes bin ich manchmal behilflich – denn manches Wort schafft es nur aus lauter Angst vor Ungeschicklichkeit nicht über die Lippen.

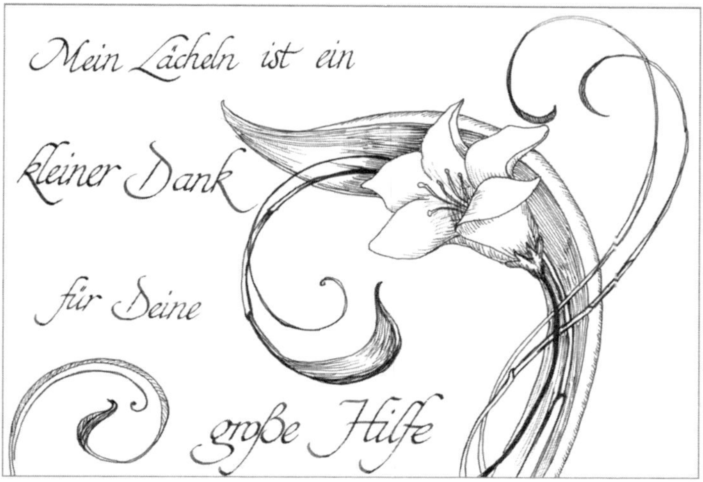

Abb. 18: Danke-Kärtchen

Weitere Danke-Kärtchen:

- Danke! Du hast mir eine große Freude gemacht!
- Ich bin dankbar, dass es Dich gibt!
- DANKE für Deine tollen Ideen!
- Mein Dankeschön – Du hast einen Wunsch frei!
- BITTE und DANKE sind die Klammern guter Beziehungen – Bitte nimm mein »Danke«!

4 Das Lebenshaus

Das Lebenshaus ist eine großartige Vorstellung. Es wäre schön, solch ein Lebenshaus betreten zu können, aber wiederum ist es etwas sehr Persönliches, etwas Geheimes, das sich ständig verändert in der eigenen Fantasie. Mal ist es ein kleines Haus am Meer, in dem man sich vor der Welt verstecken möchte, mal ist es eine Villa im Park, in der man Familie und Freunde beherbergen kann, mal ist ein Reihenhaus mit Vorgarten, in dem die Kinder spielen, mal ist es ein Stadthaus in einer belebten Straße, wo man ein gutes Frühstück findet, wenn man aus der Tür fällt. Der Mensch von heute hat ein langes Leben und viele Bedürfnisse, die Lebenshäuser immer wieder neu verwandeln.

Ich habe allerdings auch Menschen kennengelernt, die immer wieder ein und dasselbe Haus imaginierten und damit eine innere Konstante erschufen.

Wenn man den Neurobiologen glauben darf und seiner eigenen systemischen Erfahrung traut, dann ist das Lebenshaus stets bewohnt – auch dann, wenn keiner da ist, auch dann, wenn Menschen allein leben – vielleicht gerade dann. Das Lebenshaus ist in seinem Kern ein Beziehungshaus. Es wohnt dort die Familie, aus der man stammt, Erinnerungen an Kindheits- und Jugendtage, die Kindergartenfreunde wohnen neben den Jugendfreunden und dem ersten Schwarm. Die Großeltern genießen oft lebenslanges Wohnrecht mit ihren Verdiensten, und manch einen will man rückwirkend ausquartieren, aber es gelingt nicht, die gelebte Zeit vor die Tür zu setzen. Die Gesetze des Lebenshauses folgen nicht unserem Frontalhirnbefehlen, mächtige Areale in Stamm- und Mittelhirn, die Maya Storch (2010) mit einem »Strudelwurm« bebildert hat, reagieren hier – schneller als das, was wir Verstand nennen. Trotzdem können wir in Hausherrenmanier unser Haus in unseren Dienst stellen. Ihrer besten Freundin, Ihrem besten Freund öffnen Sie andere Zimmer als Ihren Kollegen oder gar Ihrem Chef – und wenn Sie ein Mußestündchen haben, entscheiden Sie, welches Zimmer Ihres Hauses Sie betreten. Sie können lebenslang Türen für sich schließen und Türen für sich öffnen – und Sie werden lebenslang Ihr Haus umgestalten und erweitern. Vergessen Sie nicht, dass selbst wenn Sie »Erinnerungen überfallen«, auch das seinen Sinn hat.

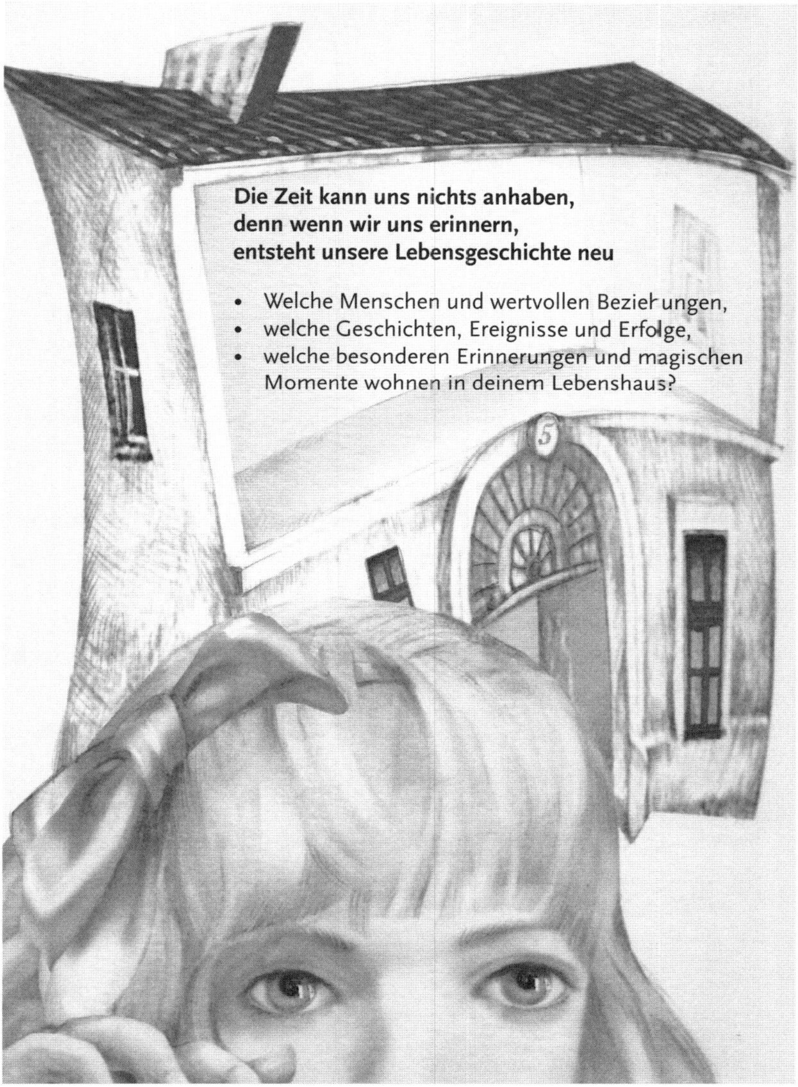

Abb. 19: Lebenshaus

Das Leben muss verstanden werden, um gelebt werden zu können.

Stellen Sie sich vor, für jeden Tag gibt es unzählige Bilder, die Ihr Lebensgedächtnis für Sie aufhebt ... es sind Millionen Bilder.

Welche Bilder finden Sie, wenn Sie das Wort Liebe aufrufen? So nah, so zärtlich, so entrückt, so begeistert, so betrübt, so viel Sehnen, so viel Lächeln, so verrückt, so leidenschaftlich, so wild, so anders ... als jetzt.

- In welchem Haus wohnt die Liebe?
- Stellen Sie sich vor, Sie betreten Ihr Haus der Liebe.
- In welchem Raum möchten Sie verweilen?
- Welches ist Ihr Herzensgang?
- Wo leuchtet Ihr Herz wie tausend Sonnen?
- Wo schlägt Ihr Herz in Dunkelheit?
- Wonach fasst Ihre Hand?
- Was hat mich im Leben getragen, was hat mich gefordert, was hat mich inspiriert?
- Wie habe ich die Liebe erfahren?
- ... und welche An- und Umbauten bekommt mein Lebenshaus in den verbleibenden Tausenden von Lebensstunden?
- Erinnern Sie sich, in welchem Alter Sie bereits die Schlüssel zu fremden Herzen besaßen?
- Welche Menschen haben Sie für sich eingenommen? Von wem werden Sie geliebt und verehrt?

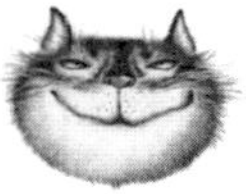

Ich rate zur Vorsicht beim Eintritt in Lebenshäuser anderer Menschen. Benehmen Sie sich bitte wie ein Gast, nicht wie ein Eindringling. Warten Sie auf eine Einladung oder darauf, dass man Sie hereinbittet. Anschließend dürfen Sie Ihren Gastgeber mit Ihrer Neugier und Ihrer ungeteilten Aufmerksamkeit für sein Leben belohnen.

Ich würde mich freuen, wenn Sie mir das Familienzimmer zeigen würden ... und vielleicht etwas später den Bereich, in dem Sie gern allein mit sich sind.

- Woran erinnern Sie sich besonders gern?
- Wo trifft sich die Familie heute? Was genießen Sie daran? Wann sind Sie Gastgeber?
- Was ist Ihre Lieblingsgesprächsrunde?

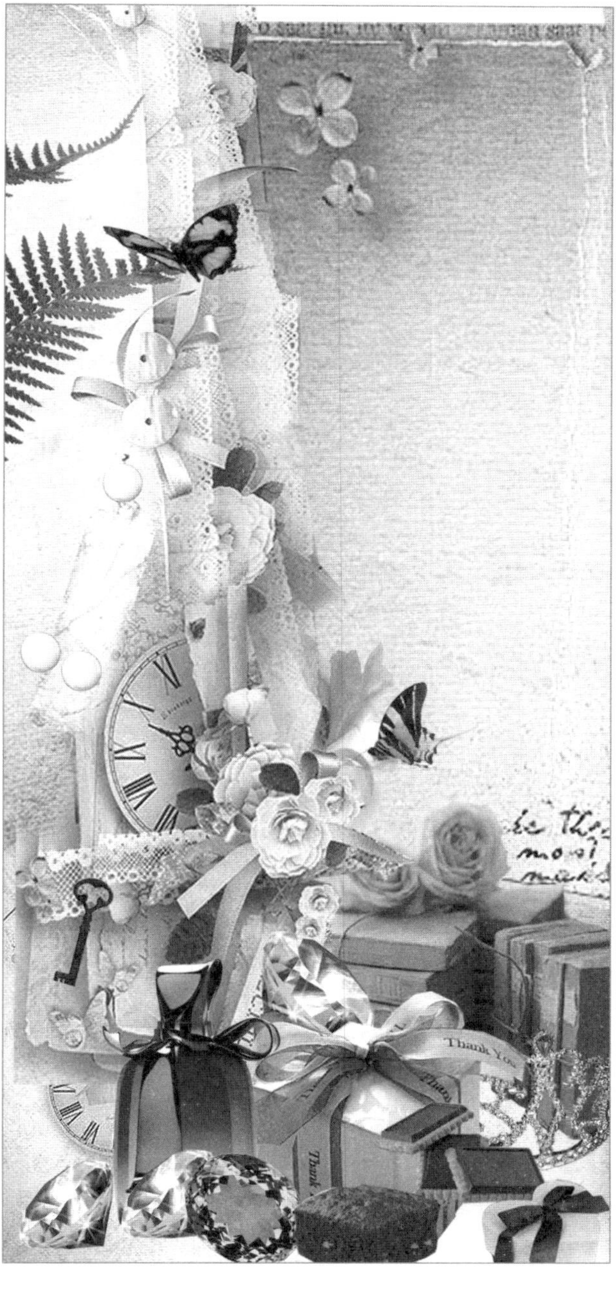

Abb. 20: Erinnerungen

- Welches Gespräch haben Sie in besonderer Erinnerung, weil es so bedeutsam war?
- Wie sollten Gespräche sein, damit es gute Gespräche sind?
- Wenn Sie Gastgeber sind, worüber erzählen Sie gern?
- Ihre Kindheitsspielzeuge und Ihre Bücher wo haben Sie die versteckt?
- Welche Frau hat Ihnen früh den Eindruck vermittelt, dass die Welt ein warmer Ort ist?
- Welcher Mann hat Ihnen die Erfahrung geschenkt, wie sehr Männer lieben?
- Welche Menschen haben Ihren Dickkopf geliebt und wer tut es noch heute?
- Wer hat Sie ermuntert, Dinge einfach zu probieren und sich etwas zuzutrauen?
- An welchem Flügel Ihres Lebenshauses bauen Sie gerade?
- Wie soll es nach dem Umbau werden?
- Wie möchten Sie von jetzt an leben, dass Sie sich gern an die kommenden Jahre erinnern?

Die Galerie der magischen Momente

Magische Momente sind Augenblicke, in denen dir das Leben ein Geschenk macht.

Welches sind Ihre Top-Ten?

- Das Ich-hab-dich-so-lieb-Lächeln Ihrer Mama?
- Der erste Kuss, den Sie verschenkt haben?
- Die erste Morgendämmerung nach einer Nacht voller Verzweiflung?
- Die feuchten Augen beim Ja zueinander?
- Das unverhoffte Wiederfinden Ihres Lieblingsspielzeugs?
- Der versöhnende Handschlag, der einen langen Streit beendet?
- Die ehrliche Begegnung mit sich selbst auf einem Barfuß-Spaziergang am Strand?
- Die Berührung der samtweichen Haut Ihres Babys?
- Das letzte Festhalten einer Hand, die Adieu sagt?
- Die Umarmung eines Menschen, den Sie glaubten, nie wieder zu sehen?

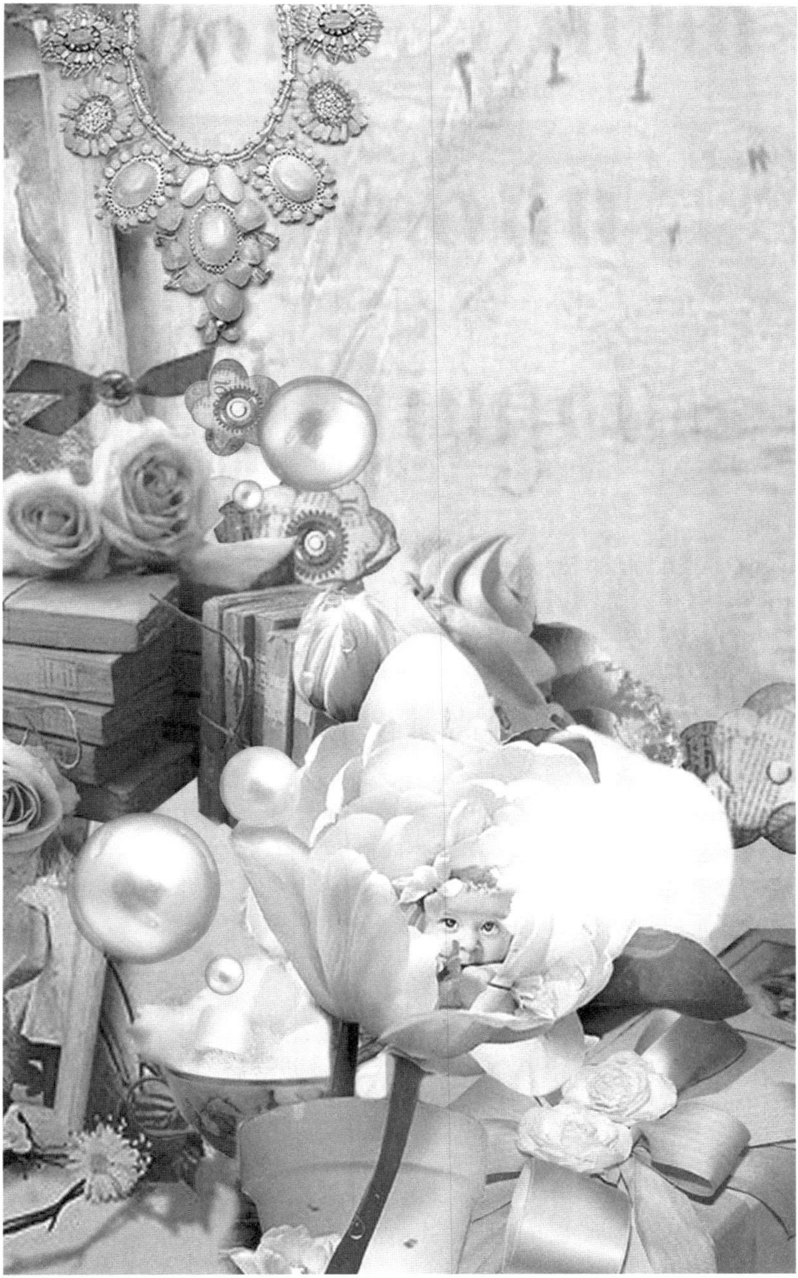

Abb. 21: Galerie der magischen Momente

5 Der Liebesbaum

Eine Methode, die ich selbst regelmäßig in der Paarberatung nutze, ist der Liebesbaum. Der Liebesbaum ist ein Interview, das über den Anfang der Paargeschichte, über die gelebte Gemeinsamkeit, über mehrere oder sogar sehr viele Jahre hin zu Zukunftsideen für das gemeinsame Leben führt. Es ist eine paargeschichtliche Reise in einem Guss, die den Paaren sehr viel Freude macht. Ziel ist es, das Gefühl für eine gemeinsame Lebensbewegung wiederzuerwecken – sodass das Paar seinen Weg beschreiben kann aus der Vergangenheit in die gegenwärtige Situation mit Blick auf die ersehnte Zukunft. Liebe ist kein Gefühl, sie ist ein Prozess des Sich-immer-wieder-Findens.

Das Paar betritt einen Raum, in dem der Liebesbaum bereits ausgelegt ist mit einzelnen Schnittflächen, die ich Ihnen als Arbeitspapier für die Praxis anbiete. Es gibt braune längere Wurzeln, einen grünen Stamm und gelbe, rote und orange Blüten. Alles kann zum Schluss vom Paar mit nach Hause genommen werden, was zusätzliche Freude auslöst.

Wenn das Paar Platz genommen hat, gibt es eine kleine Einführung. Anschließend werden die Fragen mal zirkulär, mal direkt gestellt. Jede Antwort wird von mir für das Paar einzeln in großer Schrift auf ein Moderationskärtchen geschrieben und gleich anschließend bei den Wurzeln oder im Stamm platziert. Die Blüten selbst werden mit Ideen gefüllt und als Blüten mitgenommen. So kann das Paar, während es Fragen beantwortet, verfolgen, wie sein Liebesbaum entsteht. Im Zuge dieses groß angelegten Gesprächs werden immer wieder neue, andere Fragen und Antworten wach – jenseits der Interviewstruktur. Trotzdem: Bleiben Sie der Struktur treu, es ist wichtig, die Blüten zu integrieren und nicht aus Zeitgründen vorher aufhören zu müssen, weil Sie das Gespräch zu sehr haben laufen lassen. Glauben Sie mir, ein nicht perfekt vollendeter Baum ist besser als einer ohne Blüten.

Zum Abschluss zeigt sich ein Bild der Fülle, das zweistündige Interview hat viele Facetten. Vor allem hat es dem Paar gezeigt, wie viel beide bereits miteinander bewirkt haben, welche Lebensspuren es gibt, dass ihre Liebe ein Baum ist – und dass es eine Zukunft geben kann.

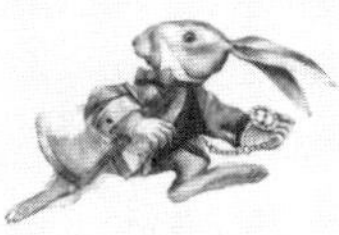

Einführung:

»Wir haben Sie an den Platz entführt, wo Ihr Liebesbaum bereits auf Sie wartet. Denn wir wollen zusammen mit Ihnen Ihre ganz besondere Geschichte nachzeichnen, erfahren, wie Sie beide gestartet sind und wie Ihr Liebesbäumchen ein Baum mit Stamm und Ästen geworden ist. Wir wollen Sie ein wenig führen durch die Zeit, die Sie gemeinsam verbracht haben … und enden wird unsere Reise in Ihrer Zukunft, bei Ideen, was alles noch möglich sein könnte, was auf Sie wartet und was Sie erwarten. Ihre Wünsche und Ideen dürfen bei uns Blüten treiben.

Gern fange ich mit meiner ersten Frage an: Herr Schmidt, was glauben Sie, woran erinnert sich Ihre Frau besonders gern, wenn Sie an Ihren Anfang, ihr Kennenlernen zurückdenkt?«

Abschluss:

»Es war eine besondere Reise mit Ihnen durch Ihre Zeit bis hinein in Ihre Träume und Wünsche. Wir möchten Ihnen herzlich danken für Ihre Offenheit und das Miteinander. Wir lassen Sie ein paar Minuten mit ein wenig musikalischer Untermalung allein, sodass Sie in und um Ihren Baum spazieren können und sich das eine oder andere besonders ans Herz legen. Gern dürfen Sie alles einpacken und zu Hause einen schönen Platz für ihren Liebesbaum finden.«

Die Fragen für das Interview:

Wurzeln

- Welche wunderbare Erinnerung an den Beginn Ihrer Zweisamkeit wärmt Ihnen noch heute das Herz?
- Welche besondere Note zeigte Ihre Partnerschaft von Anfang an – was macht Sie beide zu einem besonderen Paar?
- Welches Rezept möchten Sie Ihren Kindern (oder anderen Menschen) für einen gelingenden Start in eine aussichtsreiche Partnerschaft mitgeben?

Stamm

- Worin besteht die gefühlte wertvolle Kontinuität Ihrer Liebe?
- Welche gemeinsamen Werte füllen Sie gern und seit vielen Jahren mit Ihrem Engagement?

- Was erfüllt Sie bezüglich Ihrer Ehe/Partnerschaft mit besonderem Stolz, weil Sie beide es so gut hinbekommen haben?

Blüten
- Was beginnen Sie gerade jetzt in Ihrer Partnerschaft *neu* zu genießen?
- Was möchten Sie auf jeden Fall noch erleben mit Ihrem Mann/Ihrer Frau, weil Sie es sich schon jetzt sehr erfüllend vorstellen?
- Wenn das Leben Ihnen und Ihrem Mann einen Joker zuspielt, welches Abenteuer erwartet Sie?

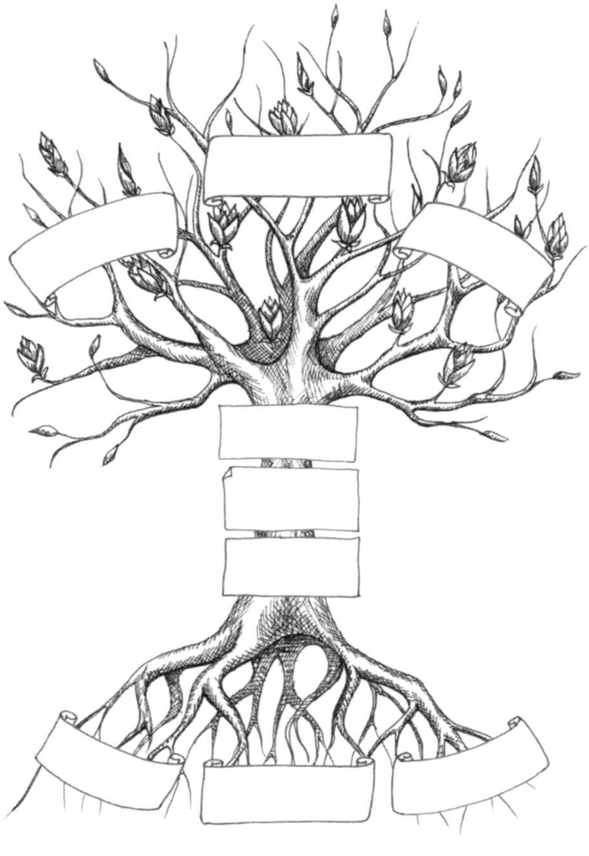

Abb. 22: »Liebesbaum«

6 Der rote Faden

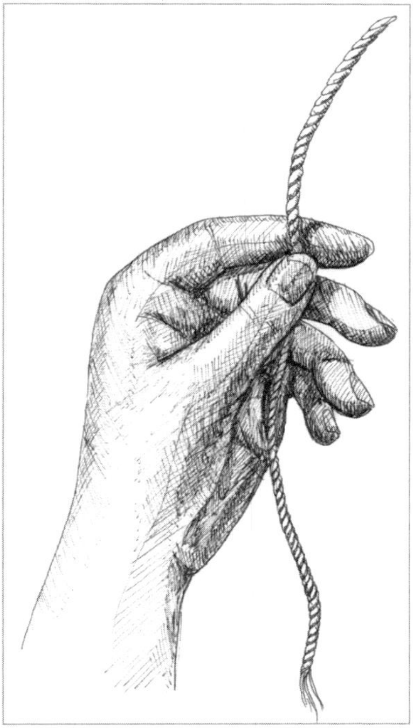

Abb. 23: Roter Faden

Den roten Faden möchten viele gern in der Hand halten, eine Sehnsucht nach Orientierung in sehr komplexen Lebenszusammenhängen. Wie gern möchte man auf seiner inneren Landkarte eine Form von Ordnung finden, seinem eigenen Navigationssystem Vertrauen schenken. Doch wie findet man zu seiner eigenen Ordnung?

Letztlich ist der rote Faden eine Konstruktion. Genauso wenig wie das Leben selbst einen Sinn hat, hat es einen roten Faden – wir erzeugen unseren Sinn selbst immer wieder – und wir erschaffen unseren roten Faden. Dass es Sinn ergibt, Zusammenhänge zu sehen, steht indessen außer Frage: Das Gehirn organisiert selbst immer wieder Komplexitätsreduktionen, sieht selbst dort Muster, wo gar keine sind. Wer seinen Faden findet, findet eine Erkenntnis – und worum es ihm immer wieder geht, und das ist wichtig – Selbsterkenntnis als Grundlage zukünftiger Entscheidungen. Wie aber findet man den roten Faden?

Am besten spürt man »seinen roten Faden«, wenn man ihn verliert.

- Wann haben Sie den Faden verloren?
- Wann sind Sie von Ihrem Weg abgekommen?
- Wann haben Sie Ihren Weg bewusst verlassen? Mit welchem Ziel?«

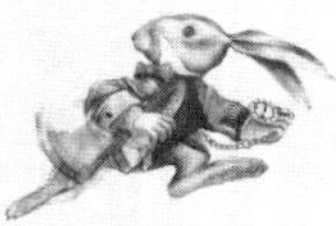

Stationen des Lebens

»Erlauben Sie sich für jede einzelne Station Ihres Lebens einen Kreis zu wählen, sozusagen einen Lebenspunkt – vielleicht mit einem Haus darauf für das Haus, in dem Sie wohnten – vielleicht aber auch mit einem Foto von diesem persönlichen Lebensort oder mit einem inneren Bild, das in Ihnen aufsteigt, wenn Sie den Namen dieses Ortes aussprechen. Im Gedächtnis sind Namen mit Bildern abgelegt – verschiedenen Bildern. Ich würde mich freuen, wenn Sie mir ein Bild schenken, an das Sie sich selbst sehr gern erinnern.«

- An wie vielen Orten haben Sie Ihre Spuren hinterlassen?
- Was war der längste Abschnitt, in dem Sie allein gewesen sind?
- Wer ist Ihr längster Begleiter?
- Wo hatten Sie viel und gute Gesellschaft?
- Wo sind Sie heimisch geworden? Welcher Ort ist ein wirkliches Zuhause für Sie?
- Jeder Ort hat seine Beziehungsgeschichte. Welche (drei) Geschichten sind für Sie sehr wertvoll?
- Welcher Ort steht für Ihre bewegendsten Momente im Leben?
- Welcher Ort berichtet mit Stolz von großen Arbeitsleistungen? Oder von einem beeindruckenden Karriereschritt?
- Wenn jeder dieser Orte eine kleine Geschichte über Sie erzählt, was glauben Sie, welche Geschichte wird am häufigsten erzählt?
- Wenn wir gemeinsam diese Orte mit einem *roten Faden* verbinden, was glauben Sie, welchen Vorstellungen vom Leben sind Sie immer wieder gefolgt?

- Wenn Sie einen Rhythmus spüren, den Ihr Leben immer wieder zeigt, wie beschreiben Sie ihn?
- Was war wiederkehrend, was haben Sie bewusst oder auch unbewusst gesucht?
- Was war trotz all dieser Veränderungen Ihre gefühlte Kontinuität, was ist für Sie immer gleich geblieben?
- Wenn Sie Ihren *roten Faden* weiter verfolgen, welche Station(en) liegt (liegen) noch vor Ihnen?
- Wie gelingt es Ihnen, mehr von dem zu tun, was zu Ihnen passt, Ihrem eigenen *roten Faden* zu folgen?
- Welches Leben entspricht Ihnen am meisten?
- Auch wenn man es versuchen würde, wovon lassen Sie sich (auch zukünftig) einfach nicht abbringen?

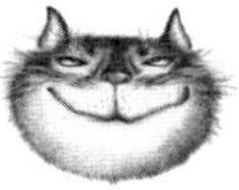

Lebenssinn muss immer wieder neu konstruiert werden.

Besonders eignet sich zur Sinnfindung

- Zusammenhänge stiften,
- eine Richtung erkennen,
- wichtige Motive und Ziele beschreiben, die uns antreiben.

Wir entlasten uns damit maßgeblich von Gefühlen der Unsicherheit und Unüberschaubarkeit der Welt.

7 Die Bibliothek der Gefühle

Die Bibliothek der Gefühle ist nicht nur ein Vorschlag für Liebhaber von Büchern, es ist eine Metapher dafür, wie reichhaltig das Leben ist. Jeder von uns könnte ganze Bücher füllen mit besonderen Momenten, Erfahrungen und Lebensweisheiten. Denn es könnte auch das Buch der getragenen (oder der erträumten) Schuhe geben, das eigene Kochbuch, das Buch der Lieblingsfrüchte oder das Buch zum eigenen Duft. Sie sehen, Sie sind eingeladen, Ihre eigene Bibliothek zusammenzustellen.

Ich stelle Ihnen Arbeitsblätter vor, mit denen ich Klienten einlade, mir Eintritt in Ihre tiefere Welt der Gefühle zu verschaffen, besonders in Gefühle, die das Leben tragen, die als Zeichen von Lebendigkeit, Erlebnisfähigkeit und Interesse gelten.

Es ist ein zauberhafter Teil unserer Arbeit, mit Klienten in Ihre Lebenserfahrung einzutauchen und ihnen dazu Fragen zu stellen und Aufgaben zu geben.

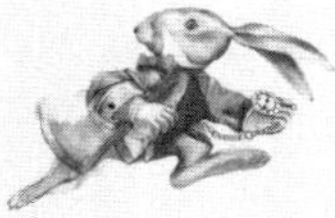

Die Bibliothek der Gefühle umfasst

- Mein Duftbuch
- Meine Farben
- Große Gefühle in meinem Leben
- Poesie des Herzens
- Musik – Stimmen – Geräusche
- Buch der Liebe
- Wunderbare Familienmomente
- Begegnungen und Freundschaften
- Geliebte Landschaften

Diese Beschriftungen sind Vorschläge, aus denen Sie Ihren Klienten auswählen lassen, was für ihn in seiner Gefühlswelt bedeutsam erscheint. Sie können Buchrückenschilder bereitlegen und vom Klienten beschriften lassen und in dieses Arbeitsblatt einkleben. Ich halte eine Kiste älterer Bücher bereit, aus der sich ein Klient ein Buch aussucht, das wir im Laufe mehrerer Gespräche mit seinen Gedanken und Bildern füllen. Mit gleichfalls guter Resonanz habe ich das Carl-Auer-Büchlein »Einführung in die eigenen Gedanken«, das sich auf entsprechende Niederschriften freut, eingesetzt. Die Fragetechnik ist

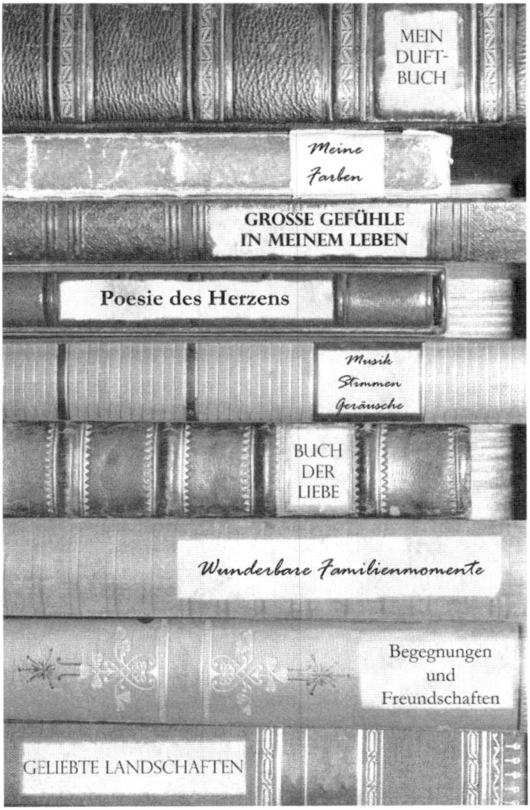

Abb. 24: Bibliothek der wertvollen Gefühle

bei der Gestaltung eines facettenreichen Gesprächs zu den genannten Themen von zentraler Bedeutung. Hier einige Beispiele:

Meine Farben

Farben spielen eine große Rolle in unserer Wahrnehmung. Schon in den ersten Lebensjahren haben wir unsere Farbvorlieben und erinnern später Millionen von farbigen Bildern. Die bunte Blumenranke auf der Kaffeetasse der Großmutter, das rote Spielzeugauto, beeindruckende weiße Schwäne auf einem blau schimmernden See oder der sommergelbe Strohhut.

- Welche Farben genießen Sie bei einem Spaziergang in der Natur?

- Ihre verrückteste Autofarbe – und Ihre häufigste?
- Ihr schönstes Sommerkleid? Ihr Lieblingspullover, welche Farbe hat er?
- Ihre größte Farbsünde?
- In welcher Lebensphase waren Sie farblich ein echter Hingucker?
- Welche Farbe in Ihrer Kleidung bringt Sie ganz von allein zum Strahlen?
- Welche Farben lieben Sie bei der Wahl Ihrer Kleidung?
- Welche Farben leuchten in den Bildern Ihrer Kindheit?
- Welche Farben gehören zu Ihrem Sommer? Zu Ihrem Zuhause? Zu Ihrem Garten?
- Die Farben Ihres Lieblingsvereins?
- In welche Farben möchten Sie Ihr Leben tauchen?

Begegnungen und Freundschaften

Ein Blick in die Familie gehört für Familientherapeuten zum Handwerk, aber viele Begegnungen jenseits der Familienbande haben unser Leben nachhaltig beeinflusst: Nachbarskinder und Babysitter, Lehrer und Kommilitonen, Arbeitskollegen und Vorgesetzte, Mentoren und bewunderte Vorbilder.

- Welches ist Ihre längste Freundschaft? Wie halten Sie miteinander Verbindung?
- An welche Begegnung in einem anderen Land erinnern Sie sich besonders gern?
- Von wem haben Sie viel gelernt?
- Welche Kolleginnen und Kollegen bekommen einen besonderen Platz in Ihrer Lebensgeschichte?
- Welche Menschen haben Ihre Talente besonders gefördert?
- Welche Ihrer besonderen Begegnungen war definitiv zu kurz?
- Welche Begegnung würden Sie gern verfilmen, weil es eine ganz besondere Geschichte ist?
- Wenn Sie einen Tag mit einem Menschen gewinnen würden, den Sie bewundern, wer ist Ihr Favorit?

Geliebte Landschaften

- Welche Landschaft gehört zu Ihrer Kindheit?
- Wo zieht es Sie immer wieder hin? Was genießen Sie dort?

- Wenn Sie sich einen langen Spaziergang gönnen, wo am liebsten?
- In welcher Umgebung finden Sie Ruhe und Erholung?
- Welche Landschaft möchten Sie unbedingt noch kennenlernen?
- Welche Landschaft weckt Neugier und Abenteuerlust in Ihnen?
- Welche Fotos gehören in Ihr Landschaftsbuch?

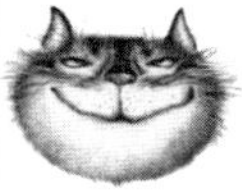

An jedes Thema lassen sich interessante Aufgaben knüpfen, z. B. Fotos auswählen – Fotos machen – Bilder suchen zur Illustration der Gedanken – Farben gestalten – kleine Umschläge für wertvolle Erinnerungen in die Buchinnenseite einkleben und diese sammeln – Briefe suchen – Briefe schreiben – Seiten für andere Menschen reservieren – Seiten frei lassen für neue Möglichkeiten und Träume.

8 Die Blumen-Brillen

Natürlich können einfallsreiche Köpfe wie Sie daraus auch eine *Tolle-Momente-Brille* oder eine *Kleine-Fortschritte-Beobachtungs-Brille* machen. Gern nutze ich diesen wunderbaren, in alle Farben zu tauchenden Augenschmuck als *Brille der Zufriedenheit* oder *Brille der Stärken*. Dieses gut entworfene Stück liefert viele systemische Möglichkeiten, einen neuen Blickwinkel, sprich eine neue Perspektive zu bekommen.

Was mich am meisten fasziniert: Die Brille passt wirklich perfekt.

Abb. 25: Blumenbrille

... und was glauben Sie, wie sich die Welt verändert, wenn Sie diese Brille tragen?

Plötzlich sehen Sie deutlich mehr Fortschritte als Rückschritte, mehr Bemühung als Resignation, mehr Lächeln als herabgezogene Mundwinkel, mehr Angebote als Zurückweisungen.

Worum es nicht geht, ist, die Welt durch eine rosarote Brille zu sehen. Nein, es ist nicht alles gut, es gelingt nicht alles, die Welt lächelt nicht nur, sondern hat ihre harten Kanten.

Worum es geht, ist, ein gutes Verhältnis zu finden zwischen Gelingendem und Nicht-Gelingendem, zwischen Erfolgen und Fehlern, zwischen Anstrengung und Versagen, zwischen Liebe und Enttäuschung. Die Untersuchungen von Barbara Fredrickson (2011) unterstreichen Balanceprozesse in der Wahrnehmung und Beurteilung der Dinge. Menschen fühlen sich wohl, wenn subjektiv positiv bewertete Dinge zu subjektiv negativ bewerteten Dingen im Verhältnis von 3:1 stehen. Dieses Phänomen nennt sie »*Aufblühen*«. Und ganz sicher ist, dass es gesund ist, wenn auch dieses Verhältnis größeren Schwankungen unterliegt, denn Lernen heißt, dass sich Muster immer wieder verändern. Da wir Unterstützer uns wünschen, dass Menschen »aufblühen«, fördern wir demnach ihre Wahrnehmung von Zufriedenheit, von Erreichtem, von Gelingendem, von zielorientiertem Handeln. Ebenso laden wir ein, Menschen in unserer Umgebung anders zu betrachten; ihre Chancen zur Veränderung mehr wahrzunehmen – statt sie zu bleibenden Störenfrieden und Versagern zu machen; ihre Initiativen zu betonen – statt ihr Nichtstun; ihr Beziehungstalent zu genießen – statt ihrem Rückzug.

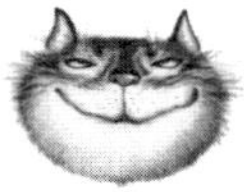

Worauf warten Sie also, setzen Sie Ihre Blumenbrille auf und lassen Sie Ihre Welt aufblühen!

9 Drei Möglichkeiten

Heinz von Försters Satz »Berate stets so, dass die Anzahl von Möglichkeiten wächst!« hat mich schon beim Kennenlernen des systemischen Ansatzes vor über 25 Jahren geprägt. Es ging mir richtiggehend gegen den Strich, Menschen darauf hinzuweisen, was sie zu tun hätten und was sie lassen sollten. Schließlich wollte ich selbst nicht mit Vorschriften und To-do-Listen traktiert werden, die ich nicht selbst erfunden oder wenigstens kommentiert hatte. Umso mehr liebte ich den Satz »Sie haben mehrere Möglichkeiten.« Wenn man den Satz in Gunther Schmidts hypnotherapeutischem Fließtext spricht, wird er noch schöner:

»Sie haben mehrere Möglichkeiten ... Möglichkeiten ... Möglichkeiten.«

»Wie schön«, denkt man da, «die Lage ist verzwickt, aber ich habe mehrere Möglichkeiten.«

Sie können hier verschiedene Strukturen der Intervention nutzen, z. B. Zeitimplikationen

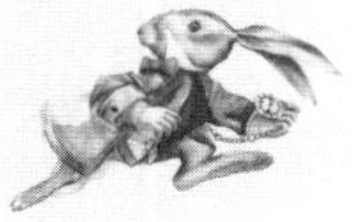

»Sie haben mindestens drei Möglichkeiten:

1. *Sie lassen die Dinge, wie sie sind, es ist einfach noch nicht der richtige Zeitpunkt.*
2. *Sie starten vorsichtig, versuchen eine erste Veränderung, um zu schauen, welche Chancen für eine gute Entwicklung bestehen.*
3. *Sie wollen nicht mehr länger warten und starten voll durch mit verschiedenen Sachen, die Sie sich gut überlegt haben – einfach mal los, denn besser wird's nicht von allein.«*

Sie können auch einfach drei Ideen verschenken:

»Ich habe für Sie Ideen mitgeschrieben, die Sie selbst schon während unseres Gesprächs angeführt hatten. Ich finde, wir hatten einen guten Ertrag, der nun Ihr Startkapital wird.

Ihre erste Idee:
Sie möchten gern wieder fitter und lockerer sein. Bereits vor unserem Gespräch haben Sie nach wertvollen Gesundheitsstabilisatoren

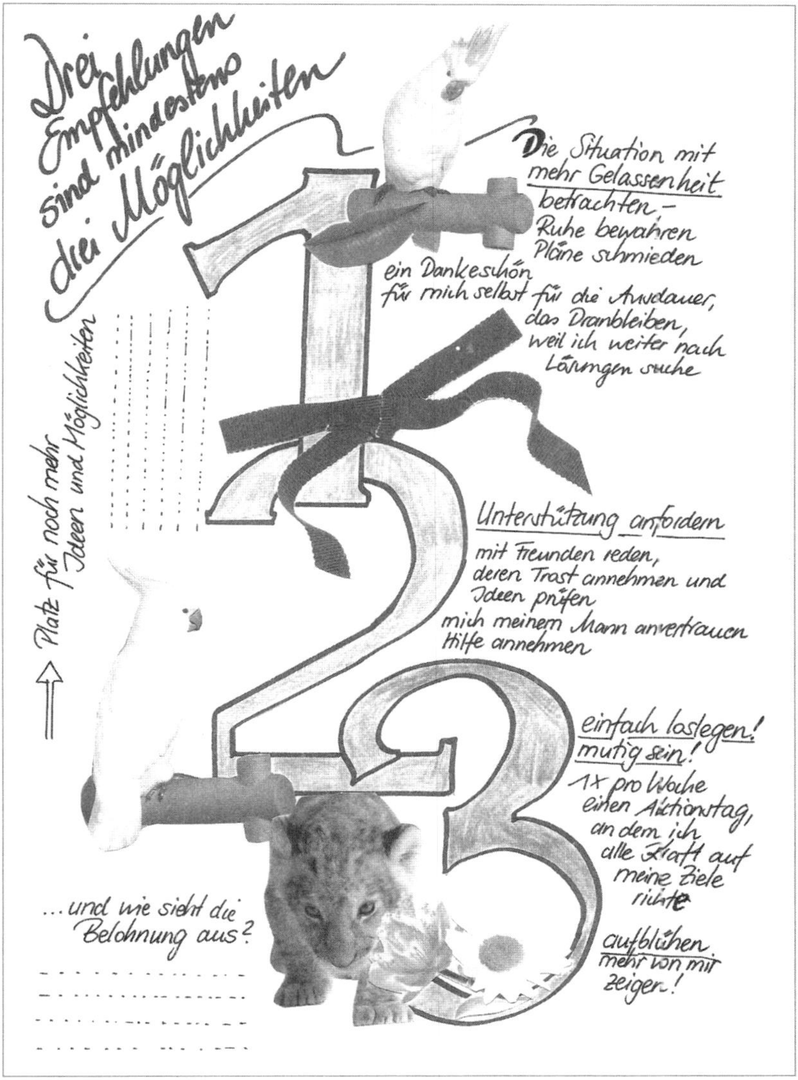

Abb. 26: Drei Möglichkeiten – einer 38-jährige Klientin als Chancen für Veränderung zum Abschluss des Gesprächs empfohlen und aufgeschrieben

gesucht ... und waren erfolgreich. Ich finde, Ihre Yoga-Schnupperstunde war ein Auftakt für neue Beweglichkeit. Ich freue mich, dass Sie diesen Kurs gebucht haben und nun regelmäßig daran teilnehmen. Das ist eine gute Grundlage für ein neues Körpergefühl.

Ihre zweite Idee:
Ihre Freundin unterstützt sie und hat immer ein offenes Ohr für Ihre Sorgen. Oft haben Sie sich miteinander beraten, sie hat versucht, Ihnen Tipps zu geben. Ihre Freundin tut das gern, sagten Sie, Sie beide treffen sich regelmäßig. Bitte schreiben Sie beim nächsten Date mit ihr zusammen eine ganze Liste, jeden einzelnen Gedanken auf, was helfen könnte.

Eine Empfehlung von mir möchte ich noch anfügen als dritte Idee aus der fachlichen Erfahrung:
Gewöhnlich ist man sehr streng mit sich, fordert nicht nur alltäglich viel, sondern auch Zusätzliches muss klappen. So kann Gesundheit schnell selbst zum Stress werden. Ich empfehle Ihnen daher, bis wir unser kleines Ideenprogramm speziell für Sie zusammengestellt haben, einen Wohlfühltag pro Woche. Wohlfühltag heißt, sich nichts weiter vornehmen und einfach tun, was Lust und Laune sagen. Vielleicht ist Ihnen nach Abwechslung, vielleicht nach einem Plätzchen auf dem Sofa, vielleicht nach einer Verabredung, vielleicht nach einem Film. Fragen Sie sich einfach: Was tut mir jetzt gut? Bitte, bitte machen Sie's auch, und schreiben Sie auf, was Sie für sich gewählt haben. Es ist einfach gut, die Wahl zu haben.

So wie die Wahl zwischen diesen drei Vorschlägen. Ich wünsche Ihnen viel Erfolg.

Sie schauen, welche Idee die größte Chance auf Umsetzung hat, und genau die probieren Sie aus. Sollte Ihre Lust wachsen, noch mehr zu probieren, dann stehen die beiden anderen auch noch bereit.
Ich bin sehr neugierig, wofür Sie sich entscheiden werden und welche wertvollen Erfahrungen Sie machen werden.«

10 Familienobelisken

Obelisken sind sehr beeindruckende Objekte, sie zu errichten eine Wissenschaft für sich. Wer einmal direkt vor dem Obelisken von Luxor in Paris verweilte und an dem tonnenschweren Koloss 23 Meter in die Höhe blickte, weiß, wovon ich rede. Im alten Ägypten galten sie als steingewordene Strahlen der Sonne, ihre vergoldete Spitze spiegelte den Glanz der Sonne wider. Obelisken standen eng in Verbindung mit den Gesetzen der Weltordnung, so als ob man in den Hieroglyphen Antworten findet, was im Leben wichtig sei.

Ein Familienobelisk lädt zu Überlegungen ein, welche Werte, welche Erfahrungen und Einsichten in Lebensgesetze aus dieser Familie die Zeit überdauern. Wie gelingt es, etwas in Worte zu fassen, was eine Familie für ihr inneres Wissen hält? Auf jeden Fall lohnt sich der Versuch.

Familienobelisken können die Genogrammarbeit ergänzen, verdichten, zuweilen auch straffen wie z. B. im Coaching.

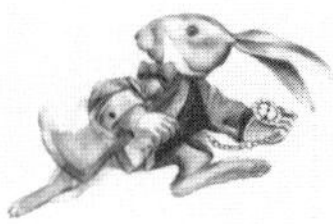

Günstigerweise unterhält man den oder die Klienten anfangs mit einer Geschichte.

»Viele europäische Hauptstädte haben ihren besonderen Obelisken – London – Paris – Rom, beeindruckende Skulpturen sind das ... und fragen Sie mich nicht, was alles unternommen wurde, um solch ein Ding zu besitzen. Wenn das die alten Ägypter wüssten, wie ehrfurchtsvoll wir modernen Menschen vor ihrem Wirken stehen. Jahrelang beschäftigten sich ganze Teams von Altertumswissenschaftlern mit der Frage, wie ein 20 Meter hoher Obelisk aufgerichtet wurde. Diese Obelisken sind so hoch und erhaben, weil die Ägypter darin Sonnenstrahlen sahen, und sie gaben ihrem Sonnengott beeindruckende Plätze. Hinzu kamen die vielen Lebensweisheiten und Gesetzestafeln, die in den Obelisken im Stein verewigt sind. Mir gefiel die Idee, der Sonne einen Platz zu geben, ein paar Lebensweisheiten und wichtige Familiengesetze für meine Klienten festzuhalten. Seitdem gibt es bei mir Familienobelisken. Einer erwartet Sie.

Ich möchte Ihnen einige Vorschläge machen, wie Sie Ihren Obelisken mit wertvoller Information füllen, die Sie immer wieder gern lesen.«

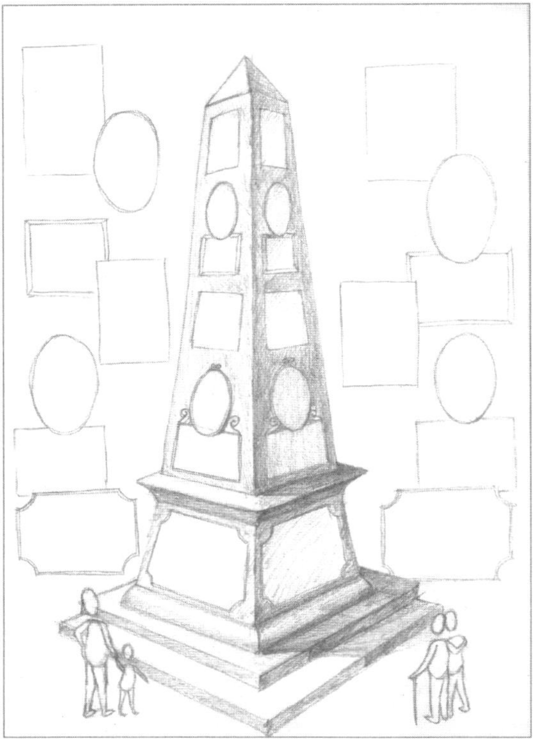

Abb. 27: Familienobelisk

Es ist eine schöne Vorstellung, jede Familie hätte so einen beeindruckenden Familienobelisken, der die Familie selbst an ihre Lebenserfahrung über viele Generationen erinnert – sozusagen eine andere Art von Wissensbuch über das Leben. Gleichzeitig ragt so ein Obelisk in den Himmel, in die Zukunft, vielleicht bringt er neue Zuversicht, neuen Mut, neue Chancen – auf jeden Fall bringt er die Betrachter zum Staunen. Geben Sie Ihrem Familienobelisken ein Gesicht, schmücken Sie Ihre Tafeln mit Ihren wertvollen Namen – mit Abkürzungen oder einzelnen Buchstaben, die Besonderes beinhalten – mit Fotos, Symbolen oder Bildern. Erzählen Sie eine Überlebensgeschichte Ihrer Familie – eine Glücksgeschichte und eine Erfolgsgeschichte.

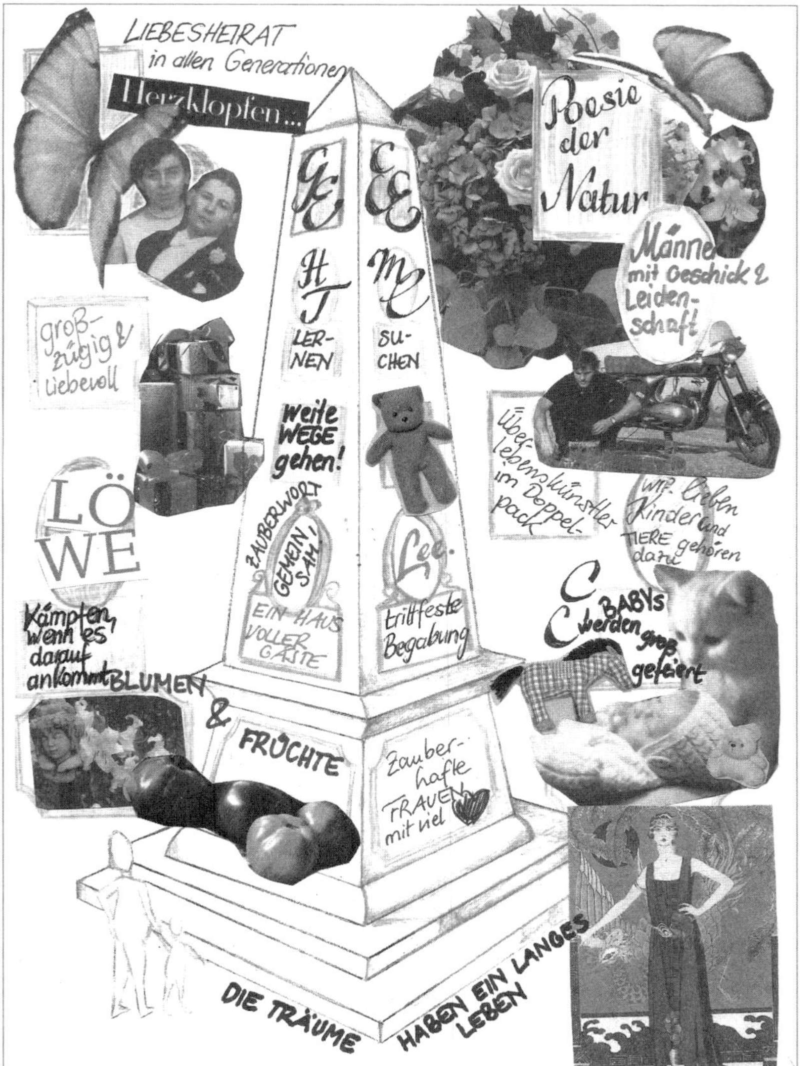

Abb. 28: Der Familienobelisk einer 49-jährigen Frau

11 Fee des Lächelns

In schwierigen Zeiten hat es das Lächeln zuweilen schwer. Es gibt Kinder, die sehen ihre Eltern nur sehr, sehr selten Lächeln. Das kann man bedauern, man kann nach Ursachen forschen, man kann aber auch das Lächeln wie eine selten blühende Blume behandeln – auf sie aufpassen und gut pflegen, dass sie wächst und gedeiht. Ich stelle den Familien eine Helferin zur Seite »Die Fee des Lächelns«. Wie in jedem guten Märchen bringt die Fee das zurück, was beinahe verloren gegangen wäre, oder sie schützt es vor bösen Angriffen der Schlechte-Laune-Hexen, der Schuldenkobolde und Trübsalbläser.

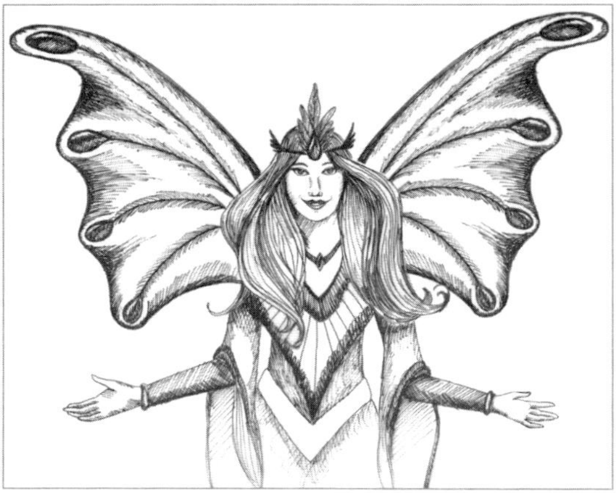

Abb. 29: Die Fee des Lächelns

»Wir wissen nicht, ob Sie ihr schon begegnet sind, aber es gibt eine Fee des Lächelns ... und es ist sehr wahrscheinlich, dass die Fee des Lächelns öfter bei Ihnen war, als Sie bemerkt haben.

Gern möchten wir mit Ihnen zusammen die Anwesenheit der Fee des Lächelns erkunden.

Wenn Sie in der Spurensuche sorgsam sind, so erkunden Sie die letzten Tage und Wochen und schauen:

- *Wann hat Ihnen die Fee zuletzt ein Lächeln aufs Gesicht gezaubert?*
- *Wann haben Sie der Fee geholfen, anderen Menschen ein Lächeln ins Gesicht zu zaubern, z. B. am vergangenen Wochenende?*
- *Wie haben Sie den anderen Menschen so verzaubern können?*

- *Welchen Menschen lächeln Sie besonders gern an, weil er/sie es verdient hat und einfach zurücklächelt?*
- *... und umgekehrt: Wer schenkt Ihnen oft sein Lächeln?*
- *Welche wunderbare Erinnerung bringt Sie automatisch zum Lächeln?*
- *... und beruflich: Welcher Kollege steckt Sie mit seinem Lächeln an? Was glauben Sie, was das Geheimnis eines ansteckenden Lächelns ist?*
- *Wie oft ist die Fee des Lächelns in Ihrer Einrichtung zu Gast?*
- *... und wie könnte man es anstellen, sie öfter zu begrüßen?«*

Die Fee des Lächelns als Familienaufgabe

»Eine Fee, die Schmetterlinge lachen hört, ist die beste Begleiterin für deine Aufmerksamkeit in den nächsten Familientagen.
Schau mit der Fee des Lächelns bitte:

- *Wie begrüßt ihr euch, wenn ihr euch am Abend wiederseht?*
- *Wann zaubert die Fee oder andere freundliche Umstände deiner Mama und deinem Papa ein Lächeln aufs Gesicht?*
- *Wann bemerkst du dein Lächeln, und wie kannst du andere mit deinem Lächeln anstecken?*

Hier schenke ich dir ein kleines Tagebuch des Lächelns, und die Fee ist auch schon drin.

Hier gebe ich dir drei kleine Notizzettel als kleines Startkapital für deine Aufgabe.«

12 Fußspuren

Fußspuren sind das Indiz fürs Laufen. Laufen ist die Lebensbewegung schlechthin. Wenn wir Schritte machen, spüren wir Bewegung und verknüpfen das meist mit Vorwärtskommen.

Metaphern zum Laufen

loslaufen – den ersten Schritt machen – vorankommen – weitergehen – Schritt halten – Hand in Hand laufen – dem Ziel entgegenlaufen – wissen, wo es lang geht – den Weg finden – Spuren hinterlassen – Rückschritte in Kauf nehmen – einen Umweg nehmen – einen anderen Weg finden – einen Ausweg suchen – das Tempo bestimmen – die Ankunft planen – Etappensiege feiern – nach dem Stolpern wieder aufstehen – den eigenen Laufrhythmus finden – den Zieleinlauf genießen ...

Die Füße einsetzen

Füße können abbilden

1. den Start
2. den Weg
3. den Zieleinlauf
4. das Schritt für Schritt Erreichte

Wenn Sie *den Start* legen wollen, fragen Sie z. B.:

> *»Ich habe hier mehrere Füßchen. Bitte schenken Sie mir drei Ideen, wie Sie gut starten. Was kann ein erster guter Schritt sein? Was noch? Was noch?«*

Wenn Sie *den Weg* legen wollen, legen Sie eine große Anzahl von Füßen in Ihrem Raum aus, keinesfalls geradlinig, sondern mit Stehenbleiben, etwas hin, etwas her, vielleicht über Hindernisse hinweg. Lassen Sie Ihren Klienten in dieser Landschaft etwas herumlaufen und stellen Sie Fragen.

- *Was könnte ein guter Anfang sein? Wenn man von der halben Wegstrecke zurückschaut, wann war der gute Start? Was waren erste Anzeichen für Fortschritte?*

- *Was ist das erste Füßchen mitten in einer Verschnaufpause?*
- *Wo ist der erste Etappensieg? Welcher Umweg war der angenehmste?*
- *Wann ging es schneller, wann langsamer als gedacht?*
- *Was macht einen guten Zieleinlauf aus? Was gibt es zwischendurch immer wieder zu feiern?*
- *Wer steht motivierend an der Strecke?*
- *Welche Belohnung wartet auf der Ziellinie?*

Wenn Sie *das Ziel* legen wollen, laden Sie den Klienten ein, mit Ihnen an den Tag des Zieleinlaufs zu reisen. Lassen Sie sich den Zieleinlauf genau beschreiben.

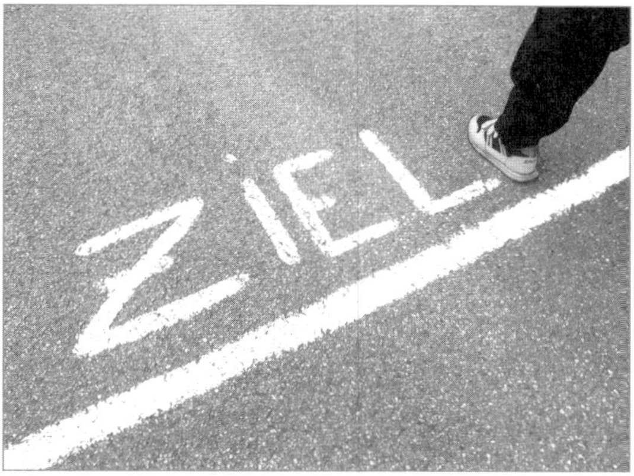

Abb. 30: Zieleinlauf

> *»Ich möchte Sie einladen, diese beiden Füße so zu legen, dass sie die Ziellinie passieren. Ich weiß nicht, ob Sie das mit dem linken oder mit dem rechten Fuß tun, aber Sie haben ein genaues Gespür, welcher Fuß, diesen goldenen Schritt macht. An welchem Tag sind wir, wenn ich Sie am Ziel erleben darf. Erzählen Sie mir ein wenig genauer, was Sie erleben, wenn Sie die Ziellinie überschreiten.«*

Es sollten hier detailreiche Beschreibungen ähnlich der »Wunderfrage« von Steve de Shazer und Insoo Kim Berg folgen. Schreiben Sie diese lohnenden Zukunftsbeschreibungen für Ihren Klienten auf, jede Beschreibung ein Füßchen oder jede Beschreibung ein Blatt auf der Ziellinie.

Wenn Sie die Füße *mit Blick zurück* legen möchten, illustrieren Sie den Weg, den Ihr Klient bereits gegangen ist. Beispielsweise kann man das im zweiten Gespräch tun und den guten Start untermauern. Man kann jederzeit eine Zwischenbilanz machen, sodass dem Klienten immer wieder deutlich wird, dass er weiterkommt.

- *»Wenn Sie zurückschauen auf die letzten vier Wochen seit unserem ersten Gespräch, welche kleinen Fortschritte haben Sie bemerkt? Was ist Ihnen gelungen? Was haben Sie angeschoben?«*
- *»Wenn du die letzten beiden Monate anschaust, wie wir begonnen haben, miteinander zu arbeiten, wie sich erste Fortschritte zeigten, aber auch Hindernisse, wie du dann doch wieder richtig in die Spur kamst, weitergegangen bist, und heute stehen wir hier – was wollen wir für dich festhalten, was sind wichtige Dinge, Fortschritte, die du erkämpft und verdient hast.«*

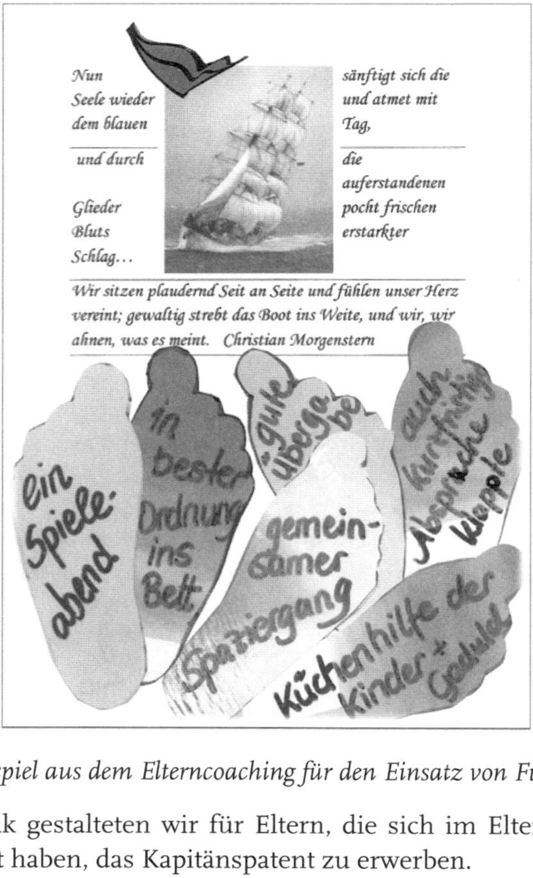

Abb. 31: Beispiel aus dem Elterncoaching für den Einsatz von Fußspuren

Diese Grafik gestalteten wir für Eltern, die sich im Elterncoaching aufgemacht haben, das Kapitänspatent zu erwerben.

Regelmäßig sammelten wir ihre Füßchen mit gelungenen Familienmomenten, Absprachen und guten Ideen ein und klebten diese auf große Plakate zum Mitnehmen. Nur dem Scanner ist es geschuldet, dass wir hier die Wiedergabe so reduzieren mussten.

Für Kurse in puncto Elterncoaching lohnen sich solcherlei Vorarbeiten mit maritimen Metaphern enorm.

Mutter und Vater setzen die Segel, stechen in See, bleiben ihrem Kurs treu, werden immer mehr eine Mannschaft und erhalten unter großen Beifall das Kapitänspatent.

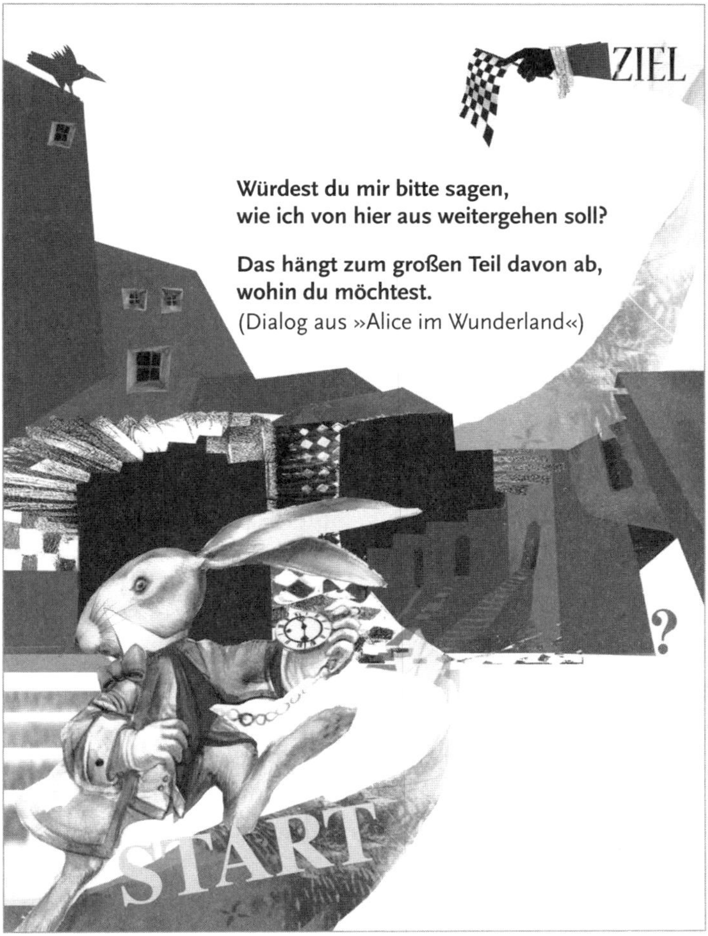

Abb. 32: Gut starten – Hindernisse passieren – das Ziel erreichen

13 Goldener Apfel und Apfelbaum

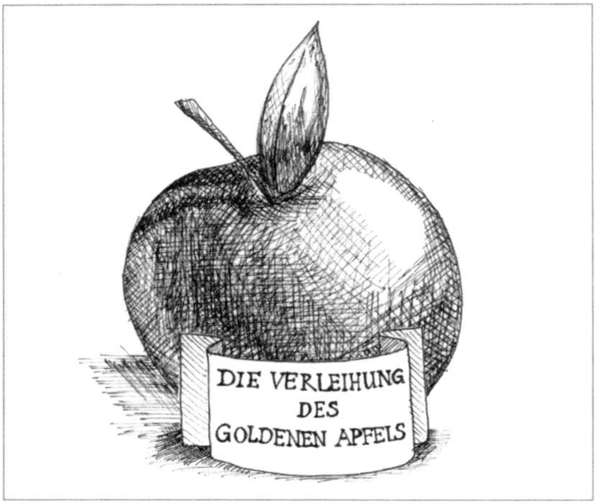

Abb. 33: Verleihung des Goldenen Apfels

Manch einer hätte gern einen »Oscar« – und tatsächlich hätte ihn der eine oder andere für sein Schauspieltalent im Leben sogar verdient. Erfinden wir also lieber etwas Neues.

Wie wäre es mit der Verleihung des Goldenen Apfels. In der Praxis bekommen das einige von Ihnen sogar mit Äpfeln und Goldspray hin. Ich bleibe stattdessen bei der papiernen Version – den Äpfeln zuliebe.

Die Verleihung des goldenen Apfels ist glanzvoll und dennoch überraschend. Deshalb verraten Sie klugerweise nicht, was Sie vorhaben. Bereiten Sie die Verleihung in Ruhe vor, und überraschen Sie Ihre Klienten oder Teams damit. Es ist immer wieder faszinierend zu beobachten, wie glücklich Menschen nach einer solchen Stunde der Anerkennung den Raum verlassen und wie lange sie diese Momente in Erinnerung behalten. Ich will Sie aus gegebenem Anlass daran erinnern, dass das, was so leicht aussieht, was Systemikern anscheinend »so leicht« gelingt, das Ergebnis einer sehr guten Vorbereitung mit einer guten Komposition ist. Solche Dinge wollen vorbereitet sein – und ich wünschte, die Teamleiter und Vorgesetzten würden zukünftig mehr auf Qualitäten wie diese setzen und Zeit dafür einräumen. Solche Momente bewirken mehr als zwei Stunden Diskussion. Vielleicht gibt es eines Tages auch die Verleihung des Goldenen Apfels im Hilfeplan-Gespräch, zur Verabschiedung aus der Klinik oder am Jahresende für erfolgreiche Teams.

Diese zauberhafte Inszenierung lebt vom Publikum, d. h., sie entfaltet ihren Charme besonders dann, wenn mehrere Personen anwesend sind und gleichsam mitwirken.

Ich rate Ihnen – ähnlich wie beim Oscar – Umschläge vorzubereiten, in denen die Nominierten mit ihren glanzvollen Leistungen stehen. Zum Beispiel:

Familie
Nominiert sind:

- Frau Baum für mehrere Extra-Portionen Mutterliebe in nervenaufreibenden Wochen
- Herr Baum für seinen familiären Kampfgeist gepaart mit bester Versorgung der Mannschaft
- Juliane Baum für ihre frischen Ideen und deren charmante Umsetzung
- Patrick Baum für seinen heldenhaften Kampf mit Hefterordnung und Matheaufgaben

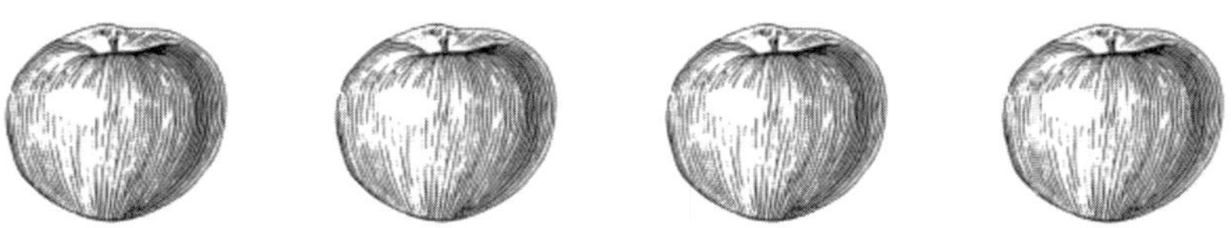

Team
Nominiert sind:

- Das Team ... für seine humorvolle Liebenswürdigkeit bei bleibendem Stress
- Das Team ... für Diskussionsfreude und Ideenreichtum
- Das Team ... für die Erfüllung der eigenen hohen Ansprüche bei der Arbeit

Zu empfehlen ist, die Familie oder das Team einzubeziehen und eine rege Diskussion anzuregen, wofür der Goldene Apfel vergeben werden könnte. In Elterngruppen innerhalb der Mehrfamilientherapie (MFT) oder im Elterncoaching ist eine solche Diskussion sehr wertvoll, um genauer zu sehen, was Leistungen und was Eintagsfliegen sind, was andere Eltern honorieren und was nicht. Gleichermaßen sind Ideen gefragt, wie eine solche Verleihung zu Hause mit den Kindern oder gemeinsam in der Gruppe vorbereitet werden kann.

- Welche Fortschritte haben Sie bemerkt?
- Was glauben Sie, wie viel Anstrengung investiert Ihr Sohn in die Sache auf einer Skala von 1 bis 10?
- Wie kann er Ihr Wohlwollen und Ihre Unterstützung spüren?
- Wie reagieren Sie auf Rückschläge und kleine Mitmach-Pausen?
- Wie bringt er Sie wieder zum Schmunzeln?
- Was sind seine Talente, die Sie immer wieder spüren?
- Woran erkennen Sie die Ausdauer Ihres Kindes?

Hier schließt sich die *Messung von Fortschritten und Erfolgen* an, die ich regelmäßig mit Familien bespreche.

- Was ist seit dem letzten Mal gut gelungen?
- Wo bemerken Sie Fortschritte?
- Was hat Sie besonders gefreut?

sind Standardfragen zur Bilanzierung eines Entwicklungsprozesses.

Eine Methode, die ich oft und gern verwende, ist der Apfelbaum. Ich habe zu Beginn des Gesprächs schon Äpfel in der Hand und sage:

> *»Heute steht eine kleine Ernte an, die ersten Fortschritte zeigen sich, d. h. unsere ersten Äpfel werden reif. Daniel, ich beginne gleich einmal mit dir. Wenn du dir die letzten vier Wochen in Erinnerung rufst, wofür hat dein Vater den ersten Apfel mehr als verdient. Woran hat er gearbeitet? Was ist geglückt? Was war für dich mit ihm eine gute Sache? ... Herr Kress, wofür würden Sie gern Ihrer Frau den Apfel übergeben? Was hat Sie in den letzten vier Wochen bewegt? Worüber haben Sie beide sich gemeinsam gefreut? ...«*

So entsteht nach und nach ein mit Äpfeln bestückter Apfelbaum. Den darf sich die Familie mit nach Hause nehmen und bekommt ein gan-

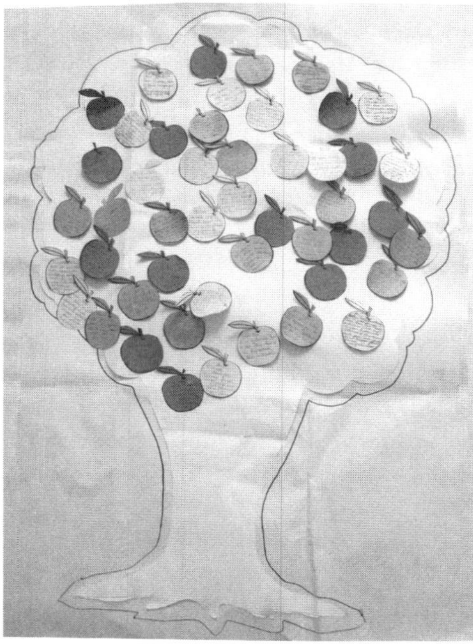

Abb. 34: Mit »Äpfeln« bestückter Baum

zes Paket Äpfel mit, um auch an den nächsten Wochenenden immer wieder Äpfel für kleine Fortschritte, Engagement, Unterstützung, Toleranz, gute Laune etc. zu vergeben. Jeder vergibt pro Woche drei bis vier Äpfel – immer an andere, sodass gegenseitig im Blick ist, wo etwas geleistet wird, was gut läuft und was Freude bereitet.

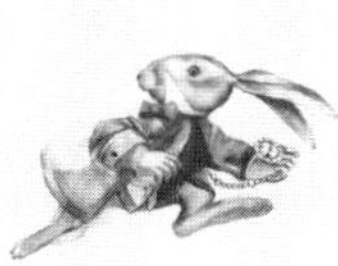

Empfehlungen an die Familie:

»Ihr Familienbaum trägt schon viele Früchte über all die Jahre (beispielsweise ...). Jetzt möchten wir Sie bitten, die Früchte

- *des letzten Jahres*
- *oder der letzten Wochen seit ...*
- *oder der nächsten Wochen zu vergeben.*

Jeder kann drei Äpfel vergeben, für jeden einen.

Du, liebe Nina einen für Mama, einen für Papa und einen für deinen Bruder. Was hat die Mama gut geschafft, wofür hat sich Papa so angestrengt – und was hat dein Bruder erreicht? Schreib es auf den Apfel. Wenn jeder seine Äpfel zwischen Blättern leuchten sieht, dann hat der Familienbaum eine reiche Ernte.«

Empfehlungen an Einzelne:

»Du hast neun Äpfel, die du in den nächsten drei Wochen vergeben kannst – in jeder Woche drei Äpfel. Wer strengt sich an, wer gibt richtig Gas, dass sich die Situation verbessert? Bitte schreibe auf den jeweiligen Apfel, was du merkst, schreibe ganz klar, worüber du dich freust, was dir imponiert – aber verrate es noch nicht, sondern bring deine Äpfel mit wie alle anderen auch. Vielen lieben Dank!«

14 Herztapete

Courage geht auf das lateinische »Cor« zurück,
was »Herz« oder »Seele« bedeutet.
Ist Kühnheit daher ein Gespür für das Wichtige?

Auf die Idee mit der Herztapete kam ich über eine Klientin, die mir immer wieder erzählte, ihr Herz sei »innen ganz wund«. Ich wollte ihr »etwas Gutes tun«, ihr zu einer neuen Erfahrung verhelfen. Zuerst dachte ich an »etwas Heilsames«, so eine Art »Balsam fürs Herz«, aber dann fiel mir meine Großmutter ein und deren wenig fröhliches Gesicht, wenn sie sich mit ihrer »Herzsalbe« einrieb. Irgendwie erinnern mich Salben doch eher an Krankheit als an angenehmere Dinge im Leben, was man auch den Anti-Falten-Cremes bescheinigen darf.

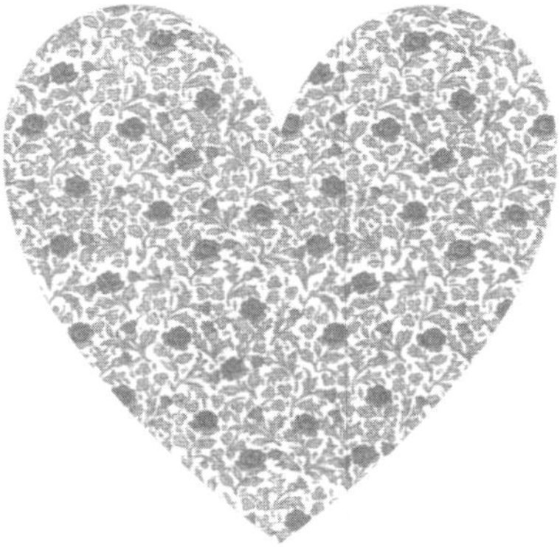

Abb. 35: Herztapete

Als ich in einer schönen Papeterie alte Blütenmuster auf feinen Papieren entdeckte, wurde die Herztapete geboren. Tapezieren ist wie sich neu einkleiden, neu ausstatten, sich neu erfinden. Neue Muster und Farben an den Wänden sind Boten der neuen Gestimmtheit, des neuen Lebens – und selbstverständlich bleiben immerschöne Tapeten erhalten.

Nutzen Sie alte Tapetenreste in einladenden Farben und Mustern, und lassen Sie Ihre Klienten darin stöbern. Wenn das richtige Stück gefunden ist, geht es los, ein großes Herz auf die Tapete zu malen, denn: Wir wollen Ihre Herztapete gestalten.

Auf diesem Herz können unendlich viele Dinge Platz finden, daher würde ich immer als Erstes den Klienten selbst fragen: Was gehört für Sie persönlich unbedingt auf Ihre Herztapete?

Für Familien und Teams bietet sich an, dass andere jeweils für ein Mitglied »die Herztapete gestalten«.

Anmoderation:

»Das Herz steht für Wärme, für Beziehungen und für Kontakt. Wenn sich das Herz freut, schlägt es laut, bei Zurückweisung zeigt sich oft Herzschmerz. Wenn jemand freundlich und aufgeschlossen ist, sagen wir: Sein Herz steht uns offen. Bitte, liebe Eltern, gestalten Sie die Herztapete für Ihre Tochter Laura –

- *Wofür steht Lauras Herz offen?*
- *Welche Sympathie strahlt sie aus? Was mögen Sie an Ihrer Tochter besonders?*
- *Worüber freut sie sich?*
- *Welche Menschen hat Laura fest in ihr Herz geschlossen?*
- *Welche besonderen Dinge, welche Bilder hängen an ihren Herzwänden?«*

Team

»Jeder von Ihnen ist mit Herz bei der Sache, jedes Herz schlägt für etwas. Ich möchte Sie einladen, diesen Herztönen auf die Spur zu kommen, denn Sie arbeiten miteinander und haben schon manch ein Projekt mit Herz und Köpfchen zum Erfolg geführt.

Bitte beschriften Sie die Herztapete Ihres Kollegen:

- *Wofür schlägt sein Herz in der gemeinsamen Arbeit?*
- *Was hat er sich zur Herzensangelegenheit gemacht?*
- *Für welche Wünsche, Aufgaben oder Ideen steht sein Herz immer offen?*
- *In welchen Situationen lacht sein Herz?*
- *Welches Kompliment hat er sich verdient?«*

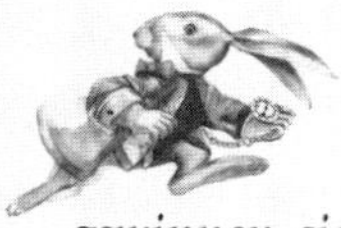

Variationen mit der »Herztapete«

Wenn Menschen ihre berührenden Erinnerungen und Erfahrungen vertiefen und ihre Träume ausmalen, gewinnen sie an Zuversicht, Lebenskraft und Zufriedenheit. Viele magische Momente des eigenen Lebens dürfen die Herzwände zieren, kleine, feste Gewissheiten eines gelingenden Lebens.

Tapezieren Sie Ihre Herzwände neu

- mit magischen Momenten Ihres Lebens,
- berührenden Erinnerungen,
- Menschen, die in Ihrem Herzen einen festen Platz haben,
- guten Aussichten für Ihr weiteres Leben,
- pastellfarbenen Traumbildern für die Weite des Denkens und Fühlens.

Beziehungen:

Welche Menschen wohnen in Ihrem Herzen?

- Menschen, die Sie immer wieder zum Lachen bringen
- Menschen, die Ihnen treu sind
- Menschen, die Sie inspirieren
- Menschen, die Sie so nehmen, wie Sie sind

Augenblicke

- *des Erfolgs*
- *der großen Überraschung*
- *der Zufriedenheit und Dankbarkeit*
- *des Sommers*
- *der tiefen Verbundenheit mit der Natur*
- *der ersten Zuversicht nach einer längeren Krankheit oder Krise*
- *der bewegenden Feiern mit Freunden und Familie*

Symbole für

- *meine Liebe*
- *mein Stehvermögen*
- *meine Treue (zu mir selbst und zu anderen)*

Drei schöne Träume

Drei Zukunftswünsche

Viel Freude mit Ihrem strahlenden Herzen!

15 Insel

»Sei dir selbst eine Insel.«
Der Dalai Lama

Inseln üben eine Faszination auf uns aus. Durch Bücher, die unsere Fantasie beflügelten wie z. B. Robinson Crusoe, durch Traumbilder in Filmen oder Prospekten und durch eigene Reisen haben wir wunderbare Eindrücke vor Augen, die manche Sehnsucht wach halten. Metaphorisch laden sie zu der Vorstellung ein, die Insel sei ein begrenztes Territorium mit speziellen Qualitäten – was es dort gibt, gibt es nirgendwo sonst. »Paradiesische Eilande«, »Insel der Glückseligkeit« und »Schatzinsel« sind solche Beschreibungen. Ich habe viel mit Inseln gearbeitet, um Menschen einzuladen, ihr Territorium zu beschreiben und neu zu gestalten. So können Sie das Zuhause einer Familie als »Meyers-Island« deklarieren und die Familie beschreiben lassen, was es dort zu erleben gibt, wo die gemütlichen Plätze sind und wie viel Freiraum jeder nach seinen Vorlieben gestaltet.

Beispiel: Familie Klettner

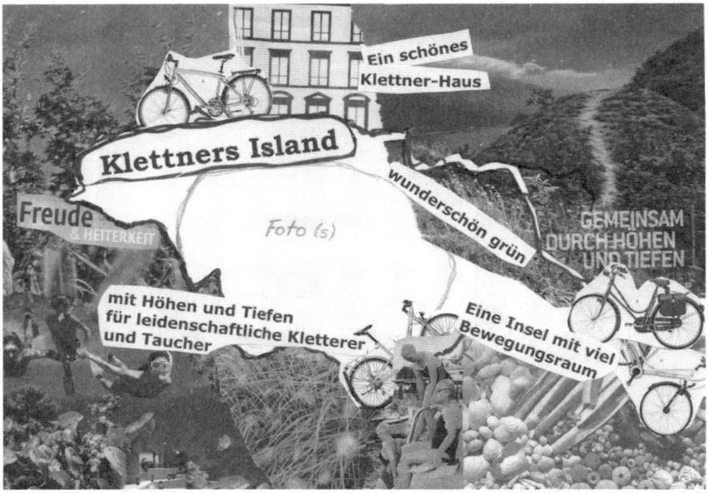

Abb. 36: Insel-Collage der Familie Klettner

Familie Klettner gestaltete ihre Insel gemeinsam als Collage. In der Mitte blieb Platz für eigene Fotos. Diese Fotos sind Zukunftsfotos, denn sie werden erst bei den nächsten Ausflügen der Familie geknipst.

Diese Intervention hält die Vorfreude wach – und es gibt inzwischen zahlreiche Untersuchungen, die unterstreichen, dass die Vorfreude mehr Glückshormone freisetzt als das Ereignis selbst. Die Vorfreude schafft über längere Zeiträume eine optimistische Atmosphäre.

Spannend ist, dass die Familie ein großes Gebiet von Möglichkeiten beschreibt zwischen Tauchen, Strand und Meer und ausgedehnten Fahrradtouren bis hin zu Wanderwegen über Bergkuppen. Mit solchen Bildern hat jeder Berater oder Therapeut einen riesigen Gestaltungsspielraum.

Beispiel: Maxima und ihre Mama

Maxima ist acht Jahre alt und lebt mit ihrer Mama. Zusammen mit mir gestaltet sie eine Insel für ihre Mama, und ihre Mama entwirft Maximas Insel. Sie können gut erkennen, welche Wünsche Maxima bei ihrer Mutter wahrnimmt und umgekehrt. Es entstehen Beschreibungen der beiden Persönlichkeiten durch Bilder. Dies sind wunderbare Gesprächsgrundlagen. Auch hier bleibt Platz für Fotos, die entstehen werden. Ein Kernthema »Die Ausschau nach Dritten« hat inzwischen viele Köpfe bekommen. Die Beziehung

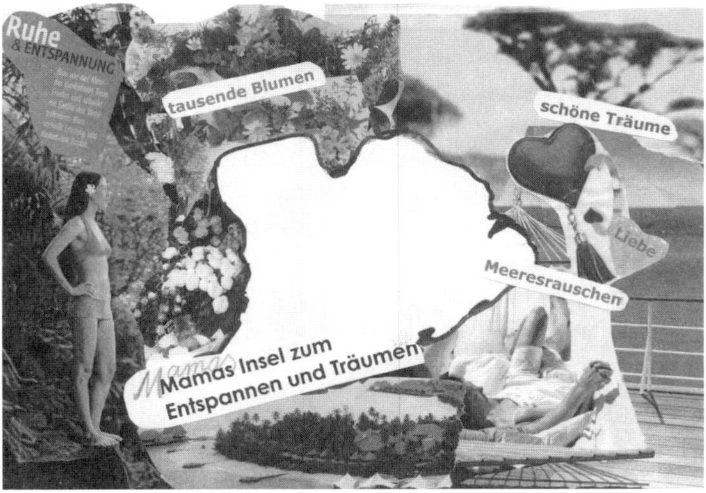

Abb. 37: Maxima gestaltet »Mamas Insel«

zwischen Maxima und ihrem Vater hat sich verbessert, sie hat neue Freunde gefunden und die Mama einen neuen Traumprinzen. Auf beiden Bildern sehen Sie unabhängig voneinander die afrikanischen Bäume. Mutter und Tochter haben ein ausgeprägtes Faible für Afrika und träumen von einer Reise dorthin.

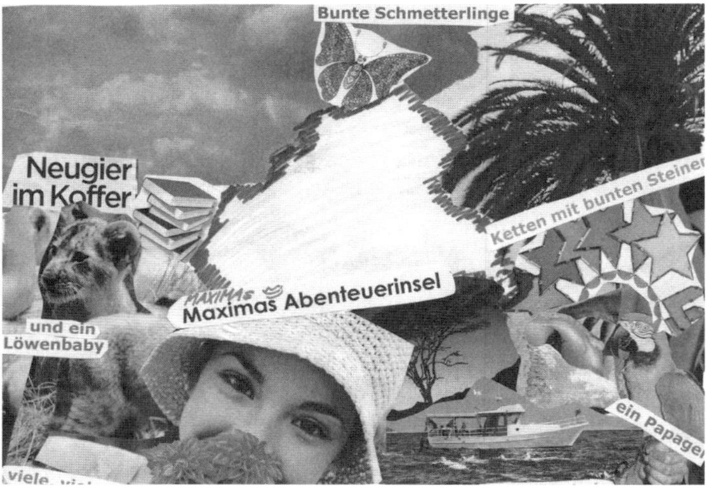

Abb. 38: Maximas Mutter gestaltet die Insel ihrer Tochter

Sie können auch Therapie, Beratung oder Coaching als »Erreichen der Insel der Möglichkeiten« beschreiben und eine Insellandschaft mit einer »Entdeckungsreise zu sich selbst« durchwandern. Hier lassen sich Stationen einzeichnen, die der Klient frei wählen kann, z. B. Beziehungen neu erleben, Lebenserfahrung nutzen, Karriere überdenken, Freiheit fühlen und gestalten, Ruheplätze.

Sie können Paare einladen, die gemeinsame Insel aus der Sicht ihres Partners zu beschreiben: was auf der Insel zu sehen ist von dem gemeinsam Geschaffenen, was wichtige Areale des gemeinsamen Lebens sind und was Bereiche des ganz eigenen Lebensstils kennzeichnet.

Die Genussinsel

Ich möchte Ihnen die Genussinsel vorstellen, die ich im Paarcoaching häufig zum Einsatz bringe. Diese Insel lädt ein, immer wieder Kurs auf sie zu nehmen und ein paar Minuten, Stunden oder Tage auf

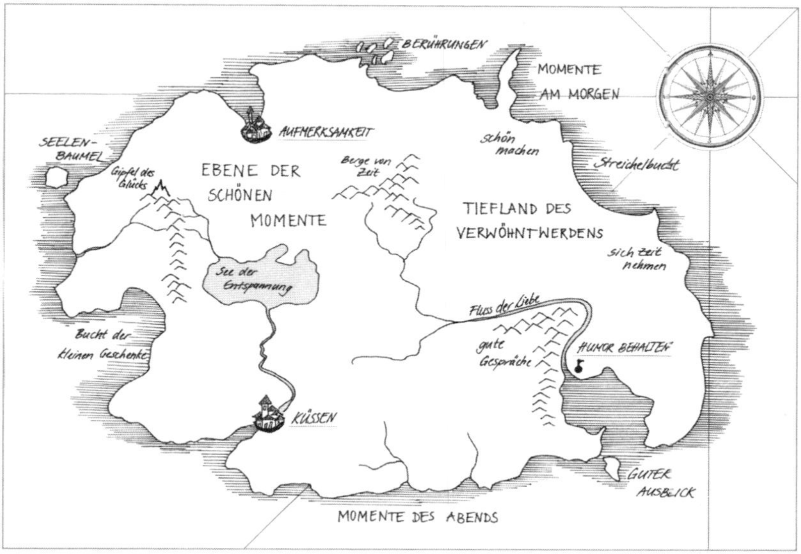

Abb. 39: Die Genussinsel

ihr zu verweilen. Einige Stationen sind beschriftet, um dem Vorstellungsvermögen des Paares einige Brücken zu bauen, letztlich aber sind eigene Beschreibungen gefragt, was in der Zweisamkeit pure Genussmomente sind und sein werden.

- Wann haben Sie sich zum letzten Mal richtig Zeit füreinander genommen?
- Welches kleine Geschenk Ihres Partners hat einen Logenplatz in Ihrer Aufmerksamkeit bekommen?
- Wann möchten Sie wieder einen Ausflug in die Streichelbucht machen?
- Welcher Moment der Zweisamkeit ist Ihnen am Morgen besonders wertvoll?
- Welche Geste führt am Abend immer wieder zu gutem Einschlafen?

16 Kleeblatt

Das Kleeblatt hat sicher jeder schon einmal zur Betonung von Glücksmomenten in menschlichen Begegnungen genutzt. Wenn Sie genau hinschauen, hat seine Form vier miteinander verknüpfte Herzen. Vier Herzen = ein Kleeblatt = Glück.

Bei einem Team oder einer Familie, in der es genau vier Mitglieder gibt, können Sie diese Form daher ganz optimal nutzen. Jedes Mitglied bekommt sein Herzblättchen für eine Idee, eine Aufgabe, einen Wunsch, ein Ziel, eine Prognose – und anschließend wird das Kleeblatt zusammengesetzt. Dieser Vorgang bietet für die vier Einzelinformationen den Rahmen von Kooperation und für die dahinterstehenden Personen das Gefühl von Zugehörigkeit, Gemeinsamkeit und Dialog.

In der familientherapeutischen Arbeit versende ich im Vorfeld des Interviews oder nach der ersten Sitzung die Teile des Kleeblatts versehen mit einem Namenskärtchen.

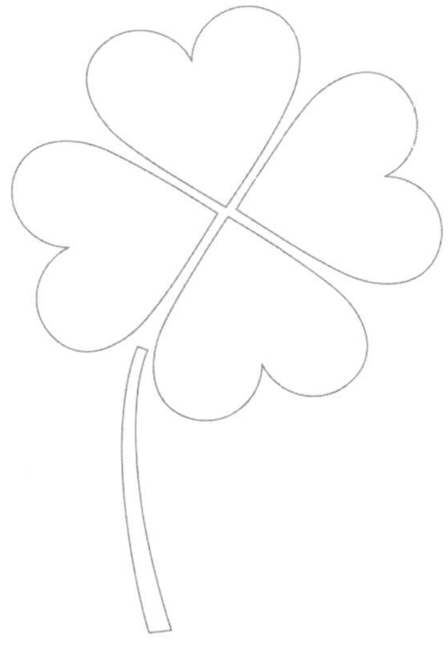

Abb. 40: Glückskleeblatt

»In Vorfreude und Vorbereitung unseres ersten Gesprächs möchte ich mit Ihnen und dem Glück, das Sie sich miteinander wünschen, Kontakt aufnehmen. Jeder von Ihnen hält einen Teil des vierblättrigen Glücksklees in der Hand, jeder von Ihnen ist ein Teil des Glücks in

Ihrer Familie, und jeder hat einen oder sogar mehrere Wünsche, Ideen und Vorstellungen, wie Sie dem Glück auf die Sprünge helfen. Bitte schreiben Sie daher auf Ihr Glückskleeblatt:

Was ich mir für mich und meine Familie wünsche!

Bitte behalten Sie das Blatt ganz bei sich und bringen es zu unserem ersten Kontakt mit. Hier wartet ein farbenfroher Untergrund darauf, dass Ihr Familien-Glücksklee zusammenfindet. Wir freuen uns auf Ihre Ideen und auf unser Kennenlernen.«

oder

»Liebe Eltern,
schon vor unserem Kennenlern-Gespräch möchten wir Sie herzlich einladen zu einem kleinen Glücksbringer-Spiel.

Jeder von Ihnen beiden und Ihre Kinder, Julia und Christian, bekommt ein Blatt eines vierblättrigen Kleeblatts mit dieser Post.

Bitte beschreiben Sie darauf – jeder für sich – einen Glücksmoment in Ihrem Familienleben und bringen Sie Ihren Kleeblattteil unbedingt mit – wir setzen dann Ihr Familienkleeblatt zusammen.
PSSSSST! Nicht verraten, was drauf steht!«

Weitere Möglichkeiten bieten sich mit Blick auf die Beobachtung des Gelungenen oder die Erfolgsmessung. Jederzeit kann der Glücksklee aus vier wertvollen Beobachtungen zusammengesetzt werden mit Blick auf die kommende Woche oder mit Blick auf die zurückliegende Woche.

»Ich möchte Sie ein wenig mehr auf die Seite der kleinen Glücksmomente führen. Bitte schauen Sie in der nächsten Woche ganz genau, wo kleine Glücksmomente auftauchen, und notieren Sie diese auf Ihrem Glückskleeblatt.«

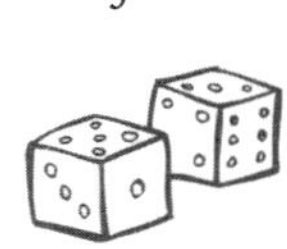

oder

»Jeder möchte einen Glücksklee finden. Manche Menschen machen ausgedehnte Spaziergänge, auf denen sie immer wieder Ausschau halten, wo sich ein vierblättriges Kleeblatt versteckt hat. Denn wenn man so ein Kleeblatt findet, dann kommt das Glück. Bei uns hier bekommt jeder seinen Glücksklee im Laufe unserer Beratung. Jeder steht einmal

im Mittelpunkt des Interesses. Gleich werden wir uns eine Reihenfolge erwürfeln, denn eigentlich könnte jeder der Erste sein, nicht wahr?!

Angenommen, wir fangen bei dir an, liebe Julia, dann folgt vielleicht dein Bruder Christian, deine Mama und dein Papa. Es kann auch sein, dass Papa gleich eine Zwölf würfelt, und wir beginnen mit ihm.

Es geht um zwei Dinge: Alle in der Familie schenken dir, liebe Julia als Starterin der ersten Woche einen kleinen Glücksmoment, z. B. wenn du, Christian, deiner Schwester ganz charmant und großzügig deine Lieblings-CD für einen Tag leihst, oder Sie als Papa einfach etwas mehr Zeit haben, über die Schulsorgen Ihrer Tochter zu reden oder sie auch abends von ihrer Freundin abholen. Es steht Ihnen ganz frei – eine kleine Geste – eben ein Glücksmoment. Seien Sie bitte auch ganz wach und aufmerksam, welche kleinen Glücksmomente Julia für sich selbst und in der Familie schafft. Jeder bekommt ein grünes Glückskleeblatt, um die Glücksmomente für Julia festzuhalten.«

oder

»Wir als Ihr Beraterteam haben in diesem Gespräch vieles beobachten können, was wir als glücklichen Auftakt beschreiben würden. Daher möchten wir ihnen unseren Glücksklee mit auf den Weg geben, der Sie ermutigen kann, Ihr Engagement als Familie fortzusetzen, dranzubleiben an Ihren wichtigen Themen, etwas voranzubringen.«

Beschriftungen der Kleeblätter:

1. Ihre Ampel steht auf *Grün*. Fahren Sie Ihrem Ziel entgegen!
2. Sie sind ein echtes Familien-Team! Alle wollen mitmachen!
3. Es gibt einiges zu tun! Sie bringen die Dinge auf den Punkt und vertrauen auf unsere Hilfe!
4. Jeder hat seine Talente! Gut so, die brauchen wir!

17 Knoten

Mancher Knoten will gemacht sein zur Erinnerung an etwas Wichtiges oder zur Befestigung.

Knoten können mit Taschentüchern und dicken Seilen gemacht werden. Gedanken, Wünsche, Vorhaben und feste Handlungsideen können daran festgeknotet werden. Auf jeden Fall helfen Knoten beim Erinnern und bekräftigen die eigene Handlungsabsicht. Sie können unterschiedliche Seilstücke bereitlegen, sodass Ihr Klient wählen kann, welches er möchte. Sie können gleichermaßen die Designvorlage nutzen und den visualisierten Knoten beschriften. Wenn ein farbiges Band daran befestigt wird, verleiht dieses dem Bild noch mehr Individualität.

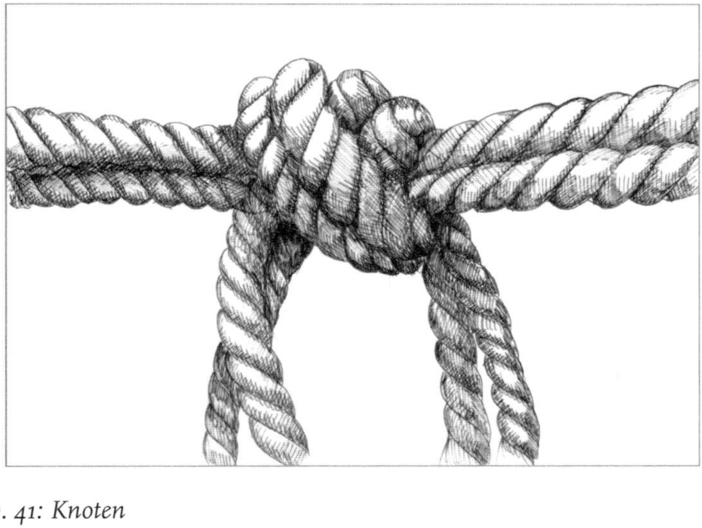

Abb. 41: Knoten

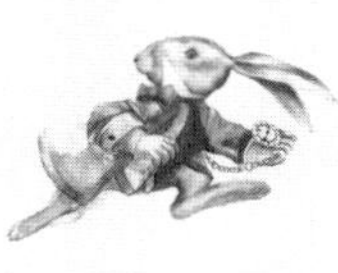

»Ich möchte Ihnen gern einen Knoten schenken, der Sie immer wieder erinnert, dass Sie in dieser Woche eine lang gepflegte Idee mit Lust und Energie umsetzen wollen. Der Knoten erinnert Sie täglich an Ihr Ziel: die Mittagspause mit einem kleinen Spaziergang ausklingen zu lassen.«

oder

»Lassen Sie uns gemeinsam einen Knoten binden.

- *Welche wichtigen Gedanken aus unserer Arbeit möchten Sie festknoten?*
- *Wofür machen wir beide einen Knoten zur Erinnerung? Was möchten Sie hundertprozentig mitnehmen als Idee zum Ausprobieren in die nächste Woche?*
- *Wie werden Sie es schaffen, sich an Ihr Vorhaben zu erinnern, wenn Sie einen Wackler haben?«*

oder

- *»Mit welchem Knoten machen wir X/Y/Z in Ihrem Leben fest?*
- *Wie bekommt Ihr Wunsch nach ... mehr Halt und Beständigkeit?*
- *Wie können wir X/Y/Z in Ihrem Tagesablauf verankern?«*

18 Kompass

Der Kompass ist ein Instrument, die Richtung zu finden. Wer einen Kompass in seiner Tasche trägt, hat eine Chance auf Orientierung. Ich nutze den Kompass gern zur Illustration von Vielfalt, dass es viele Richtungen gibt, in die man gehen kann, und vieles, was es zu berücksichtigen gibt. Gern zeige ich auf, dass das eigene Denken »was *ich* möchte« schnell übersieht, was die anderen wollen und was die Gemeinschaft voranbringt.

Ein eigenes Ziel ist eben zu wenig. Es kommt darauf an, eigene Ziele mit denen der Bindungspersonen zu koordinieren, denn nur dann gelingt Glück. Glücklich wird man am besten zu zweit – zusammen. Daher ist es wichtig, auch in der Arbeit mit einzelnen Klienten, die Wünsche und Ziele der Gemeinschaft kennenzulernen und zu berücksichtigen.

Daher ist der Einsatz des Kompasses auch im Einzelcoaching, selbst bei rein beruflichen Fragestellungen denkbar. Es ist bedeutsam in einer Entscheidungssituation, zu erfahren, was sich die Frau des Entscheidungsfinders (oder der Mann der Entscheidungsfinderin) wünscht, was sich die Kinder als gute familiäre Zukunft vorstellen und wie die Liebe von den beruflichen Entscheidungen profitiert. Sie wissen es doch besser als ich: Karriere ist nicht gleich Glück, mehr Geld ist nicht mehr Glück. Wo also wohnt das Glück der Zukunft? Und welche Menschen, die im Lebenshaus wohnen, müssen gehört werden?

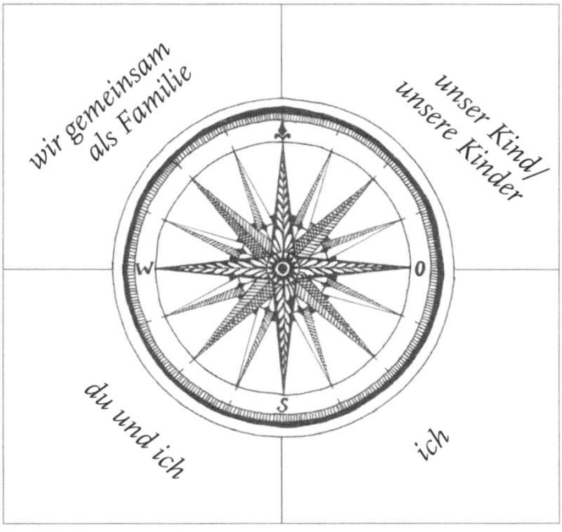

Abb. 42: Beispiel für Kompass im Elterncoaching

Anmoderation im Elterncoaching:

»Ich möchte Sie als Eltern gern einladen, mehrere Kursbestimmungen mit uns gemeinsam vorzunehmen. Wir möchten Ihre Wünsche kennenlernen und in gute Aussichten verwandeln – für Ihre Kinder, aber auch für Sie beide, für Sie als Familie, aber auch für jeden Einzelnen von Ihnen. Nur wenn Sie Ihr Zusammensein genießen, können Sie auch als Eltern stark sein und neben Ihrem großen Engagement für Ihre Familie brauchen Sie auch ein Quäntchen Zeit für sich. Wir freuen uns auf Ihre Ideen.«

Kompass für Jugendliche

Gute Aussichten

- für mich
- für mich zusammen mit meinen Freunden
- meine Familie
- in meiner Beziehung zu ...

Kompass im Coaching

Gute Erfolgsaussichten

- für mich in meiner beruflichen Entwicklung
- für unsere gemeinsame Entwicklung im Team
- für mich mit Blick auf mein Leben als Ganzes
- für mich gemeinsam mit meiner Familie

19 Lebenspanorama

Von jeher haben die Flugkünste der Vögel uns Menschen fasziniert – einmal die Flügel weit auszubreiten und die Welt von oben zu sehen – eine ganz andere Perspektive einzunehmen, das ganze Panorama des Lebens überschauen. Das Lebenspanorama ist ein bescheidener Versuch, die Frage, woher wir kommen und wohin wir gehen, miteinander zu verbinden. Es ist der Versuch, die Einengungen des Sichtfeldes wenigstens partiell zu überwinden und die Aufmerksamkeit schweben zu lassen. Gemeint ist auch das Gefühl, von den täglichen Trampelpfaden etwas abzuheben und mit Einsatz imaginärer Flügel eine Form von Leichtigkeit zu spüren und eine gewisse Höhe zu erklimmen.

Die Vogelperspektive zwingt einen nicht so stark in eine Wegestruktur wie die *Timeline*-Technik, so ist ganz automatisch mehr Draufschau, mehr Metaperspektive, mehr Bild und Symbolik möglich. Natürlich ist es eine Anleihe bei den zauberhaften Geschichtenerzählern der Hypnotherapie, aber sie hat mehr noch das Ziel, die inneren Bilder nach außen zu bringen und in verschiedene (Er-)Lebenswelten unserer Klienten einzutauchen.

Die Aufmerksamkeit liegt beim Lebenspanorama auch auf den Lebensorten eines Menschen, den Entfernungen, die er zurückgelegt hat und der bedeutsamen Frage:

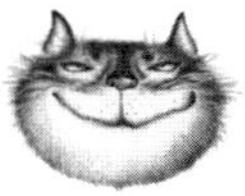

Wo hast du ein Zuhause gefunden?
Wo fühlst du dich zu Hause?

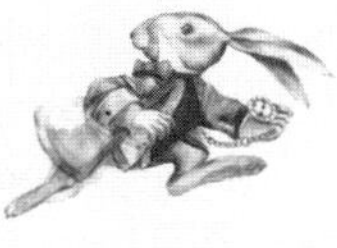

Interviewfragen zum Lebenspanorama:

- Welches ist der Ausgangsort deiner Lebensreise?
- Wie groß war deine Welt in deinen Kindertagen?
- Woran erinnerst du dich gern?
- Welche Orte würdest du im Laufe deines Lebens ein Zuhause nennen?
- Wie leicht oder schwer war es, von deinem ersten Zuhause wegzugehen?
- Woran konntest du spüren, dass du an einem neuen Platz im Leben angekommen bist?

- Wie viel Ortswechsel hast du schon erlebt?
- Welche Spuren hast du hinterlassen?
- Welchen Menschen bist du begegnet, die dein Leben sehr bereichert haben?
- Wer fungierte als kluger Ratgeber oder als Ideenspender, wer als längster Wegbegleiter und wer als zuverlässiger Rettungsdienst?
- Was waren zielstrebige Wege, was Durststrecken, was Erkundungstouren und was regelrecht waghalsige Expeditionen?
- Momente des Erfolgs?
- Momente der Niederlage?
- Dein innerer Kompass?
- Woran erkennst du einen richtigen Weg?
- Woran merkst du, dass du nicht weiter kommst?
- Wo kannst du dir Hilfe holen, wenn du stecken geblieben bist?
- Wie viel Sicherheit benötigst du für den nächsten Lebensabschnitt?
- Wie viel Neugier und Abenteuerlust stecken noch in dir?
- Wenn du dir Zeit für ein paar neue Erfahrungen nimmst, in welchen Bereichen hast du Lust auf Veränderung?

Eine Sonderform des Lebenspanoramas ist das Kindheitspanorama. Wahrscheinlich denken Sie jetzt, es sei eine Methode speziell für Kinder. Nein, ist es nicht. Natürlich kann man Kinder in die Reise durch die Kindheit einladen, aber Kinder sind ja quasi noch mittendrin, während es für Erwachsene, vor allem, wenn sie schon über 50 sind, eine weite Reise ist. Ich habe in der Praxis beobachtet, dass gerade Menschen von der Mitte des Lebens aufwärts oft gern und sehr eindrucksvoll von ihrer Kindheit erzählen. Sie spannen ihren Lebensbogen und vollführen Tänze in der eigenen Lebensbiografie. Das ist wunderbar für ihre Kinder und Enkel – kostenlose Familiengeschichten zum Verstehen und Verzeihen. Denn es ist schwer, einen unbändigen Zorn gegen die »mächtigen« Eltern aufrechtzuerhalten, wenn man hört, wie sie selbst zur Welt gekommen sind und dass auch sie einst kleine Kinder von ebenso »mächtigen« Eltern – meist unter weit dramatischeren Lebensumständen als heute – waren. An diesen Erinnerungen sieht man auch die Gnade unseres Gedächtnisses, dass es uns gern »gute Erinnerungen« zuspielt, z. B. die zauberhaften Plätze der Kindheit, Sandkastenfreunde und Quarkbrote im Garten der Großmutter. Ich bin fest überzeugt davon, dass Kindheitserinnerungen in den Lebensjahren nach der Verselbstständigung der eigenen Kinder dazu beitragen, das Leben selbst als etwas zu erleben, das sich zu vollenden beginnt, und unser Kinder-Ich noch einmal kräftig mitspielen zu lassen in den sogenannten »reifen« Entscheidungen. Oder wie erklären Sie sich, dass Manager ihren Sommer wie Heidi auf der Alm verbringen, Opas mit Enkeln Modellflugzeuge bauen und eine meiner Freundinnen jeden November zwei Tage freinimmt, um schier 30 Kilo Plätzchen zu produzieren, um jedem Kind ihrer Schule eine Adventsfreude zu machen. Eines freut mich ganz besonders in den Begegnungen mit den Kindheits-Ichs: Das Geben steht ganz im Vordergrund. Was kann ich geben, ist eine frühe Lebensphilosophie.

Am schönsten nähert man sich der Kindheit mit einem breiten Grinsen, welches kleine Monster man damals für seine Eltern war.

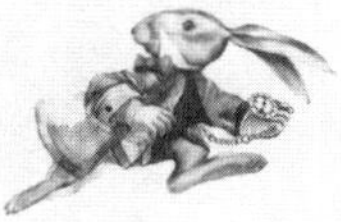

Interview zu »Problemen« in der frühen Kindheit

»Sie wissen ja, es gibt diese wunderbaren Bücher, in die man eintragen kann, wann das erste Zähnchen erschien und das erste Wort gesprochen wurde – alles bereits große Ereignisse in einem so jungen Leben. Psychologen sehen gewöhnlich die Kindheit als den Ort an, an dem Probleme entstehen. Tatsächlich kämpfen kleine Kinder mit allerhand Problemen – allein das Laufenlernen erweist sich als Aufgabe mit extrem viel Bodenberührung. Weit schlimmer sind die »Entzüge« von Lust – erst ersetzen Flaschen und Breigläschen die kuschelwarme Mutterbrust – allerdings nimmt dabei wenigsten die Nahrungsmenge zu. Kurz danach schon soll der heiß geliebte Schnuller wieder abgegeben werden – erst einmal völlig ersatzlos (einige Zeit später folgen schmeichelhafte Angebote der Süßwaren- und der Tabakindustrie). Mit einem kleinen Schmunzeln lade ich Sie zu einem Streifzug durch Ihre ersten Lebensjahre ein.«

- *Wie haben Sie Ihren ersten »Entzug« gemeistert – den Schnuller abzugeben?*
- *Wann haben Sie sich bereits den Vorschriften Ihrer Eltern entzogen – durch gekonntes Abrollen aus dem Bett?*

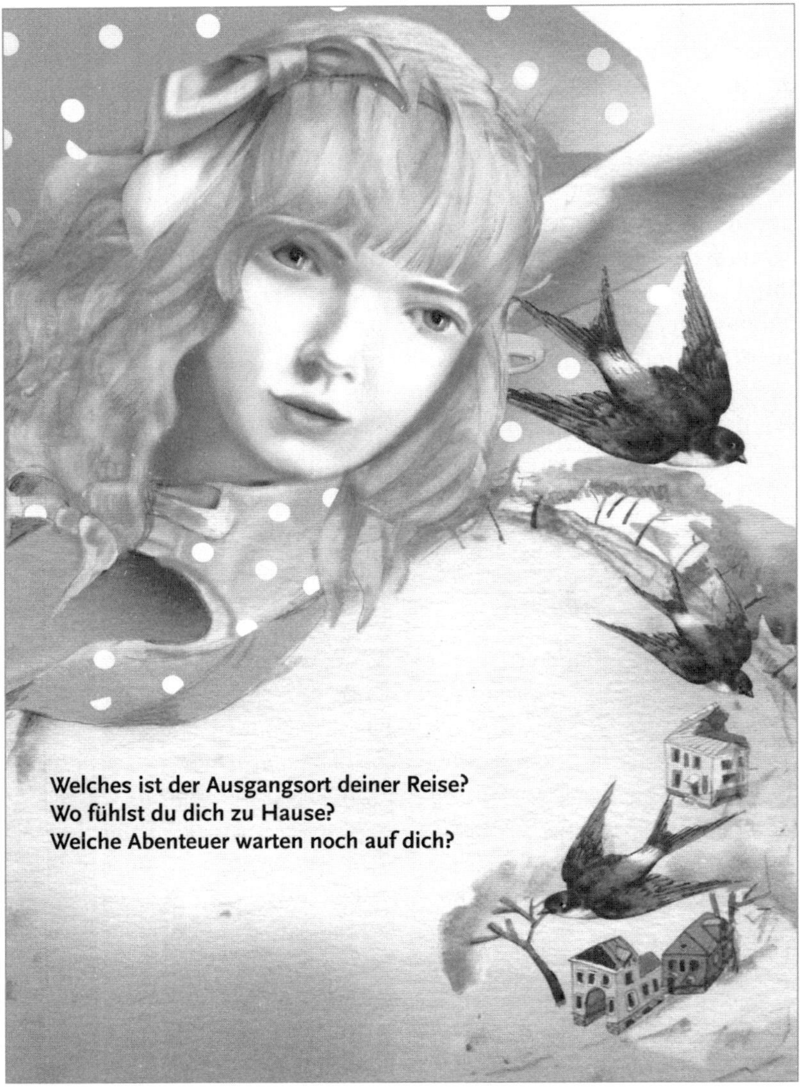

Abb. 43: Lebenspanorama

- *Wie viele unterschiedliche Gesichtsausdrücke Ihrer Eltern haben Sie beim Windelwechseln gespeichert?*
- *Welches ungesunde Zeug haben Sie schon als Baby super gern gegessen?*
- *Mit wem haben Sie immer wieder gern Wutanfälle trainiert? Wer war der beste Sparring-Partner?*
- *Welches unanständige Wort, das Sie natürlich aus dem Kindergarten importiert haben, eignete sich bestens zur Provokation zu Hause?*
- *Mit wem haben Sie schon als Kleinkind am Telefon »Verstehen Sie Spaß« gespielt?*
- *Wo haben Sie sich innerhalb kürzester Zeit schmutzig gemacht?*
- *Wer war der erste »falsche Freund«, den Sie sich gegönnt haben?*
- *Mit welcher Strategie haben Sie Ihre Eltern bestens gegeneinander ausgespielt?*
- *Welche Dinge, die die Welt nicht braucht, haben Sie leidenschaftlich gesammelt?*
- *Mit welchen Methoden haben Sie es geschafft, dass Ihre Eltern das Fernsehprogramm gesehen haben, das Sie wollten?*
- *Mit welchen Aktionen haben Sie ganz früh Ihr Interesse untermauert, wissen zu wollen, aus welchen Einzelteilen sich Autos, Uhren, Lippenstifte und Fernbedienungen zusammensetzen?*

Weitere Fragen zur Lebensbiografie finden Sie in Kindl-Beilfuß (2008, S. 40 ff.).

20 Liebeselixier und Erfolgsduft

Geheimnisvolle Düfte faszinieren uns. Marylin Monroe sagte, sie trage nachts nichts außer Chanel No 5. Nichts bringt so schnell Stimmung wie ein guter Duft.

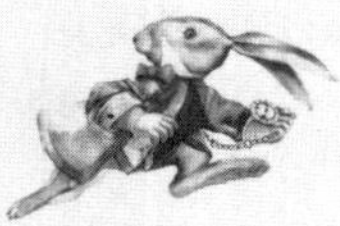

»Bitte stellen Sie Ihr Liebeselixier zusammen.

Was muss unbedingt in Ihren Liebestrank hinein, dass Sie Freude aneinander haben, dass Ihnen das gemeinsame Leben Freude macht und Sie aus jedem Tropfen ein bisschen mehr Lebenskraft schöpfen können?«

Wählen Sie aus den Ingredienzien für Ihren Liebestrank:

- *Pure Freude aneinander*
- *Gemeinsam Ziele setzen und erreichen*
- *Gewissheit von Hilfe und Unterstützung*
- *Verwöhnen und verwöhnt werden*
- *Mehr Ruhe und Gelassenheit*
- *Stimmungsvolle Abendstunden*
- *Gemeinsame Unternehmungen*
- *Seelenschmeichler*
- *Tiefe Gefühle*
- *Zärtliche Berührungen*
- *Küsse*
- *Gedankenaustausch*
- *Intensive Begierden*

Der Duft des Erfolgs

Manche reden vom Duft des Erfolgs, jedoch hat jeder Mensch seine ganz eigene Vorstellung davon, was Erfolg ist und was gut duftet.

»Ich möchte gern mit Ihnen zusammen, die Zutaten, Mittel und Duftstoffe zusammentragen, die für Sie Erfolge möglich machen und vorantreiben.«

Erfolgsgeschichten:

- *Was ist der erste Erfolg, an den Sie sich erinnern?*
- *Was war der größte Erfolgsmoment Ihres Lebens?*
- *Was war die schönste Belohnung?*
- *Wenn man den ersten Erfolgen und Ihrem größten Erfolg einen Duft zuordnet, welcher ist das?*
- *Ist Erfolg aus Ihrer Sicht lernbar? Wie?*
- *Wenn Sie mir drei wichtige Säulen für Erfolg nennen sollten, welche sind das für Sie?*

Wurzeln des Erfolgs:

- *Was macht Ihre Vorfahren erfolgreich?*
- *Was ist eine Art Erfolg, eine Lebenskraft in Ihrer Familie?*
- *Welches ist der größte Lebenserfolg Ihrer Familie?*
- *Was haben die Frauen und Männer vor Ihnen, Ihre Mutter und Vater, Ihre Großmutter und Großvater, in ihrem Leben vollbracht?*
- *Was konnten Sie daraus lernen bzw. profitieren?*

Lernen, Misserfolge zu überwinden:

- *Welches sind wirkliche Misserfolge für Sie in den letzten Jahren?*
- *Was bezeichnen Sie als Misserfolg?*
- *Wie schwer war es, auf einer Skala von 1–10, damit fertig zu werden?*
- *Wie sind Sie letztlich damit fertig geworden?*
- *Wer/ was hat Ihnen geholfen?*
- *Was erzählen Sie (Ihren) Kindern, wie man Misserfolge überwindet?*

Erfolgsaussichten:

- *Welcher Erfolg wartet noch auf Sie?*
- *Welches ist Ihre genialste Erfolgsfantasie?*
- *Wie sieht Erfolg jenseits von 60 Jahren aus?*
- *Wenn Sie sich selbst einladen möchten, zukünftig Erfolge mehr zu genießen, welcher Duft kann Sie daran erinnern?*
- *Auf welchen Erfolg Ihrer Kinder/ von Menschen, die Ihnen nahe stehen, sind Sie besonders stolz?*
- *Warum gerade auf diesen?*

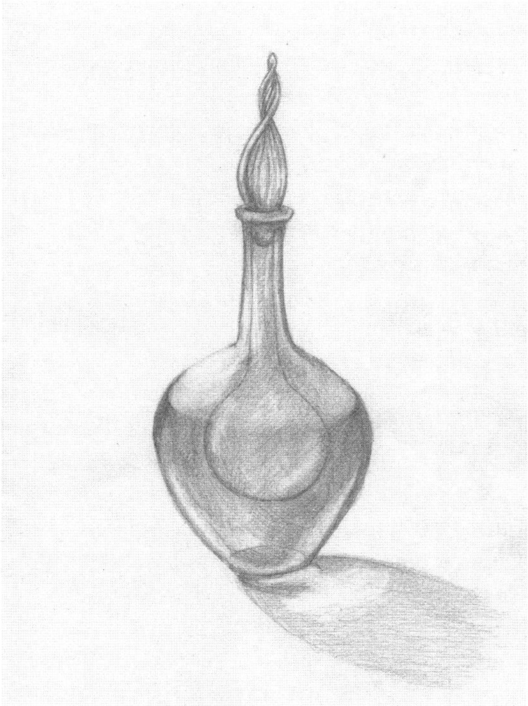

Abb. 44: Flacon für Liebeselixier oder Erfolgsduft

21 Orden und Medaillen

»Das Leben schuldet mir noch etwas.«
Easy Virtue

Orden sind leider etwas aus der Mode gekommen, zumindest im zivilen Leben. Das ist schade, denn – falls es Ihnen aufgefallen ist – wer Orden trägt, tut dies mit stolz geschwellter Brust. Man könnte sagen Orden machen Menschen aufrechter, größer. Insofern kann eine Ordensverleihung durchaus für manch einen die Rückkehr zum aufrechten Gang sein, zurück in die eigene Würde.

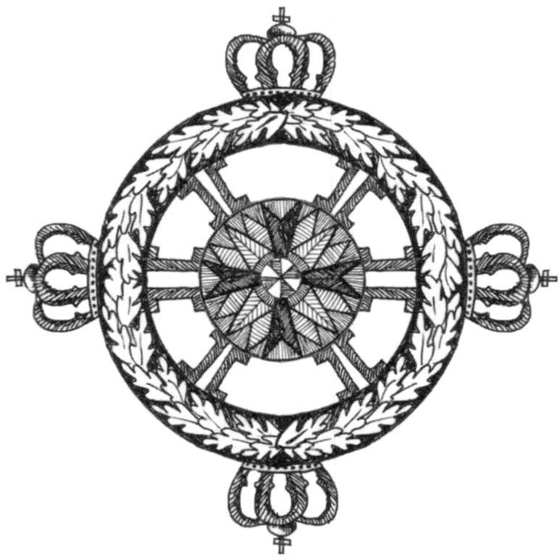

Abb. 45: Orden

Ich würde daher gern eine Ordenverleiherin werden. Damit schließt sich allerdings aus, dass man einen Orden für einmal Geschirrspülen pro Woche erhält oder eine Medaille, wenn man es schafft, den Weg von Zuhause zur Schule nach wochenlanger Abstinenz wieder zu finden. Ich finde, man muss es sich gut überlegen, wann und wofür tatsächlich ein Orden verliehen werden kann. Und dann sollte der Orden, die Medaille, auch ein wenig hübsch aussehen und den Tag überdauern. Schließlich sollte das Tragegefühl wiederholt werden können.

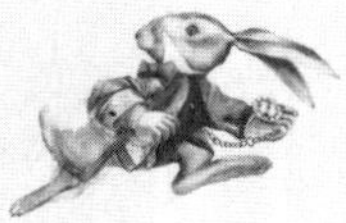

Ich verleihe dir einen Orden für

- die bleibende Bereitschaft, dich richtig anzustrengen
- deine außergewöhnliche Hilfsbereitschaft
- deine einfühlsame Unterstützung in schwierigen Momenten
- deine unerschütterliche Freundschaft
- dein Mitgefühl für deine Geschwister
- deine besondere Geschicklichkeit
- deine beeindruckende Toleranz und dein Gerechtigkeitsgefühl
- deine humorvolle Leichtigkeit
- deine wohltuende Gelassenheit
- deinen liebevollen Familiensinn
- deine Verlässlichkeit in deinen Versprechen
- deine wertvolle Pünktlichkeit
- deine mutige Kritik
- dein Talent, dich nicht entmutigen zu lassen

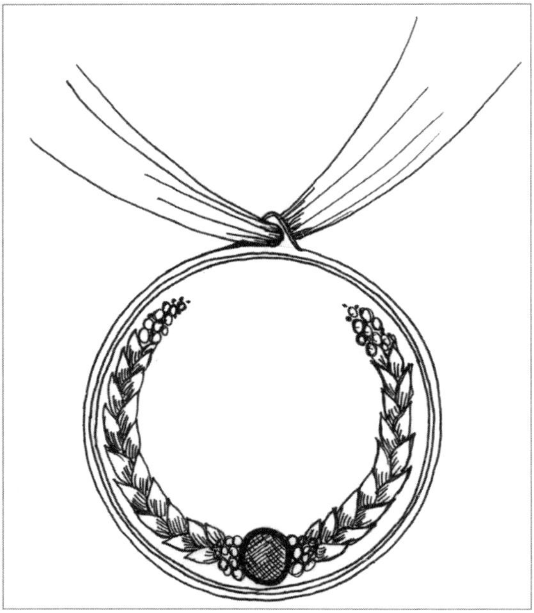

Abb. 46: Medaille

Ich verleihe dir eine Medaille für

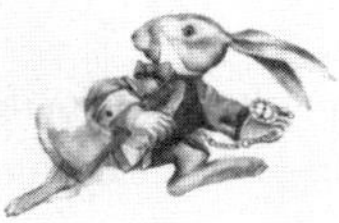

- den schnellsten Start
- deinen Zielsprint
- deinen ersten Etappensieg
- eine brillante Mannschaftsleistung
- deinen Einsatz für die Probleme anderer
- verständnisvolles Zuhören
- spannendes Erzählen
- Fair Play in der Familie
- viele gute Ideen
- deine Ausdauer bei Rückschlägen
- deine optimistische Haltung
- gute Vermittlung bei Konflikten
- sofortige Hilfe für deine Schwester
- ordnungsstiftende Einsätze in den eigenen vier Wänden
- beeindruckendes Durchhaltevermögen im Unterricht

22 Schiff

Manchmal ist die größte Reise des Lebens,
die Distanz zwischen zwei Menschen zu überbrücken.

Schiffe bringen uns das Meer und das Fernweh direkt ins Büro, die Wellen rauschen, der frische Wind bewegt weiße Segel vor strahlend blauem Himmel. Schiffe sind Verkehrsmittel, mit denen wir uns im Geiste gern in Bewegung setzen – Bier verkauft sich werbetechnisch mit Segeln ganz wunderbar, die Kreuzfahrtindustrie hat zweistellige Zuwachsraten, und »Fluch der Karibik«, einer der erfolgreichsten Blockbuster, zieht eine ganze Verkaufsarmada für Kinderspielzeug nach sich. Kurzum, Schiffe liegen im Trend.

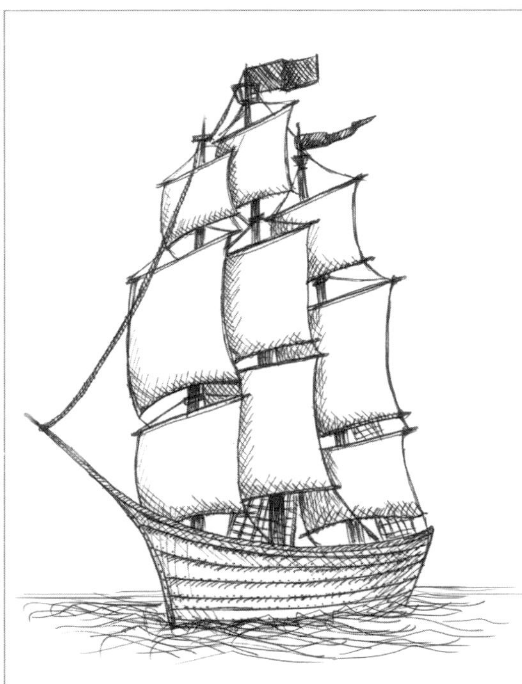

Abb. 47: Schiff mit gesetzten Segeln

Im Zuge dieser aussichtsreichen Bilder habe ich ein Segelschiff im Großformat immer bei der Hand, um es bei Bedarf ganz spontan an die Tür pinnen zu können mit der Aufgabe, die Segel zu setzen – sprich zu beschriften – mit den Zielen, die es zu erreichen gilt.

Dies bietet sich nach einer ersten Gesprächsrunde mit der Familie, dem Paar oder dem Team an, in der bereits Schritte vom Problem zum Ziel gemacht wurden und eine Zielbeschreibung mit frischen, gewinnenden Worten erfolgte.

In manchen Situationen ist es sinnvoll, die Beteiligten einfach mit Stiften auszurüsten und loslegen zu lassen, in anderen wiederum ist es günstiger, diesen Prozess zu moderieren. Es können auch Teams gebildet werden: Vater-Sohn-Segel und Mutter-Tochter-Segel oder jeweils zwei Menschen finden gemeinsam Ziele für ihr Segel. Im abgebildeten Beispiel war der 16-jährige Stefan der Klient. Während sich im Erstgespräch typischerweise nur Stefan ändern sollte, gelang es darüber hinaus, Familienziele auszumachen und Stefan in seiner eigenen Zielformulierung zu fordern.

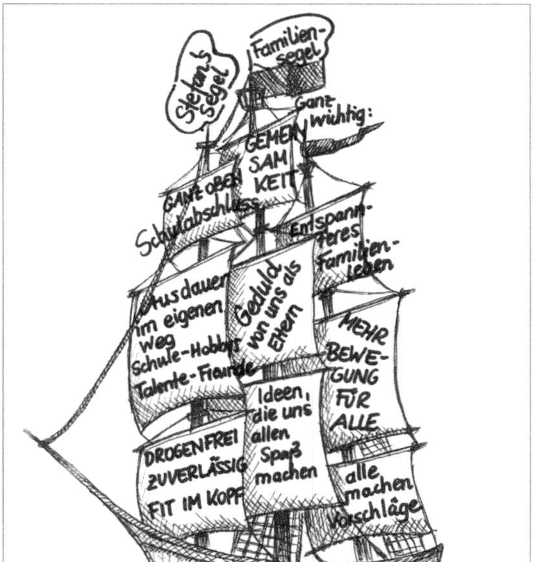

Abb. 48: *Eine vierköpfige Familie beschriftet ihr Segel – Sohn Stefan (16) macht Probleme*

Ein weiterer Schritt kann sein, die Familie einen motivierenden Song zum Starten auswählen zu lassen, Pardon, in diesem Falle vier Songs. Jeder hat seinen persönlichen Geschmack, jeder hat seine besondere Idee, die es wert ist, eingebracht zu werden. Diese Titel werden – wenn der Start abgemacht ist – jeweils eine Woche immer wieder gespielt. In der folgenden Woche kommt der nächste Motivationssong. Wie komme ich auf solche Ideen? Stefan erzählte beiläufig, dass er gern Musik hört – allein. Dies veranlasste mich zu der Frage, wer ebenfalls gern einmal allein in der Familie Musik hört. Als Antwort kam »der Vater«. Stefan kannte zur Überraschung des Vaters selbst dessen Lieblings-CD von Eric Clapton. Nachdem ich die Frauen ins Boot geholt hatte mit der Frage an die Männer, welche Interpreten bei den beiden Frauen (Mutter und Tochter) sehr beliebt sind, hatten wir spätestens hier eine wunderbare Boulevardstraße in die musikalische Welt der Familie. Am Ende brauchte ich nur noch zu erklären, dass ich empfehle, diese Musikarchive zu durchstöbern und einen klasse Auftaktsong für das Auslaufen des Schiffes zu finden – und zwar einen solchen Song, der Lust auf die ganze Reise macht. Jeder bringt für sich und als Geschenk an die anderen einen Titel mit. Es war eine sehr beschwingte Sitzung, die der Familie das gelingende Miteinander einmal mehr spürbar werden ließ.

Maritime Metaphern

An Bord gehen – das Schiff klar machen – Anker lichten – die Segel setzen – den Kurs bestimmen – den Hafen verlassen – in See stechen – auslaufen ins Meer der Möglichkeiten – auf der Brücke stehen – das Steuer übernehmen – Karten lesen – in den Seilen hängen – die Mannschaft seetüchtig machen – die Schiffsglocke läuten – an Deck sein – auf Kurs bleiben – auf hoher See sein – Wind und Wetter trotzen – Stürme überstehen – sich in die Ruder legen – einen Zwischenstopp einlegen – Proviant aufnehmen – den anderen davonsegeln – den Zielhafen erreichen.

23 Schlüssel

»... den Schlüssel zu der Wohnung in den Fluss
hinter sich werfen und gehen zu können.
Aufzubrechen.
Das Leben hält das nächste Kapitel für dich bereit.
Geh nur!«
Senta Berger (in Seggelke, 2011)

Wenn man den richtigen Schlüssel besitzt, dann kann man Türen öffnen – die Tür zu etwas Neuem, die Tür zum Glück, die Tür zur Zukunft. Schlüssel können jedoch ebenso Türen abschließen. Man kann eine Tür zumachen und den Schlüssel im Schloss herumdrehen. Was wollen Sie abschließen, welche Tür darf ins Schloss fallen, mit welchen Gedanken will man den Schlüssel herumdrehen.

Was kann man zurücklassen, abschließen, vorläufig verwahren?

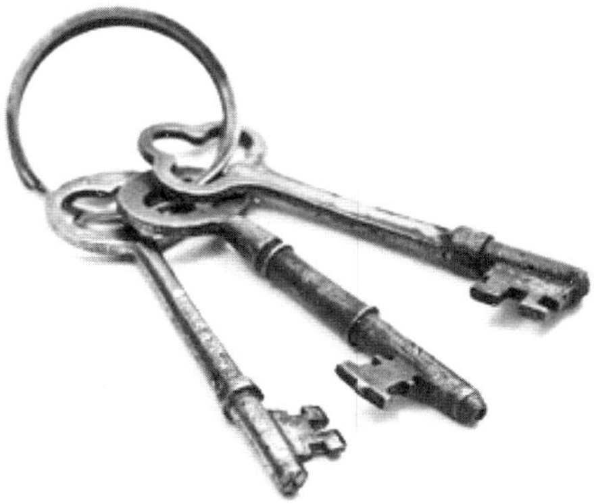

Abb. 49: Schlüssel

- Schluss mit den alten Gedanken!
- Schluss mit Grübeleien!
- Schluss mit Herzschmerz!
- Schluss mit lahmen Begierden!
- Schluss mit dem Aufenthalt im Jammertal!
- Schluss mit Zögern!
- Schluss mit Ausreden!
- Schluss mit Unruhe!
- Schluss mit zu viel schmerzlicher Erinnerung!

»Schließen Sie die Tür zur Vergangenheit ab, schließen Sie bewusst, verwahren Sie Ihren Schlüssel gut, denn in Vergangenem wohnen neben den Dingen, die Sie dort gern zurücklassen wollen, auch sehr kostbare Erinnerungen. Anschließend nehmen Sie den Schlüssel zur Tür der Zukunft in die Hand, lesen Sie, welcher Wunsch, welche Einladung an der Tür zu Ihrer Zukunft steht, und stecken Sie den Schlüssel ins Schloss. Wenn die Neugier, der Wunsch nach Erneuerung, nach einem Schritt in ein neues Lebensgefühl wachsen, dann drehen Sie den Schlüssel beherzt herum und öffnen Sie die Tür in Ihre aussichtsreiche Zukunft.«

Die Beschriftung der Tür zur Zukunft

Lassen Sie uns – ehe Sie Ihre Tür der Zukunft aufschließen – schauen, worauf Sie sich am meisten freuen.

Mehr Zeit für mich, die ich mir wöchentlich in meinem Kalender reserviere und mit neuen Ideen fülle

Einen sündhaft teuren Bildband über Afrika

Facelifting für meine verkramte Küche und ein anschließendes Koch-Wochenende mit Freunden

... überhaupt öfter Gäste haben

Viele lange Spaziergänge

An einem Regentag mehrere Filme hintereinander schauen – im Bett

Definitiv mehr Lachen

Mich im besten Alter fühlen

Mich selbst lieb haben,
z. B. mir selbst ab und an Komplimente machen, mir öfter etwas richtig Leckeres, sehr Gesundes kochen, den selbstkritischen Gedanken und Nörgeleien ein Leben außerhalb meines Körpers verschaffen, nach Regenschauern in der Seele die Sonne bewusst anknipsen ...

Mein Geld (vorläufig) nur für mich zu haben und mein Bankkonto öfter düngen

Abb. 50: Beispiele für die Beschriftung der Tür zur Zukunft

Die Tür für das Wunsch-Ich aufschließen

»Jeder wird zu jemand anderem,
wenn er die Dinge tut,
die ihm wichtig sind.«
aus dem Film »Julie & Julia«

Stellen Sie sich vor, Sie schließen die Tür zu Ihrer Zukunft auf, und Ihr Wunsch-Ich sagt Ihnen »Hallo«.

Mein Wunsch-Ich heißt »Sun-Sa« (gesprochen »Sansa«),

- ist gelassen und steckt voller Ideen,
- liebt gute Gespräche und nimmt sich Zeit dafür,
- ist eine Freundin, die auf lebenslange Treue steht,
- beherrscht den O-lá-lá-Effekt,
- lässt am Wochenende die Arbeit Arbeit sein und sucht sich kleine Wohlfühloasen,
- ist spontan und auch spontan faul,
- hält viel mehr Ordnung und genießt die Weite eines aufgeräumten Zimmers,
- hängt ihr Herz immer wieder mit aller Leidenschaft an andere Menschen,
- bleibt auch in brenzligen Situationen im aufrechten Gang,
- hat immer ein gutes Buch in der Tasche,
- betreibt einen Salon für gepflegte Melancholie,
- fällt einmal im Jahr aus der Zeit (und mit einem Mann vom Sofa),
- gründet einen Förderverein für Herzlichkeit, Hilfsbereitschaft und Humor,
- jammert nie länger als drei Tage über ein Desaster,
- genießt spektakuläre »Reifenwechsel« – Gummistiefel – High Heels – barfuß.

24 Schmetterlingsintervention

Schmetterlingsmomente sind kleine farbenfrohe Quickies im Reigen der Geschäftigkeit des Alltags. Jeder erlebt sie, aber nur wenige genießen sie. Manch einer sieht vor lauter Hamsterrad nur Stäbe vor seinen Augen, daher müssen sich diese kleinen, federleichten Gesellen bemerkbar machen. Schmetterlingsmomente sind sozusagen Aufmerksamkeitsfokussierungen im Sinne der Achtsamkeitspsychologie. Wie kann ich als Berater, Therapeut oder Coach Menschen unterstützen, die eigene Leichtigkeit im Leben zu entdecken, zu spüren und zukünftig mehr zu genießen.

Schmetterlingsmomente im Alltäglichen

- ein zärtliches »Guten Morgen«
- eine Tasse duftender Kaffee
- eine Gute-Laune-SMS
- ein Lächeln
- ein Kompliment

Wenn Sie mit Genogrammen arbeiten, so sind Schmetterlingsmomente eine ergänzende Möglichkeit, Beziehungen zu beschreiben.

> *»Ich möchte Sie einladen, den vielen Menschen, mit denen Sie Ihr Leben bisher geteilt haben, einen Moment zu schenken aus Ihrer Erinnerung, Ihrer gemeinsamen Zeit, einen Moment voller Leichtigkeit – einen Schmetterlingsmoment. Welche Momente gehören Ihnen und Ihrer Schwester? Wann haben Sie Ihren Vater beschwingt erlebt? Welche kleinen, bunten Momente gehören zum Alltag mit Ihren Kindern? usw.«*

Selbst Teams können Sie einladen, Schmetterlingsmomente aufzuspüren. Jeder bekommt drei Schmetterlinge und die Einladung, schöne Momente der Zusammenarbeit oder des Miteinanders zu finden, diese zu beschreiben und für diese Momente je einen Schmetterling an einem Poster mit aktuellen Arbeitsaufgaben, erarbeiteten Zielen oder Beschreibungen der Kompetenzen des Teams innerhalb eines Zeitraums von drei bis vier Wochen zu befestigen.

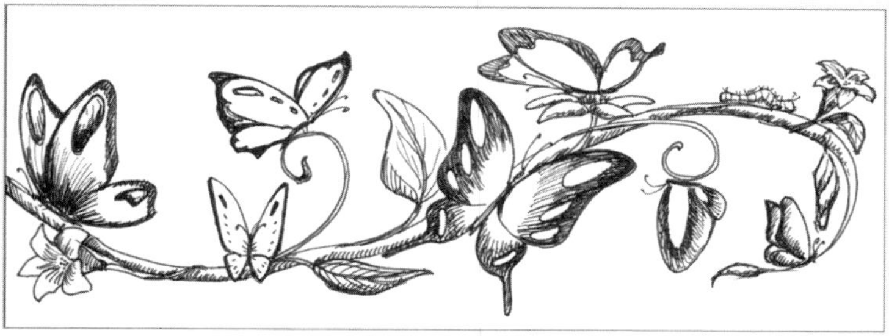

Die Schmetterlingsintervention im Paarcoaching

»Sie fragen sich, was wir hier so geheimnisvoll in den Händen halten. Es sind Schmetterlinge!

Mit Schmetterlingen beginnt jede Liebesbeziehung, und obwohl das Universum ihren zarten Flügeln mit hartem Gegenwind begegnet, schaffen sie es immer wieder, in unserem Leben aufzutauchen und uns wirkliche Schmetterlingsmomente zu schenken.

Genau darum geht's: Schmetterlingsmomente.

Immer wenn Sie Herr Müller einen solchen Moment spüren, das zauberhafte Lächeln Ihrer Frau, ein inniger Kuss, ihr Lieblingscroissant auf dem schön gedeckten Sonntagstisch ... immer dann, wenn ihr Herz schöne Momente einfängt, in denen Sie die Gemeinsamkeit so sehr genießen, signalisieren Sie Ihrer Frau, dass ein Schmetterling geflogen ist, indem Sie dieses Exemplar in der Welt Ihrer Frau hinterlegen – z. B. im Lieblingsschuh, unterm Kopfkissen oder auf dem Tellerrand der Cappuccino-Tasse – wohlgemerkt wortlos. Sie geben keine Kommentare, alles ist gesagt.

Und Sie Frau Müller, versprühen Ihre Schmetterlinge in bester Frauenart, wenn Sie spüren, dieser Moment ist einer von den innigen, den kleinen Glücksbringern, die mein Mann mir schenkt. Lassen Sie ihren Schmetterling ebenso lautlos schön in die Welt Ihres Mannes fliegen und dort sein neues Zuhause finden!

... und falls Ihnen die Schmetterlinge ausgehen sollten, dann haben Sie mehrere Möglichkeiten:

- *Sie können bei uns Nachschub anfordern.*
- *Sie können Ihre eigenen Glücksmomente-Festhalter erfinden.*

- *Sie sagen in ihrem Herzen einfach Danke für diesen Moment.*
- *... und glauben Sie uns, das Herz erzählt es weiter!«*

25 Sterne

In den Beschreibungen der Inkas sind wir alle Sternenreisende. Ein Himmel ohne Sterne ist undenkbar, denn selbst in bewölkten Nächten wissen wir, dass sie am Firmament funkeln – und wenn sie als Sternschnuppen dann und wann vom Himmel fallen, überfluten wir uns mit Wünschen.

Sterne sind Symbole mit Leuchtkraft – daher assoziieren wir viele Sterne mit viel Helligkeit. Man kann Gruppen und Teams große Sterne auf Wände kleben lassen, um sich zu zeigen oder auch, was ich in einer Klinik angeregt habe, einen Himmel voller leuchtender Worte bauen. Die Worte standen auf Sternen in zarten, ruhigen Farben, die einfach an der Decke angebracht waren.

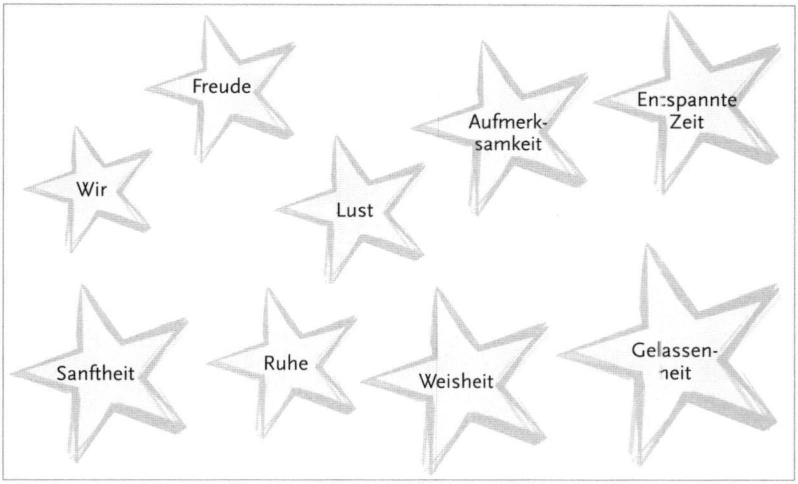

Abb. 51: Sternen-Himmel

... und viele andere Worte luden die Besucher des Raums ein, sich auf den bequemen Matten niederzulassen und ein wenig in die Sterne zu schauen – welcher Stern mich wohl heute am meisten anleuchtet? Von ganz allein kam dort die Lust am Liegen und für sich selbst etwas zu tun.

Der Stern hat fünf oder sechs Zacken. Diese lassen sich perfekt nutzen, um dort angenehme, wertvolle und nützliche Beschreibungen von Personen niederzuschreiben.

Beispiel:

»Liebe Eltern, gern gebe ich Ihnen heute einen Stern mit für Ihr strahlendes Kind. Natürlich hat Robert seine leuchtenden Seiten, Talente, Fähigkeiten und liebenswerten Eigenarten. Ich möchte Sie einladen, mir aus Ihrer liebevollen Sicht als Vater und als Mutter solche Seiten zu beschreiben. Am liebsten habe ich es, wenn Sie sich gar nicht einig werden und jeder seine drei Sternenzacken so beschreibt, wie es ihm einfällt. Wenn zwei Eltern ganz unterschiedliche Dinge an Ihrem Kind sehen, ist das ganz und gar nicht von Nachteil, sondern eine tolle Ergänzung.«

oder

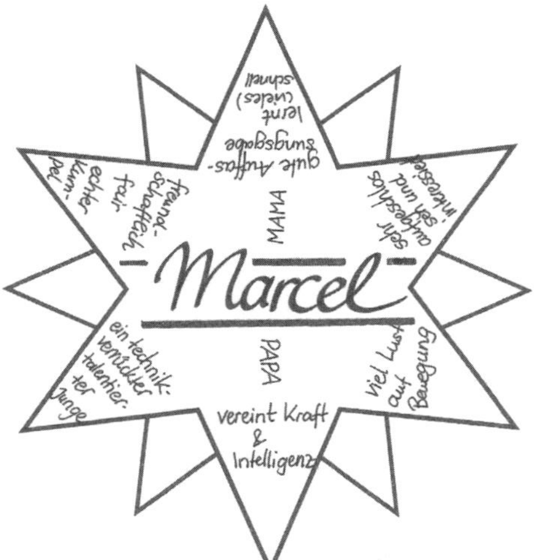

Abb. 52: Beispiel für beschrifteten Stern

»Glanz hat jeder Mensch, und gerade dann, wenn man ihn nicht genau sehen kann, ist er uns wichtig. Um Sie gut beraten zu können, möchten wir einen weiten Blick haben über das Schwierige der jetzigen Situation hinaus. Bitte stellen Sie uns Ihren Sohn/ Ihre Tochter ein wenig vor, sodass wir ein Gefühl bekommen, welche wertvollen Lebensspuren Ihr Kind schon hinterlassen hat. Dies hilft uns auch, einen Eindruck zu bekommen, was Ihnen als Eltern erzieherisch bereits geglückt ist und worauf wir zukünftig aufbauen können.

Bitte beschreiben Sie an jeder Sternenspitze eine besondere Fähigkeit Ihres Kindes, ein Talent oder einfach eine beeindruckende Besonderheit dieser jungen Persönlichkeit.«

Beispiel:

Wertvolle Momente

»Jeder Mensch hat neben den Schattierungen in schwierigen Situationen strahlende Seiten.

Bitte schenken Sie uns ein paar strahlende Momente Ihres Familienlebens. Beschreiben Sie uns an jeder Sternenspitze einen Moment, in dem Sie

- *Ihrem Kind sehr nah waren,*
- *Stolz und Freude fühlen konnten,*
- *etwas gemeinsam gut geschafft haben.«*

26 Superbussi

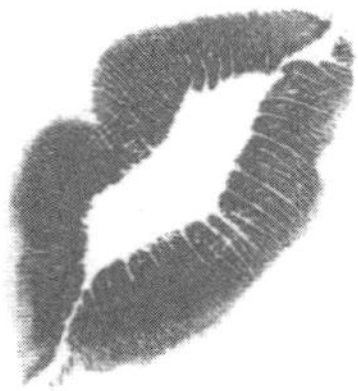

»Warum willst du mich denn heiraten?«
»Damit ich dich küssen kann, wann ich will.«
aus dem Film »Sweet Home Alabama«

Wer mich in Seminaren erlebt hat, der weiß: Ohne Superbussi geht es nicht!

Selbstverständlich neigt nicht jeder zu so viel Kussbereitschaft – und das ist auch in Ordnung so. Mit einer Portion Lust und Laune aber wird das Superbussi zum unentbehrlichen Accessoire beim erfolgreichen Arbeiten mit Gruppen, Teams und Familien.

Das Superbussi ist keine persönliche Geste, sondern eine Gruppenarbeit, d. h., immer zwei oder mehr Menschen beraten, wer das Superbussi bekommt und wofür. In meinen Weiterbildungskursen gibt es das Superbussi für Ideen, die begeistern, für besondere Einsatzfreude, spontane Hilfe in schwierigen Angelegenheiten oder ergänzt mit einem Kompliment für eine hervorragende Präsentation.

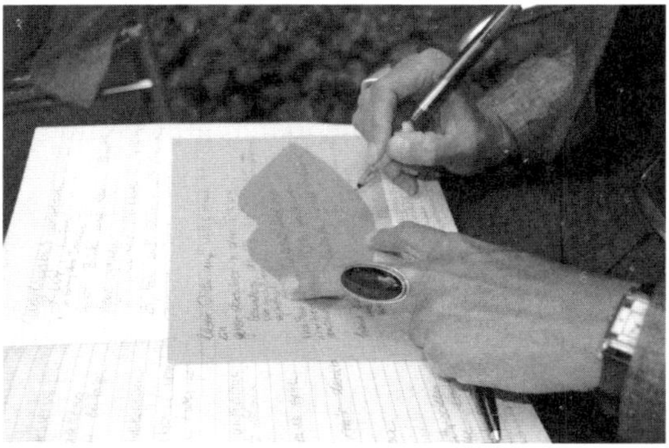

Abb. 53: Superbussi

In Familien können Überlegungen angestellt werden, wofür jeder bereits jetzt ein Superbussi verdient hat, z. B. weil Sebastian immer wieder alle zum Lachen bringt, weil die Mama immer wieder für jeden eine kleine Belohnung vom Einkaufen mitbringt, Papa, weil er immer neue Ideen für tolle Touren auf dem Fahrrad hat und es schafft, dass alle mitkommen. Ziel kann sein, die Superbussis mit den Zielen zu verknüpfen – d. h., ein Superbussi nicht zu verschenken, weil ein Mitglied »nett« ist oder andere verwöhnt, sondern weil er oder sie sich in dieser Woche wahnsinnig angestrengt hat, weil die Eltern sich an ihre eigenen Vorgaben gehalten haben, weil jemand sich ganz auf eine wichtige Sache konzentriert hat.

27 Wunschzettel

»... alles, was mit S anfängt.« »Warum mit S?«, fragte Alice. »Warum nicht?«, fragte der Schnapphase. »Was mit S anfängt, wie Sichelbein und Sonne und Seelsorge und Selbstheit.«
aus dem Film »Alice im Wunderland« (2010)

Wunschzettel – alles, was mit S anfängt

- **S**elbstfürsorge
- **S**chatzsuche
- **S**uperschatzi
- **S**innliche Momente
- **S**elbstbewusstsein
- **S**paß
- **S**wimmingpool
- **S**onnentage
- **S**aftige Früchte
- **S**tarker Auftritt
- **S**chaum auf dem Espresso
- **S**pielräume
- **S**anftmut
- **S**alsarhythmen
- **S**chokolade
- **S**chweigen
- **S**elbstvergessenheit

Notfall-Wunschzettel

- Wer versorgt Sie, wenn es Ihnen nicht gut geht?
- Wer begleitet Sie zum Arzt?
- Wer kocht Ihnen Tee und schmiert Ihnen Schnittchen?
- Wessen Telefonnummer ist Ihre persönliche 110?
- Wem vertrauen Sie sich an?
- Wer kennt Ihre Sorgen?
- Wer schenkt Ihnen aufmunternde Worte?

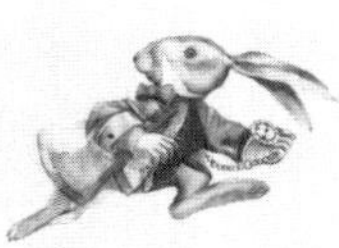

Kleiner Fragebogen zur Wunscherkundung

- Welche Dinge will ich mir bewahren?
- Welchen Lebensgenuss kann ich mir noch nicht ausreichend gönnen?

- Welchen Zuwachs an Lebensenergie wünsche ich mir?
- Wie genieße ich beim Nachhausegehen, dass ich einen erfolgreichen Tag hatte?
- Wie gelingt es mir beim Nachhausegehen, einen wenig erfolgreichen Tag hinter mir zu lassen?
- Welche Gute-Laune-Insel will ich mir zu Hause einrichten?
- Wo darf ich entspannt müde werden?
- Was biete ich meinem Körper als Wohlfühlprogramm an?
- Wie erlaube ich mir, dann und wann in die Knie zu gehen, um die Beweglichkeit zu erhalten?
- Wann darf ich mich mit Genuss einfach gehen lassen?
- Welcher Wunsch darf endlich ins Rampenlicht?
- Wie will ich meine Fortschritte feiern?

Beispiel:
Ein Ehepaar wird gebeten, sich Gedanken über eigene, persönliche und gemeinsame Wünsche zu machen. Die Frau wird gebeten, einen Wunschzettel auszufüllen mit den Wünschen, von denen sie glaubt, dass ihr Mann sie für sich so oder so ähnlich formulieren würde. Er überlegt, welche Wünsche seine Frau auf ihrem Wunschzettel formuliert. Beide überlegen für sich und bringen diese Wunschzettel zum nächsten Paargespräch mit.

Selbstverständlich können auch Eltern gebeten werden, über die Wünsche ihrer Kinder zu spekulieren und Kinder über die Wünsche ihrer Eltern.

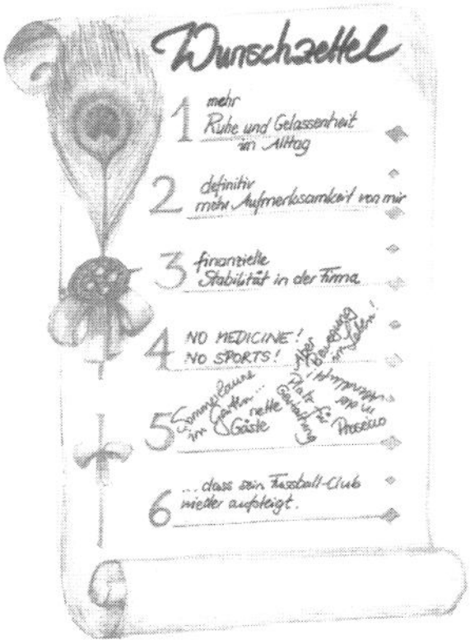

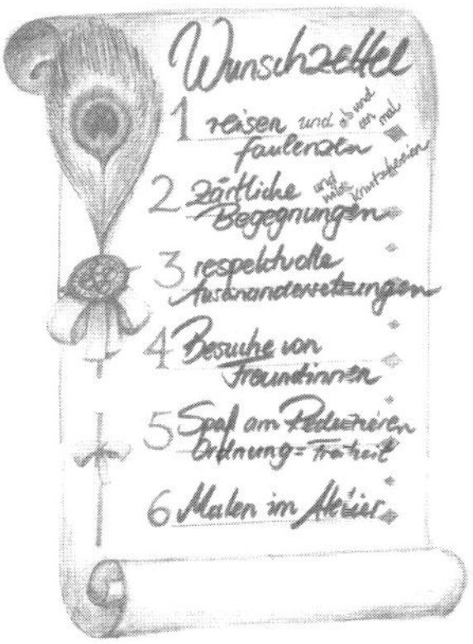

Abb. 54 u. 55: Wunschzettel »ER – meine Wünsche« (geschrieben von der Ehefrau) und Wunschzettel »SIE – meine Wünsche« (aus der Sicht des Ehemanns)

28 Wäscheklammer-Intervention

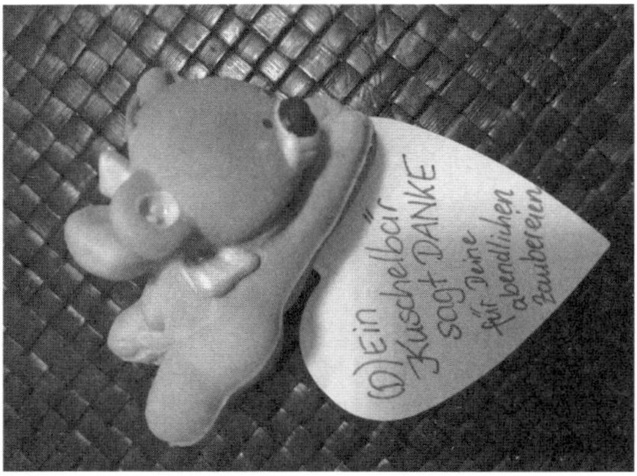

Abb. 56: Ein kleiner Klammerbär mit einer Liebesbotschaft

Wäscheklammern sind bei mir überaus beliebt – nicht nur weil ich eine hausfrauliche Seite habe, die Wäscheklammern benutzt, sondern vielmehr, weil sie eine ganz handfeste Hilfe darstellen, etwas in der Lebenswelt liebenswerter Menschen festzuklammern. Zudem gibt es heutzutage eine reichhaltige Auswahl dieser Spezies in Holz oder Plastik, wahlweise mit Herzen, Blüten, Schmetterlingen, Sonnenblumen ... viele Motive zum Glücklichsein.

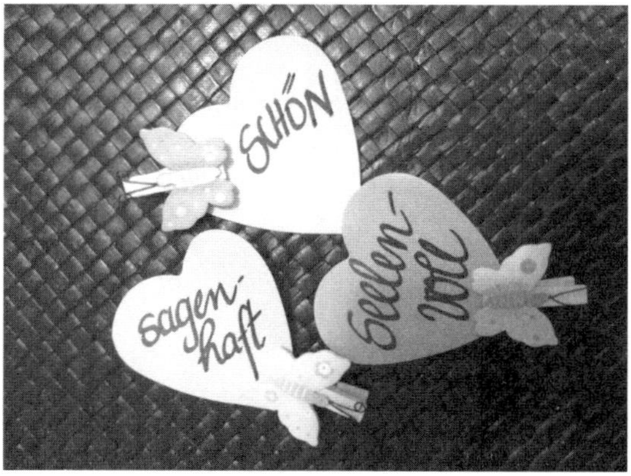

Abb. 57: Komplimente eines Mannes an seine Frau

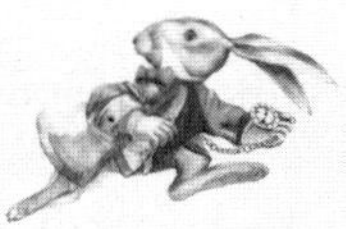

»Es gibt Wäscheklammern, die halten die Wäsche fest, Büroklammern, die halten Papierkram fest, aber diese Klammer ist etwas Wunderbares – sie hält ihre freundlichen Gedanken fest. Immer wenn ein freundlicher Gedanke an Ihre Frau purzelt, eine Frage, ein Kompliment oder einfach etwas, das sie wissen sollte, dann lassen Sie das Gedachte auf diesem Papier landen und klammern den Gedanken in der Welt ihrer Frau fest – an ihrem Hausschuh, an ihrer Kaffeetasse, dem Kragen der Lieblingsbluse, dem Timer oder dem Stängel ihrer Lieblingsblume. Sie, Frau ..., haben ähnliche Klammermöglichkeiten an seinem Trimmrad, dem Innenfutter seiner Jacke, an seinen Lieblingspralinen oder im Buch auf dem Nachttisch.«

29 Verträge und Vereinbarungen

Verträge bestimmen viele Geschicke in unserer Gesellschaft, jede Firma besteht aus einem Netz von Verträgen, einer davon sichert uns die Arbeit zu und die entsprechende Entlohnung. Aber auch Familien haben Verträge, z. B. Erbschaftsregelungen, die sicherstellen, dass alle Kinder im Nachlass berücksichtigt werden. Die Frage ist erlaubt, ob Beratungsprozesse oder Therapie Verträge benötigen. Selbstverständlich benötigen die Rahmenbedingungen des Coachings, der Therapie und der Beratung Verträge, die die Dauer der Zusammenarbeit, Ort, Qualifikation und Haftung des Anbieters, Schweigepflicht und die Kostennote u. a. m. regeln. Das schafft Transparenz und Sicherheit.

Darüber hinaus ist zu überlegen, ob die Therapie, die Beratung und das Coaching mit Blick auf die Verabredung von Zielen und Ergebnissen mit Verträgen unterlegt werden. Solche Vorschläge helfen, die Zielstellungen genauer zu erfassen und sich gegenseitig zu versichern, dass sowohl der Klient wie auch der Berater (Therapeut oder Coach) seinen Beitrag zum Gelingen leisten. Neben einer hohen Seriosität strahlt natürlich ein solches Vertragswerk Verbindlichkeit aus und verleiht gerade bei jugendlichen Klienten den Dingen den nötigen Ernst. Selbstverständlich wird innerhalb eines solchen Vorschlags besonders deutlich, wie viel dem Klienten an der Zielerreichung liegt – oder umgekehrt, wie gern manch einer unverbindlich bleiben will, um die Verantwortung zum Handeln nicht zu übernehmen.

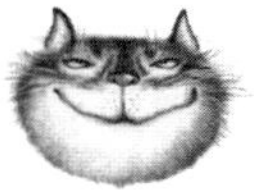

Therapie- und Beraterverträge dürfen als Definition von Relevanz verstanden werden. Sie betonen, dass es sich hier um einen Kontext handelt, in dem Probleme gelöst werden. Sie betonen die Kooperation, das Engagement und die Ausrichtung auf ein Ergebnis.

Ich wünsche mir, dass die Zahl der schriftlichen Vereinbarungen zwischen Klienten und ihren Beratern wächst, sodass in jedem Beratungsprozess klar ist, welches Ziel eine solche Maßnahme hat, welche Anstrengungen es braucht, um dieses Ziel zu erreichen und wie eine Zielerreichung honoriert und die Maßnahme erfolgreich beendet wird. Viel zu oft sind wir selbst Teil einer Schleife von Wiederholungen ohne angemessene Zielvereinbarung und ohne Lohn für Engagement, Mühe und Ausdauer.

Vertrag für eine erfolgreiche Zusammenarbeit

Patrick Mustermann

Ich habe mir fest vorgenommen, mehr aus meinem Leben zu machen. Deshalb habe ich mir Ziele gesetzt, die ich erreichen möchte.

Ich kann auf die Unterstützung folgender Menschen bauen:

1.

2.

3.

Was ich erreichen möchte – Meine Ziele: Konkrete Schritte:

1.

2.

3.

NOTFALL-PLAN

Was ich machen kann, wenn es mal nicht gut läuft:

1.

2.

3.

ERFOLGS-PLAN

Was ich mir verdient habe, wenn es gut läuft:

1.

2.

3.

Ort, Datum Unterschrift

Vertrag für eine erfolgreiche Zusammenarbeit

Dr. Carmen Kindl-Beilfuß

Ich bin deine Beraterin, dein Erfolgscoach und begleite dich auf diesem wichtigen Weg.
Als Unterstützung biete ich dir an:

- mein umfangreiches psychologisches Fachwissen
- viel Sympathie und Respekt für deine Entscheidung und dein Engagement
- dauerhafte Unterstützung für deine Vorhaben
- Beobachtung kleiner und großer Fortschritte
- regelmäßige motivierende Gespräche mit dir in vertraulicher Atmosphäre
- zusätzliche Kontakte und auch Gespräche mit Menschen, die dir wichtig sind, z .B. deine Eltern, deine Geschwister, deine Freunde
- Mutmach-Tropfen und Mitmach-Vorschläge für alle
- einmal wöchentliches Telefon-Coaching (10 Minuten)
- Kopf-hoch-Ideen bei Rückschlägen
- wertvolle Erfolgsanalysen für alle Beteiligten

Ort, Datum Unterschrift

Die Verträge mit Patienten oder Coachingkunden müssen umfangreicher sein, weil sie auch Informationen über die zeitliche Gestaltung der Kontakte, wo diese stattfinden, die Vertraulichkeit etc. enthalten. Als besondere Leistungen auf Ihrer Seite könnten zusätzlich stehen:

- Auf Wunsch coache ich Sie gern auch in Ihrem häuslichen (betrieblichen) Umfeld.
- zusätzlicher Kontakt per E-Mail oder Telefon
- Komforttermine ab 17 Uhr oder samstags
- einen XXL-Termin (zusätzlich 20 Minuten mehr Zeit) für ein extra wichtiges Thema
- extra viel Material zum Vorwärtskommen

Zielvereinbarung in der Paarberatung

Wir als Paar:

....

treffen mit dem isft-Kompetenzzentrum für Paare und Familien

vertreten durch unsere beiden Paarberater

....

folgende vertragliche Vereinbarung:

1. Wir möchten Ihre Kompetenzen gern für unsere weitere Entwicklung als Paar nutzen und verabreden mit Ihnen verbindlich:

O 3 Sitzungen als Startpaket

O 5 Sitzungen als Erfolgspaket

O 10 Sitzungen als nachhaltige Paartherapie

2. Wir sind getragen von dem Wunsch, unsere partnerschaftliche Situation nachhaltig zu verbessern. Jeder von uns bringt dabei seine Wünsche und Ziele ein und ebenfalls die Bereitschaft, an den Veränderungen mitzuwirken.

Unsere Ziele sind:

1. ....

2. ....

3. ....

3. Die Rahmenbedingungen der Paarberatung im isft-Kompetenzzentrum sind uns mündlich im ersten Gespräch und schriftlich mit diesem Vertrag zur Kenntnis gegeben worden und finden unsere Zustimmung.

Magdeburg,

....	....
Ihre Unterschrift	Unterschrift der Berater

30 Zauberhafte und unmögliche Ideen

»Das Unmögliche zu schaffen,
gelingt einem nur,
wenn man es für möglich befindet.«
Der Hutmacher im Film »Alice im Wunderland« (2010)

Letztendlich möchte ich Sie abschließend einladen, sich nicht allzu sehr in die Kreativität als Aufgabe zu stürzen, vor allem dann nicht, wenn der Klient selbst nahezu ideenlos vor Ihnen sitzt. Es bringt nichts, Menschen mit Kleeblättern und Herzen zu bedrohen!

Bringen Sie vor allem Geduld mit für die Frage: Welche Ideen für Ihr Leben haben *Sie* bereits gedacht und nur noch nicht ausgesprochen?

Bedenken Sie, dass jeder Mensch nach einem gewissen Plot, einem Drehbuch von Lebensvorstellungen unterwegs ist. Gerade an Menschen, die viel zu beklagen haben, erkennen Sie das. Diese Menschen wissen genau, was sie ärgert, nervt, anstrengt oder müde macht. Ihre Aufgabe als Berater, Coach oder Therapeut ist es, diese recht klare Orientierung zu erweitern, um das, was das Leben frischer, lebendiger, fröhlicher und liebenswerter macht.

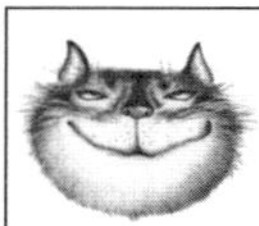

Es ist nicht Ihre Aufgabe, Vorschläge zu machen – es ist Ihre Aufgabe, Vorschläge entstehen zu lassen – beim Klienten.

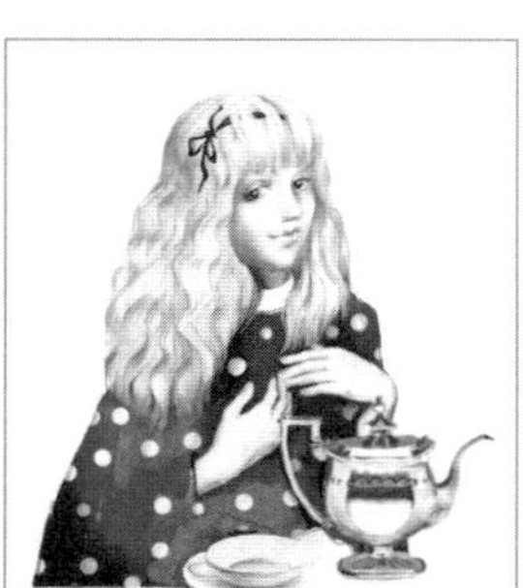

Ich stelle Ihnen Alice zur Seite und einen meiner Lieblingssätze von Alice:

»Manchmal denke ich bereits vor dem Frühstück sechs unmögliche Dinge.«

Mit dem von der Künstlerin Elena Egli gestalteten Arbeitsblatt können auch Sie Ihren Klienten Alices Unbeschwertheit im Denken zur Seite stellen und sie einladen, mehr und mehr auszudrücken, was in den inneren Datenautobahnen als zarter Wunsch, als leises Gefühl oder als zensierte Leidenschaft Bild- und damit Seelenqualität gewinnt.

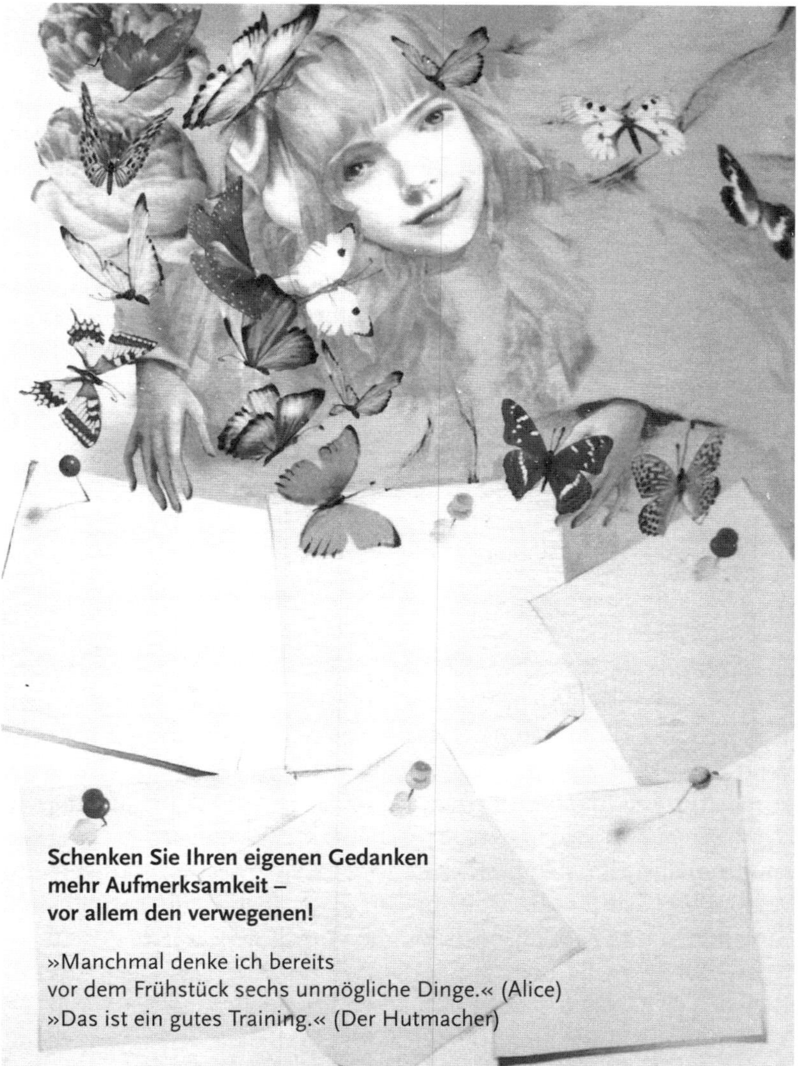

Abb. 58: Sechs zauberhafte und unmögliche Ideen

31 Zeit

»Die Menschen haben keine Zeit mehr,
irgendetwas kennenzulernen.
Sie kaufen alles fertig in den Geschäften.
Aber da es keine Kaufläden für Freunde gibt,
haben die Leute keine Freunde mehr.«
Antoine de Saint-Exupéry »Der kleine Prinz«

»Ihr kommt zu spät zum Tee.«
aus dem Film »Alice im Wunderland«

»Zeit müsste man haben«, denken viele.

Aber:

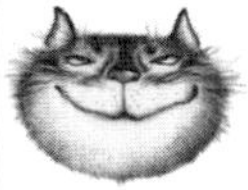

Wir alle haben die gleiche Zeit!

Es ist für uns alle immer wieder bedeutsam, unsere Zeit an uns selbst, unseren Lebensbedürfnissen und vor allem unseren Beziehungen auszurichten. Sie alle kennen Geschichten von Menschen, die sich erst dann Zeit nehmen, wenn sie endlich wird, wenn eine Bedrohung ins Leben tritt, die uns die Illusion des »Später« von heute auf morgen raubt. Wir alle, die wir andere Menschen beraten, sind mit Zeit eng verknüpft – wir verschenken selbst Zeit gepaart mit Aufmerksamkeit und Verständnis, wir fordern Zeit ein, um die Aufgaben, die gestellt sind, gemeinsam zu lösen, und wir jonglieren mit den Fragen des Sinns: Wozu? Wozu Zeit haben, wozu die Zeit nutzen? Was erscheint mir sinnvoll? Was möchte ich dafür tun? ... und wenn ich das tue, was muss ich dafür lassen. Der Begriff der »Work-Life-Balance« ist gut gemeint und dennoch irreführend. Die Idee ist verführerisch, dass sich alles ausbalancieren, alles miteinander verbinden ließe. Das Wort Balance lässt uns an Ausgewogenheit denken, und genau das wünschen wir uns auch. Doch die Frage bleibt: Was ist ausgewogen? Wir übersehen dabei, dass wir nicht ein bisschen Beziehung haben können, ein bisschen Vater oder Mutter sein können, ein bisschen die Teamleitung übernehmen oder die Karriereleiter nach oben steigen können. Entweder steigen wir oder wir steigen nicht, entweder bekommen wir ein

Kind oder wir bekommen keins. Wenn wir das eine tun, müssen wir auf etwas anderes verzichten. Die wenigstens akzeptieren das. Hier entsteht so mancher seelischer Notstand – Leiden am nicht gelebten Leben. Fasziniert von so vielen Möglichkeiten werden Entscheidungen immer wieder umgangen, aufgeschoben und verkompliziert.

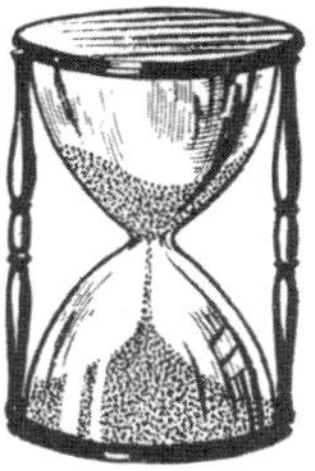

Die Angst vor der Vergeudung der Zeit führt oft genug zur Vergeudung der Zeit!

... und die modernen »Verstimmtheiten«, die »Depressionen« sind zuweilen wie Rastplätze vor Autobahndreiecken, an denen Menschen kampieren, weil sie nicht wissen, wohin sie abbiegen sollen.

Hier ist es sinnvoll, im Lebenshaus zu wandern, in der Bibliothek der Gefühle zu schmökern, um den vor dem Rubikon lauernden kleinen Verrücktheiten auf die Schliche zu kommen und ihnen die Chance zu geben, das Korsett der Unmöglichkeit zu sprengen und ein verdammt gutes Lebensgefühl zu werden.

Also, worauf warten Sie noch?

Believe the (im)possible!
Verschenken Sie Zeit, und erlauben Sie sich Zeit für ein verdammt gutes Lebensgefühl!

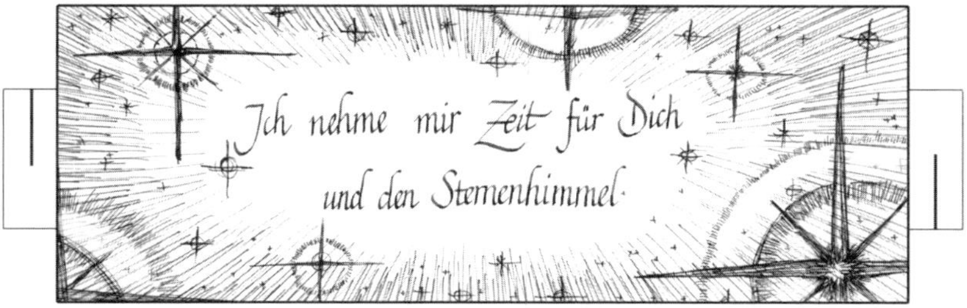

Abb. 59: Banderole zum Verschenken von Zeit

Weitere Banderolen:

- Ich schenke dir ein Wiedersehen mit einem Ort, den du liebst.
- Ein Pfund Zeit zum Genießen
- Träumst du noch? Oder packst du schon? Wir fahren weg! www.wirsindweg.de

- Wann es mir passt? TÄGLICH. Eine Stunde ganz für uns!
- JENSEITS VON FAST FOOD. Wir kochen heute gemeinsam – und genießen den Abend!
- Ich schenke dir Zeit und zwei offene Ohren – für alles, was du mir erzählen möchtest.
- SKANDALÖS! Für die Liebe keine Zeit zu haben. Das ändern wir SOFORT!

Zum Abschluss

Wir sind am Ende unserer Reise durchs Wunderland. Schade, verdammt schade, ich hätte Lust auf ein nächstes Abenteuer, Sie auch?

Aber andererseits gibt es kein schlimmeres Schicksal, als eine Serienheldin zu sein – Staffel 4, Folge 113 – eine grässliche Vorstellung! Dann doch lieber ein Abschied.

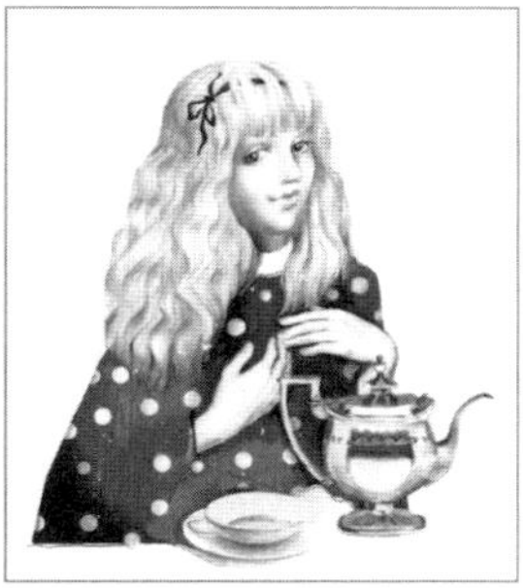

Alice zum Hutmacher:

»Du wirst mir fehlen, wenn ich aufwache! Du bist der beste Futter-Waken-Tänzer in Weißheitsend.«

Alice jedenfalls hat auf ihrer Reise durchs Wunderland herausgefunden, wer sie wirklich ist – sie findet ihr »*Mehr*-Sein«, findet ihre Stärke. Ich hoffe, auch Sie haben ein *Mehr* an Kreativität genießen können und sind zufrieden mit dem Kauf Ihres Zweitbuchs.

Die weiße Königin bedankt sich bei Alice mit warmen Worten und einem Fläschchen Blut vom besiegten Ungeheuer, dem Jabberwocky: »Wir sind dir auf ewig dankbar für den Dienst, den du uns erwiesen hast.« Ich möchte eine ganze Girlande von Dankeskärtchen und Superbussis für meine beiden Grafikerinnen binden, die meine Ideen in solch zauberhafte Bilder umgesetzt haben. Sagen Sie selbst, was wäre dieses Buch ohne seine Bilder?!

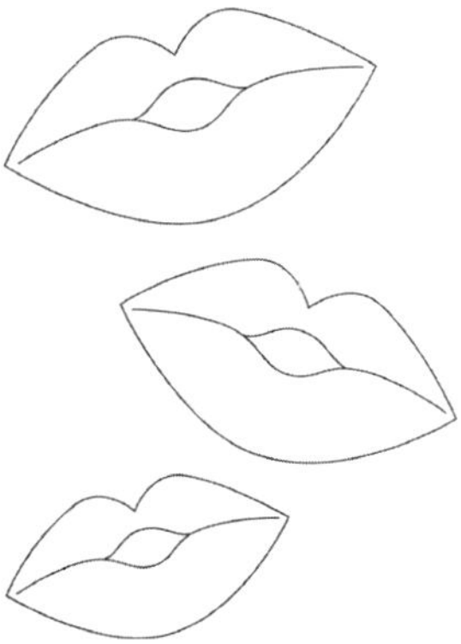

Ich gebe zu, dass ich verliebt bin in jede einzelne dieser Linien und Farben – es sind meine Stimmungsaufheller.

Ein Superbussi für die Malerin und Innenarchitektin

Elena Egli,

die meiner Alice, dem weißen Kaninchen und der Grinsekatze solch eine wunderbare Ausstrahlung schenkte.

Und ein Herzens-Dankeschön für meine Tochter *Louise*, die meine Ideen so liebevoll und zärtlich mit Handzeichnungen umsetzte vom Liebesbaum bis zur Genussinsel.

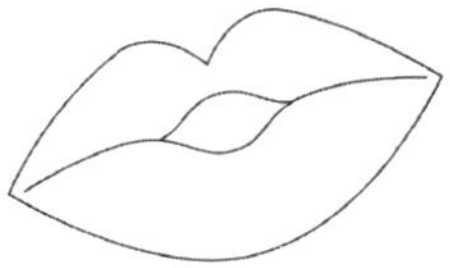

Wissen Sie, was ich mir jetzt gönne?
Einen kleinen Frisch-Macher

Einmal die Fenster weit öffnen und viel frische Luft hereinlassen.

Die Schuhe ausziehen und die Füße hochlegen.

Einen geschälten Apfel in kleine Scheiben schneiden und langsam genießen.

Einer leisen Melodie lauschen.

Einen Tee kochen, der nach Blüten und Früchten duftet.

Einen Glücks-Griff machen: etwas Schönes in die Hand nehmen.

Mich hinsetzen und die Hand meines Liebsten nehmen.

Einmal tief Luft holen.

Eine Traumkugel öffnen.

Die Augen schließen und vom Wunderland träumen.

... und wer weiß, vielleicht gibt es ein Wiedersehen!

Ihre

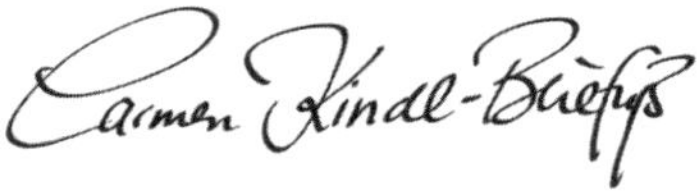

Eintrag ins Lebensbuch

Mitten in der warmen Freude über die Fertigstellung des Buches gefriert das Herz vor Kummer: Karlos ist tot – plötzlich, unerwartet, unfassbar. Therapiehunde wie er sind ebenso liebenswerte wie kluge Begleiter durch lange Praxistage, Trostspender für manches wunde Herz und Pfötchengeber für verletzte Kinderseelen – und niemals weichen sie von der Seite ihres Menschen. Daher ist die Bindung von viel Nähe, bester Abstimmung und großer Treue geprägt. Der Verlust schmerzt tief.

Mein Leben hat sich mit deinem angefüllt.
Seit ich dich kenne,
weiß ich, wie Schnee schmeckt,
genieße ich es, wie ein Kind unbeschwert durch Wiesen zu toben,
kann ich endlos lange Wege gehen,
ist jede Heimkehr ein großes Fest.

Deine Treue baut mir die Brücke in die Ewigkeit.
Danke, mein Freund, für alles, was du mich gelehrt hast!
Wir waren ein großartiges Team.

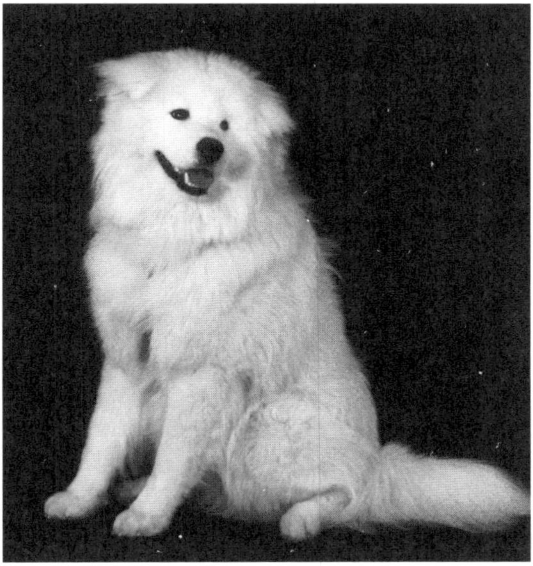

Literatur

Bartl, R. (2011): Das Leben hat (k)ein Ziel. In: W. A. Leeb, A. Werner, B. Trenkle u. M. F. Weckenmann (Hrsg.): Der Realitätenkellner. Heidelberg (Carl-Auer).

Bauer, J. (2004): Das Gedächtnis des Körpers. Wie Beziehungen und Lebensstile Gene steuern. München (Piper).

Bauer, J. (2006): Warum ich fühle, was du fühlst. Intuitive Kommunikation und das Geheimnis der Spiegelneurone. München (Heyne).

Bauer, J. (2008): Prinzip Menschlichkeit. Wann wir von Natur aus kooperieren. München (Heyne).

Boscolo, L., G. Cecchin, L. Hoffman u. P. Penn (1988): Familientherapie – Systemtherapie. Das Mailänder Modell. Theorie, Praxis und Konversationen. Dortmund (Modernes Lernen).

de Jong, P. u. I. K. Berg (1998): Lösungen (er-)finden. Das Werkstattbuch der lösungsorientierten Kurzzeittherapie. Dortmund (Verlag Modernes Lernen).

de Shazer, S. (1989): Der Dreh. Überraschende Wendungen und Lösungen in der Kurzzeittherapie. Heidelberg (Carl-Auer).

de Shazer, S. (1992): Das Spiel mit den Unterschieden. Wie therapeutische Lösungen lösen. Heidelberg (Carl-Auer).

Dietrich, M. (2005): Nachtgedanken, hrsg. von Maria Riva. München (C. Bertelsmann).

Foerster, H. von (1993): Wissen und Gewissen. Versuch einer Brücke. Frankfurt am Main (Suhrkamp), 2006.

Frederickson, B. (2011): Die Macht der guten Gefühle. Wie eine positive Haltung Ihr Leben dauerhaft verändert. Frankfurt am Main (Campus).

Frisch, M. (1992): Fragebogen. Frankfurt a. M. (Suhrkamp).

Furman, B. u. T. Ahola (2010): Es ist nie zu spät, erfolgreich zu sein. Ein lösungsfokussiertes Programm für Coaching von Organisationen, Teams und Einzelpersonen. Heidelberg (Carl-Auer).

Hellinger, B. (2008): Verdichtetes: Sinnsprüche – Kleine Geschichten – Sätze der Kraft. Heidelberg (Carl-Auer).

Höfner, E. N. (2011): Glauben Sie ja nicht, wer Sie sind! Grundlagen und Fallbeispiele des Provokativen Stils. Heidelberg (Carl-Auer).

Hüther, G. (2011): Was wir sind und was wir sein könnten. Frankfurt a. M. (Fischer).

Hüther, G. (2011): Lebenskunst. Interview von C. v. Bernuth in *Elle*, S. 110–116.

Hüther, G. u. K.-D. Dohne (2011): Wer sich weiterentwickeln will, kann nicht so weitermachen wie bisher. In: W. A. Leeb, A. Werner, B. Trenkle u. M. F. Weckenmann (Hrsg.): Der Realitätenkellner. Heidelberg (Carl-Auer).

Jellouschek, H. (2011): Achtsamkeit in der Partnerschaft. Was dem Zusammenleben Tiefe gibt. Freiburg im Breisgau (Kreuz).

Kabat-Zinn, J. (2009a): Gesund durch Meditation. Das große Buch der Selbstheilung. Frankfurt (Fischer Taschenbuch Verlag), 6. Aufl.

Kabat-Zinn, J. (2009b): Im Alltag Ruhe finden. Meditation für ein gelassenes Leben. Frankfurt (Fischer Taschenbuch Verlag), 4. Aufl.

Kabat-Zinn, J. (2009c): Jeder Augenblick kann dein Lehrer sein. 100 Lektionen in Achtsamkeit. Frankfurt (Fischer).

Kindl-Beilfuß, C. (2008): Fragen können wie Küsse schmecken. Systemische Fragetechniken für Anfänger und Fortgeschrittene. Heidelberg (Carl-Auer), 3. Aufl. 2011.

Leeb, W. A., B. Trenkle u. M. F. Weckenmann (Hrsg.) (2011): Der Realitätenkellner. Hypnosystemische Konzepte in Beratung, Coaching und Supervision. Heidelberg (Carl-Auer).

Lipchik, E. (2011): Von der Notwendigkeit, zwei Hüte zu tragen. Die Balance von Technik und Emotion in der lösungsfokussierten Therapie. Heidelberg (Carl-Auer).

Meiss, O. (2011): Die Aktivierung des impliziten Wissens des Klientensystems in der systemischen Therapie und der Hypnotherapie – Die Förderung der Selbstorganisation mit systemischen und hypnotherapeutischen Ansätzen. In: W. A. Leeb, A. Werner, B. Trenkle u. M. F. Weckenmann (Hrsg.): Der Realitätenkellner. Heidelberg (Carl-Auer).

Mücke, K. (2009): Probleme sind Lösungen: Systemische Beratung und Psychotherapie – ein pragmatischer Ansatz – Lehr- und Lernbuch. Potsdam (ÖkoSysteme), 4. überarb. u. erw. Aufl.

Onken, J. (2011) in: U. K. Seggelke (Hrsg.): 60 Jahre und ein bisschen weiser. 21 Frauen erzählen. Hildesheim (Gerstenberg), 3. Aufl.

Prior, M. (2012): Beratung und Therapie optimal vorbereiten. Informationen und Interventionen vor dem ersten Gespräch. Heidelberg (Carl-Auer), 5. Aufl.

Reddemann, L. u. S. Wetzel (2011): Der Weg entsteht unter deinen Füßen. Freiburg (Kreuz).

Reiser, W. (2009): Gemeinsam gegen den Wind. *Madame* 11: 66–70.

Rosen, S. (1990): Die Lehrgeschichten von Milton H. Erickson. Salzhausen (iskopress).

Schmid, W. (2007): Mit sich selbst befreundet sein. Frankfurt a. M. (Suhrkamp).

Schmid, W. (2010): Die Liebe neu erfinden. Frankfurt a. M. (Suhrkamp).

Schmidt, G. (2007): Liebesaffären zwischen Problem und Lösung. Heidelberg (Carl-Auer).

Schweitzer, J. u. A. von Schlippe (1996): Lehrbuch der systemischen Therapie und Beratung. Göttingen (Vandenhoeck & Ruprecht).

Schweitzer, J. u. A. von Schlippe (2010): Systemische Interventionen. Göttingen (Vandenhoeck & Ruprecht).

Seggelke, U. K. (2011): 60 Jahre und ein bisschen weiter. Hildesheim (Gerstenberg).
Simon, F. B. (2009): Gemeinsam sind wir blöd!? Die Intelligenz von Unternehmen, Managern und Märkten. Heidelberg (Carl-Auer), 3. Aufl.
Simon, F. B. u. C. Rech-Simon (2012): Zirkuläres Fragen. Systemische Therapie in Fallbeispielen: Ein Lehrbuch. Heidelberg (Carl-Auer), 9. Aufl.
Singer, W., M. Ricard u. S. Warmuth (2008): Hirnforschung und Meditation. Frankfurt a. M. (Suhrkamp).
Steiner, T. (2011): Jetzt mal angenommen ... Anregungen für die lösungsfokussierte Arbeit mit Kindern und Jugendlichen. Heidelberg (Carl-Auer).
Storch, M. (2010): Machen Sie doch, was Sie wollen! Bern (Huber)
Theuretzbacher, K. u. P. Nemetschek (2009): Coaching und Systemische Supervision mit Herz, Hand und Verstand: Handlungsorientiert arbeiten, Systeme aufbauen. Stuttgart (Klett-Cotta).
Vogt, M. (o. J.): 200 Komplimente & Urkunden. Bremen (Manfred Vogt Spieleverlag).
Wallis, V. (2011): Zwei alte Frauen. München (Piper).
Watzlawick, P., J. H. Weakland u. R. Fisch (1974): Lösungen. Zur Theorie und Praxis menschlichen Wandels. Bern (Huber).

Übersicht Online-Materialien

Alle Arbeitsblätter aus diesem Buch sind online als Kopiervorlagen erhältlich: www.carl-auer.de/programm/materialien/einladung_ins_wunderland

1. Am Ende des Tages (6 Blätter)
2. Blüten (2 Blätter)
3. 6 Danke-Kärtchen (1 Blatt)
4. Lebenshaus (1 Blatt)
5. Liebesbaum (beschriftet / unbeschriftet / Ausschneidevorlage) (3 Blätter)
6. Bibliothek der Gefühle (beschriftet / unbeschriftet) (2 Blätter)
7. Blumen-Brille (1 Blatt)
8. 3 Möglichkeiten (1 Blatt)
9. Familienobelisk (farbig/ Schwarz-weiß) (2 Blatt)
10. Fee des Lächelns (1 Blatt)
11. Füße (1 Blatt)
12. Verleihung des Goldenen Apfels (2 Blätter)
13. Herztapete (2 Blätter)
14. Genussinsel (1 Blatt)
15. Glückskleeblatt (1 Blatt)
16. Knoten (1 Blatt)
17. Kompass (beschriftet / unbeschriftet) (2 Blätter)
18. Lebenspanorama (1 Blatt)
19. Flacon für Liebeselixier und Erfolgsduft (1 Blatt)
20. 2 verschiedene Orden (1 Blatt)
21. Medaille (1 Blatt)
22. Roter Faden (1 Blatt)
23. Schiff mit weißen Segeln (1 Blatt)
24. 2 Schlüssel zum Abschließen und Schlüssel zum Öffnen (1 Blatt)
25. Sechs unmögliche Ideen (1 Blatt)
26. Schlüssel (einzeln) (1 Blatt)
27. Schmetterlinge und Schmetterlingsintervention (2 Blätter)
28. Stern (1 Blatt)
29. Superbussis (1 Blatt)
30. Wunschzettel (verschieden coloriert) (2 Blätter)
31. Vom Start zum Ziel (1 Blatt)
32. 6 Banderolen zum Verschenken von Zeit (2 Blätter)
33. Alice im Wunderland – Alice: Verführung zu unmöglichen Gedanken (1 Blatt)
34. Alice im Wunderland – Die Grinsekatze: Nicht alle Probleme lassen sich mit einem Lächeln lösen (1 Blatt)

Über die Autorin

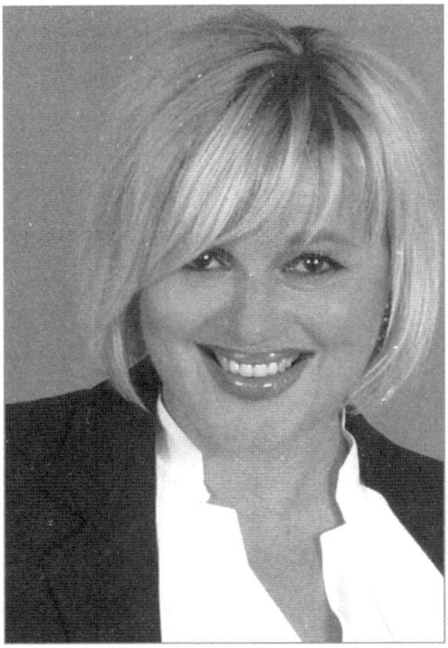

© Mario Kindl

Carmen Kindl-Beilfuß, Dr. phil., Dipl.-Psych.; Psychologische Psychotherapeutin, Lehrtherapeutin, Supervisorin; seit 1987 im Bereich Einzel-, Paar- und Familientherapie in ambulanten und stationären Kontexten tätig; Forschungsprojekte und Lehraufträge an der Fachhochschule und der Universität Magdeburg zu den Themen Systemische Therapie, Verhaltenstherapie, Gesprächstherapie und Klinische Hypnose; Gründerin und Leiterin des Instituts für systemische Forschung, Therapie und Beratung (isft) Magdeburg; Mitbegründerin und Lehrtherapeutin des Helm-Stierlin-Instituts Heidelberg; seit 1996 eigene psychotherapeutische Praxis; Leiterin des Magdeburger Kompetenzzentrums für Paare und Familien; Geschäftsführerin der sys.co-Dr.Kindl-Coaching.

Schwerpunkte: Systemische und lösungsorientierte Psychotherapie, Paarberatung und Paarcoaching, Familientherapie und Elterncoaching, Team- und Organisationsentwicklung, Führungskräftecoaching, Gesundheitscoaching.

Kontakt: www.drbeilfuss.de

Carmen Kindl-Beilfuß

Fragen können wie Küsse schmecken

Systemische Fragetechniken für Anfänger und Fortgeschrittene

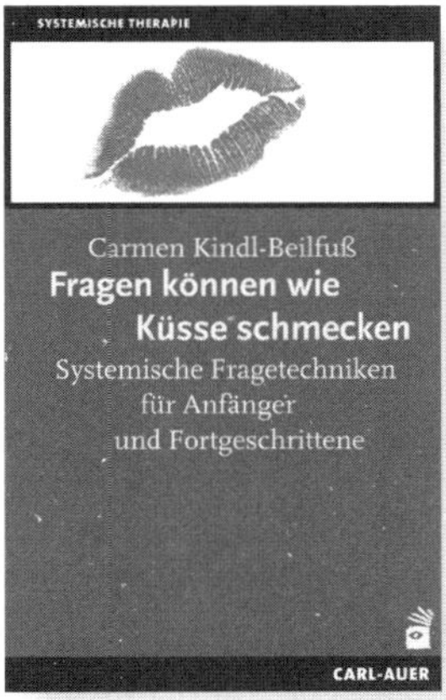

208 Seiten, Kt
4., unveränd. Aufl. 2013
ISBN 978-3-89670-624-9

Wer richtig fragt, bringt Bewegung ins Gespräch. Gut gestellte Fragen wecken die Neugier der Befragten, erhalten ihre Aufmerksamkeit und können Ressourcen erschließen. Mit den richtigen Fragen kann der Interviewer nicht nur Informationen zutage fördern: Er kann den Befragten auch neue Informationen zurückgeben und dadurch ihre Sichtweise verändern und Prozesse in Gang setzen.

Carmen Kindl-Beilfuß fasst in diesem Werkstattbuch zusammen, was man als Therapeut, Coach oder Berater über diese zentrale Technik wissen muss: Wie baut man gute Fragen auf? Wie findet man die richtigen Formulierungen?

Das Buch deckt alle Phasen eines Interviews ab – vom beziehungsherstellenden Einstieg bis zum guten Abschluss eines Gesprächs. Im Vordergrund steht dabei, wie man durch ressourcenorientiertes Fragen Blockaden auflösen, Probleme umdeuten und Zukunft gestalten kann. Wer das Gelesene umsetzt, wird leichter Antworten erhalten und schneller zum Ziel kommen, sei es im biografischen Interview mit einzelnen Gesprächspartnern oder in der Paar- und Familientherapie.

Ergänzend zum Buch ist eine gleichnamige Box mit 111 Fragekarten erhältlich.

Carl-Auer Verlag • www.carl-auer.de